웃음의 면역학

· 박순옥 · 김순자 저 ·

웃음으로 내 몸에 있는 100명의 명의를 깨워라!

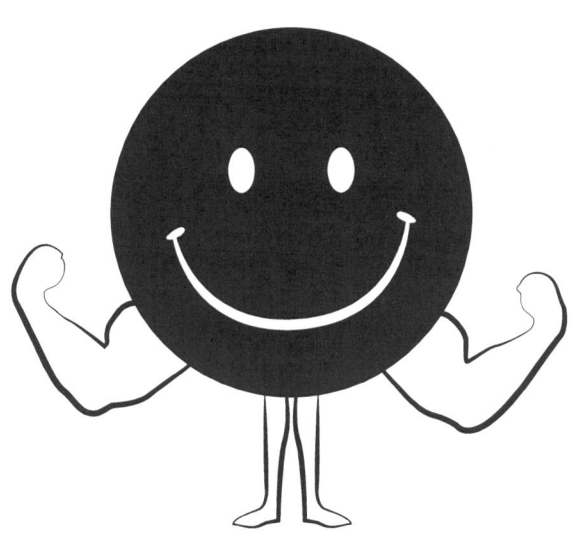

어문학사

추천사

전주교육 대학교 겸임교수
한국스피치 & 리더십 컨설팅 대표
김 양 옥

　현대인은 여흥 스피치가 중요한 시대에 산다. 바쁜 일상에서도 긴장을 풀고 웃고 즐기는 여유가 있어야 한다. 사람과 사람 사이에 허물없이 웃고 즐길 수 있다면 더없이 행복한 삶이 아니겠는가?

　자신감이 있는 사람은 더 많이 웃는데 웃음은 인간관계와 가정생활, 사업을 막론하고 어디서나 통용되는 자신감의 표출이다. 자신감이 있으면 상대를 움직이는 힘이 생기는데, 중국 속담에 '웃지 않는 자는 상점문을 열지 마라'라는 말이 있지 않은가. 능력 있는 자, 자신 있는 자, 성공자, 행복한 자의 공통점은 바로 멋진 웃음을 가지고 있다는 것이다.

　어떤 교수님은 암을 낫게 하는 세 가지로 '웃는 것, 식사를 개선하는 것, 몸을 따뜻하게 하는 것'을 말하기도 한다.

　우리는 풍요롭고 행복한 생활을 위해서 유머 있고 미소 짓는 사람이 되기를 게을리하지 말자 그러기 위해서 많은 서적이 있지만 이번에 출간되는 저자 박순옥, 김순자 선생님께서는 스피치와 웃음치료를 공부한 지도자로 『웃음의 면역학』(웃음으로 내 몸에 있는 100명의 명의를 깨워라!) 책을 심혈을 기울여 만들었기에 추천하고 싶다.

세상을 더 즐겁게 살고 유머 있는 사람이 되고, 더 건강하고 즐거운 생활을 하고 싶다면 본 책을 읽어보고 실행하자.

웃는데 인색하지 말고 웃음의 바이러스를 퍼트려 건강하고 즐겁게 밝은 세상을 만드는데 앞장서자.

국민이 모두 행복해지기 위해 언시(言視), 화안시(和眼視)로 호감 받는 사람이 되어 보자.

2013. 5. 연구실에서

:추천사:

뿌리 깊은 나무의 발자취
시인·문학박사
백 운 순

    박순옥 선생의 『웃음의 면역학』(웃음으로 내 몸에 있는 100명의 병의를 깨워라!)의 발간을 진심으로 축하합니다.
    웃음은 모든 것을 밝게 하는 마력이 있습니다. 웃음은 인간이 누릴 수 있는 최고의 축복입니다. 인간만이 웃을 수 있습니다. 동물은 웃지 않습니다.
    우리 사회는 유교의 영향을 받고 자라서인지 얼굴에 근엄함이 묻어납니다. 서로 바라보면서도 잘 웃지 않습니다. 우리는 웃음에 인색합니다. 웃을 때 기쁨이 묻어나고 마음이 밝아지며 마음이 밝을 때 병은 나아집니다. 새로운 희망과 크고 작은 감사도 웃음으로 되풀이됩니다. 긍정적인 사고를 접하는 웃음은 강력한 전파력이 있습니다. 웃음에는 부작용이 없습니다.
    우리의 얼굴에는 치열한 경쟁 속에서 살아남기 위해서인지 웃음보다는 고민과 짜증이 서려 있습니다. 그럴수록 더 밝게 웃어야한다는 사실을 인지하면서도 잘 안 되는 것이 우리의 현실입니다. 그런데 이것이 스트레스가 되고 병의 근원이 된다는 사실을 알아야 합니다. 이러한 시기에 발간되는 박순옥 선생의 『웃음의 면역학』은 그동안 살아오신 경륜과 안목이 번뜩입니다.

박순옥 선생을 뵐 때마다 느끼는 것이 세속의 이해관계를 초탈한 듯한 밝은 미소의 모습입니다. 요즈음의 세태에서 보기 드문 덕성이라 하지 않을 수 없습니다.

이번에 엮게 된 『웃음의 면역학』을 살펴보면서 발견하게 되는 것이 두 가지입니다. 하나는 박순옥 선생의 성실한 삶의 역량입니다. 매사에 최선을 다하며 삶에 임하는 선생의 참모습을 보게 된 것입니다. 이제 선생의 면모를 새롭게 인식하는 계기가 되었으면 하는 바람입니다. 다른 하나는 선생의 학문적인 분석력과 특유의 통찰력이 함께한 행복한 만남의 결실이란 점입니다. 한 사람이 한 가지만 이루기도 어려운데 하물며 둘을 겸비하기란 더욱 힘겨울 수밖에 없습니다. 그런 점에서 박순옥 선생의 덕성과 안목이 번역의 발간을 통해서 발현되는 기나긴 노력의 소산(所産)이라 할 수 있습니다. 따라서 이 저서를 읽으면서 얻을 수 있는 망외(望外)의 소득이 될 것입니다.

박순옥 선생의 '웃음으로 내 몸에 있는 100명의 명의를 깨워라!'의 『웃음의 면역학』의 발간을 다시 한번 진심으로 축하합니다.

시인·문학박사 백운순

머리말

우리에게는 웃을 수 있는 능력이 있습니다.

의성(醫聖) 히포크라테스는 '인간은 몸 안에 100명의 명의를 갖고 태어난다'고 했습니다. 이것은 인간의 자연 치유력을 말하는 것입니다. 인간에게는 이 귀중한 자연 치유력을 끌어낼 수 있는 웃음이 있습니다. 그러니 웃음은 신께서 인간에게 주신 가장 큰 축복입니다.

꽃은 향기로 나비를 불러들이고 인간은 미소로 주변 사람을 내게 머무르게 합니다. 밝고 재치 있는 웃음은 건강과 성공을 부르는 행복 비타민이며 자신감을 키워주고 상대방의 마음을 여는 최고의 선물입니다.

인생을 성공으로 바꿔줄 웃음의 기술은 우리의 마음을 건강하게 합니다. 몸과 마음은 일체라는 동양사상처럼 마음이 즐거우면 몸도 즐겁습니다. 몸 따로 마음 따로는 있을 수 없습니다. 웃음으로 몸과 마음 모두 즐겁고 행복할 수 있습니다.

'인간관계가 좋은 사람이 성공한다'는 하버드 대학의 연구 결과가 있었습니다. 인간관계는 얼마나 잘 웃느냐에 따라 결정됩니다. 웃음은 대인관계를 부드럽고 원만하게 하며 가정과 사회생활의 윤활유 내지는 매개체 역할을 합니다.

웃음지수는 행복지수와 비례합니다. 낙화산과 얼굴은 펴져야 산다는 말처럼요. 나는 사람들에게 웃음 선물을 얼마나 하고 있는지 생각해 본 적이 있나요? 거울은 절대로 혼자 웃지 않습니다. 내 얼굴은 나를 위한 것이 아니고 상대를 위한 것입니다. 불경에서도 웃는 얼굴은 상대에게 보내는 보시(報施)라고 말합니다.

길을 아는 것과 가는 것은 다르다고 생각합니다. 웃음을 아는 것과 웃는 것이 다른 것처럼요. 생긋 웃는 얼굴은 꽃보다 아름답다고 합니다. 누군가 나를 향해 웃어주면 그날 하루가 즐겁습니다. 그렇다면 나도 다른 사람에게 웃어준다면 누군가도 그날 하루가 행복할 것입니다. 웃음과 행복은 전염되니까요. 세상을 향해 웃음의 바이러스를 퍼트립시다. 이 책을 읽는다면 그날부터 세상을 향해 크게 웃어보세요.

미국의 철학자 윌리엄 제임스(William James)는 '우리는 행복하므로 웃는 것이 아니고 많이 웃어서 행복해지는 것이다'라고 했습니다. 인간의 궁극적인 목표가 행복이라고 하면서 웃지 않는 사람이나, 수영이 취미라고 하면서 물에 들어가지 않는 사람과 무엇이 다르겠습니까?

웃음은 행복과 건강을 부릅니다. 일소 일소 일노 일로(笑一笑10年少, 惱一惱 10年老)라는 말이 과학적으로 확실하게 입증되는 시대가 되었습니다. 건강이 나쁜 사람도 웃음을 가까이하면 건강을 찾을 수 있다는 많은 증거가 이 책에 무수히 있을 것입니다. 나는 많은 문헌과 기사를 수집하면서 정말 웃음의 효과가 이처럼 방대하고 엄청날 수 있다는데, 놀라움을 감출 수 없었습니다.

나는 이 책을 쓰기 위해서 우선 일본의 많은 전문지와 웃음에 관련된 서적을 찾아서 참고하였습니다. 유명한 박사님의 논문이나 문헌의 내용이 실렸습니다.

그래서 조금은 우리나라와 맞지 않는 점이 있을 수 있지만, 차이가 크지 않으리라 믿습니다. 그리고 『병은 웃어서 낫는다』의 저자 노먼 커즌스(Norman Cousins)의 글은 그대로 번역하여 실었습니다. 내 생각을 전혀 넣을 수 없는 감동 그대로 원작을 살리려고 노력했음을 밝힙니다.

웃음의 본질과 웃음의 힘이 어떤 것인지 삶의 의욕을 갖는다는 것이 얼마나 중요한 일인지 잘 알 수 있는 서적과 만날 수 있어 기쁜 마음으로 번역할 수 있었습니다.

웃어서 암을 치료하고 의사들도 포기해야 했던 환자가 자신의 병에 관해서 긍정적인 사고로 의욕을 갖고 웃음으로 자가 치유력을 살려내는 사람의 얘기도 많이 만날 수 있었습니다.

웃음의 힘은 우리가 알고 있었던 것보다 훨씬 깊고 넓었습니다. 긴장과 속도의 시대를 살아가는 우리에게 웃음은 최고의 선물입니다. 웃음을 만드는 활기는 삶 자체를 즐겁게 만들어줍니다. 우리의 인생은 사물을 보는 관점에 따라 달라집니다.

매사에 긍정적인 사고로 사물을 볼 때 거기에 숨어있는 재치와 해학을 발견하는 안목을 기른다면 웃음은 우리 삶을 바꾸어주는 커다란 원동력이 될 것입니다.

웃음 치료사를 목표로 하시는 분에게 진심으로 환영의 말씀 드립니다. tvN 〈강용석의 고소한 19〉에서 '대를 물리고 싶은 직업 순위'를 방영하였는데 거기에서 웃음 치료사가 의사나 검사 판사보다 앞서 7위에 올랐음을 잊지 마십시오.

웃음 치료사는 온 국민이 모두 함께 웃을 수 있는 날까지 노력해야 합니다. 아울러 이 책이 웃음 치료사에게 많은 도움이 되길 바라는 마음입니다.

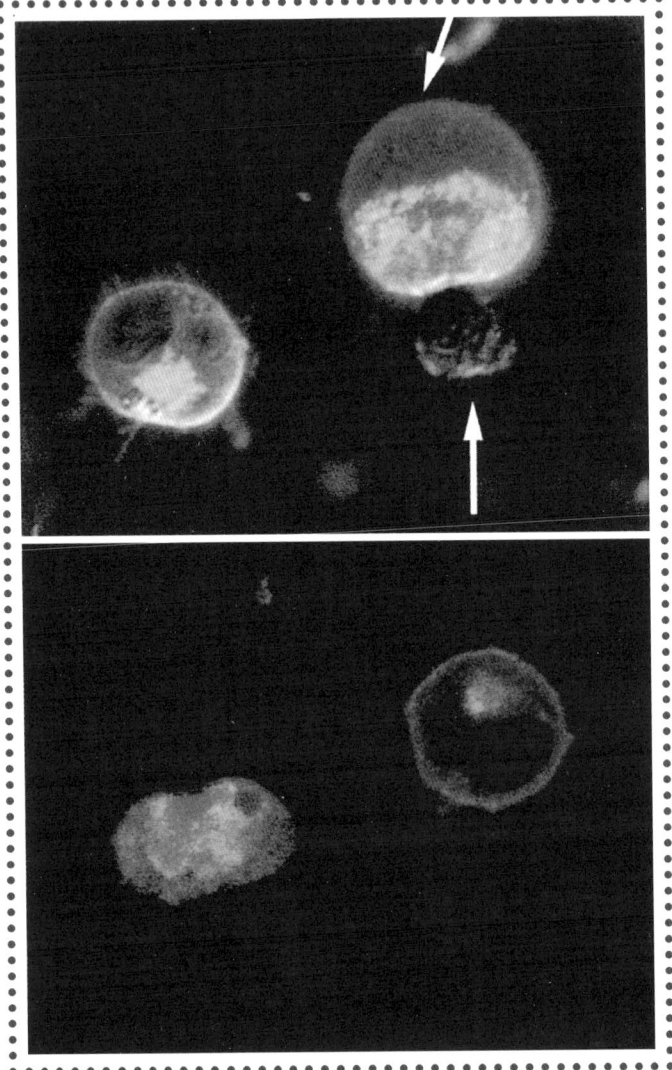

보라! 암을 공격하는 것은 면역세포다.

NK세포가 암세포를 공격하는 순간 NK세포(上사진)가 암세포를 향해 공격하고 공격을 당한 순간 세포막이 찢어져서 사멸한 암세포는 빨갛게 물들고 있다.(下사진)

루이 과스도루 의학연구 센타 제공

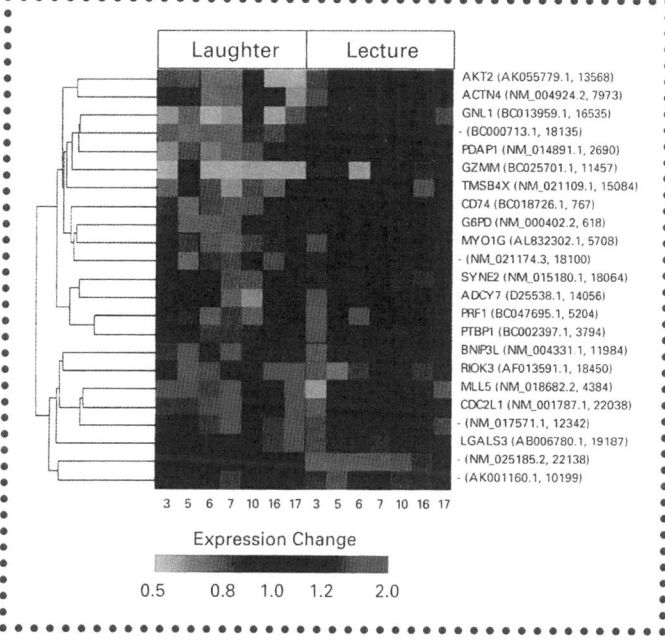

웃음은 23개의 유전자를 바꾼다. 세계 최초의 결정적 증거

23개의 유전자 변화의 계층구분

녹색에서 적색으로 변화는 건, 유전자 스위치의 '온', '오프'를 의미한다. 이것은 DNA의 메신저 RNA양의 증가로 판정되었다. 중요한 생체정보의 보고 DNA는 세포액에서 나오지 않는다. 그 정보를 외부에 전달하는 것은 RNA다.

차례

추천사 • 02
머리말 • 06
사진자료 • 10

1장 웃음과 건강

웃음을 습관화시키자 • 18
웃는 집에는 복이 온다 • 21
EBM(과학적 근거 자료) • 24
스트레스와 질환 • 26
간단하게 올라가는 혈압 • 29
위나 장의 질환 • 32
웃음만으로 스트레스를 날려 보낼 수 있을까? • 35
당뇨를 웃음으로 쫓아내자 • 37
콜레스테롤 수치를 조사해야 하나? • 39
통풍이나 골다공증은? • 42
엑스선 검사는 당연한 일? • 44
혈압 조사도 너무 자주 한다 • 47

좋은 의사, 보통 의사, 나쁜 의사 • 49
뇌혈관의 실태 • 52
웃음으로 플러스 사고를 • 54
노래나 목소리를 내는 것은 마음의 영양분 • 57
웃음의 씨앗을 찾아보자 • 60
웃음의 지침 : 아. 이. 우. 에. 오. 연습 • 63
잠들기 전에 플러스사고를 기르는 법 • 65

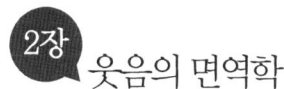

2장 웃음의 면역학

웃음의 치료혁명 • 68
웃음의 선도자 슈바이처 박사 • 71
즐거운 마음은 의사와 같다 • 73
〈패치 애덤스〉, 영화화되어 전 세계가 웃고 울었다 • 75
면역력과 생명력, 파워 업! • 79
암세포를 공격하는 믿음직한 우리의 병사들 • 82
NK세포의 영양원, 선 옥 (善 玉) 펩타이드 • 84
아토피가 있는 사람은 웃지 않는다 • 86

천식 꽃가루 알레르기 개선도의 놀라운 효과 • 90
건강한 사람에게도 생기는 암세포 • 92
힘내라 NK세포여 암세포를 공격 분해 소멸시킨다 • 97
NK세포를 강하게 하는 10포인트 • 100
정신면역학은 마음과 몸을 연결하는 새로운 학문이다 • 102

3장 웃음의 효용

운동 효과 • 104
웃으면 스트레스 해소 • 107
50년 만에 약 30배로 급증한 당뇨병 • 110
뇌는 초정밀 바이오컴퓨터 • 112
뇌의 마약으로 불안과 공포를 없애주는 묘약 • 114
웃음의 재활치료 • 116
류머티즘 희극으로 치료하다 • 118
웃음과 감사의 마음이 유전자 변화 • 121
어떤 미생물도 유전된다 • 124
감사로 NK세포 활성화를 • 129
간절히 바라는 기원의 실험 • 131
웃음의 실험에 세계가 놀라다 • 134
억지로 만든 웃음도 효과 있다 • 137
웃지 못하는 사람들의 비애 • 140
감사의 마음으로 말기 위암을 치유했다 • 144
21세기는 웃음이 의료의 중심이 된다 • 147
개그맨 의사와 감동의 마술사인 의사 • 150
모두가 명랑하게 웃어서 건강하게 • 153
노래에도 멋진 의료효과가 있다 • 157

4장 동양사상 심신일여(心身一如)

암은 기분으로 낫는다 • 160
쾌락 호르몬이란? • 165
웃음으로 당뇨병과 심근경색, 뇌졸중 예방 • 166
눈이 웃으면 대뇌 중추가 웃음의 감정에 반응한다 • 168
유전자로 입증된 '심신일여' • 171
포식과 우울증 • 174
마음의 병은 5년 사이에 2.4배나 급증했다 • 176
일본의 의료현실은 암 마피아? • 178

5장 병은 웃어서 낫는다

나의 난치병 회복기 (노먼 커즌스) • 182
신비로운 플라세보 • 199
창조력과 장수 • 216
통증은 참을 수 없는 적이 아니다 • 229
심신종합운동과 치료 • 240
3천 명의 의사로부터 배우다 • 248
인간의 치유력 (르네 듀보스) • 271

참고문헌 • 294

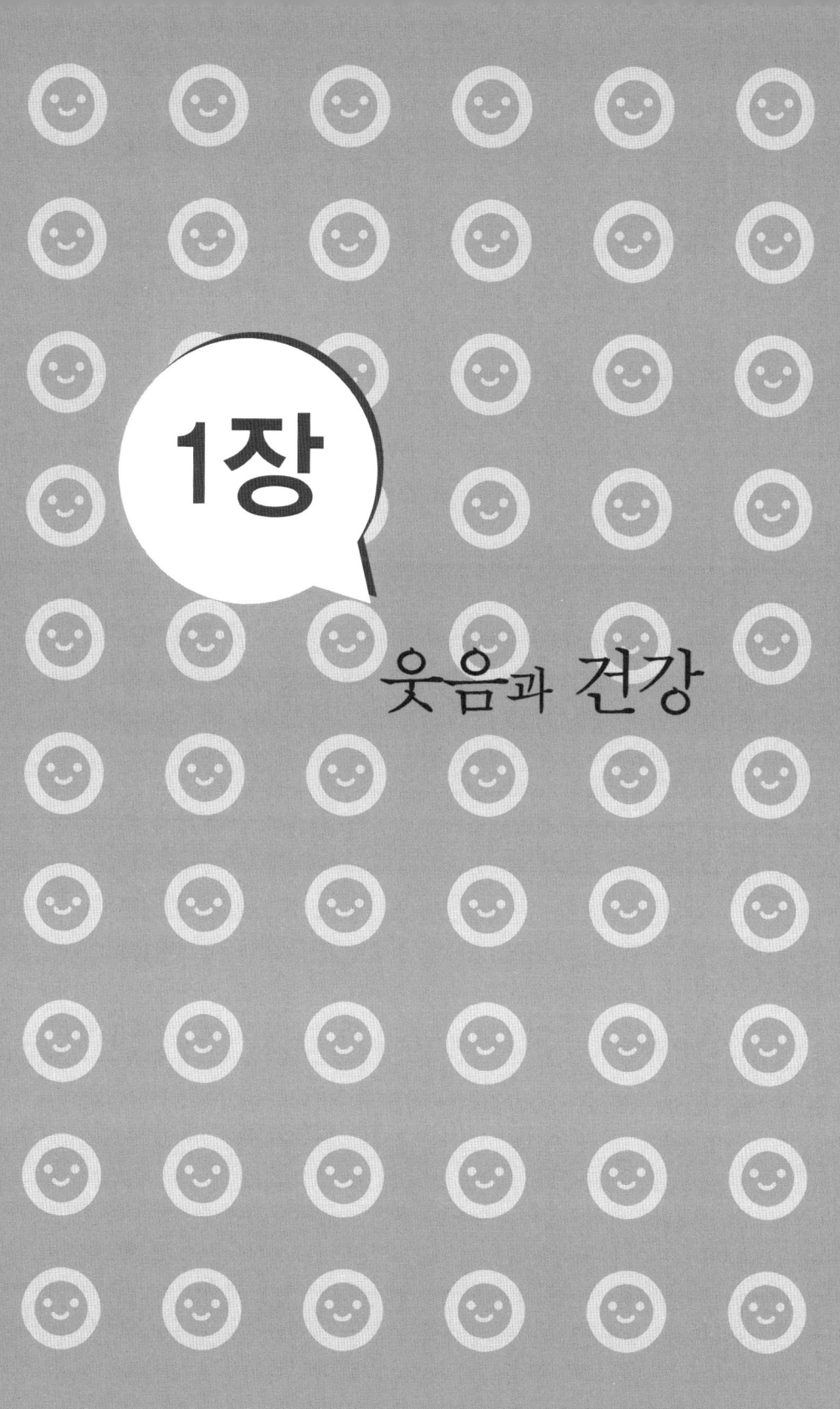

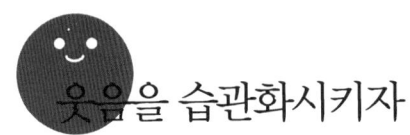웃음을 습관화시키자

우리는 하루에 몇 번이나 웃고 있을까? 아니면 최근 웃는 일을 잊고 살지는 않은지? 본래 인간은 하루에 어느 정도 웃어야 할까? 일반적으로 어린아이는 하루 400회, 어른은 10회~15회 정도 웃는다고 한다. 그리고 나이를 먹으면 먹을수록 하루에 한 번도 웃지 않는 날이 많아진다고 한다. 그것은 우리 생활습관에서 오는 것으로 생각할 수 있다. 웃음이 건강에 좋다는 것은 누구나 잘 알고 있다. 알고 있지만, 웃을 수 없는 이유는 무엇일까? 웃음을 습관화시키지 못했기 때문이다.

우선은 가볍게 그냥 입꼬리만 올리는 것부터 시작해보자. 그리고 얼굴 근육을 움직여 본다. 그러고 나서 매일 조금씩 횟수를 늘려나간다.

큰 웃음은 강렬하게, 작은 미소는 잔잔하게 마음에 영향을 준다. 하루 100번쯤 웃을 수 있다면 우리의 몸과 마음은 확실하게 변한다.

사람은 건강한 생활을 누구나 원하기 때문에 감기라도 걸리면 금방 병원에 간다. 고혈압을 약으로 고치려고 필사적으로 매달리고 있

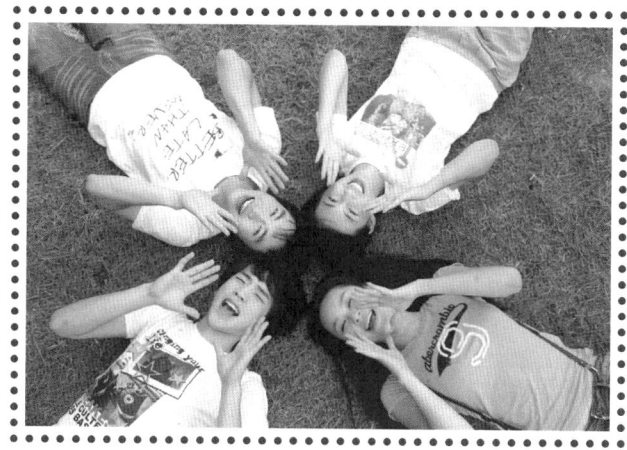

다. 진찰을 받으면 완벽하게 암을 고친다고 생각하는 사람도 있다. 자신이 좋다고 생각한 행동이 점점 걱정이나 불안을 불러일으키면, 그 감정은 자신도 모르게 원치 않은 방향으로 흘러간다. 유감스럽게도 이것이 병의 원인 중 하나이다.

어느 내과 의사는 이렇게 고백한다. "내과의사가 된 지 40년이 지났습니다. 본래 의사는 병을 예방해야 하는데, 언제부터인가 병을 치료하는 데만 치중하고 있습니다. 이것이 현재의 의료 현장입니다. 저 또한 치료만 하는 의사이기에 많은 반성을 합니다. 오랜 반성 끝에 저의 결론은 플러스 사고하자는 거였습니다. 웃음이야말로 어떤 병도 예방할 수 있으며 치료에도 최고입니다. 물론, 부작용도 없습니다. 그러니 일상생활에서 항상 웃는 생활을 잊지 말아야 합니다."

정말 웃음은 백 가지 효능이 있지만, 부작용은 일절 없다는 점을 명심해야 한다. 웃기 위해서는 그 어떤 준비물도 필요하지 않다.

내가 나를 바꿀 수 있음을 믿고 자신의 긍정적인 면을 보며 마음 가득 믿음을 안아보자. 그리고 내 인생의 주인은 자신이라는 것과 세상에서도 주인공이 될 수 있음을 그리고 행복해 질 수 있음을 믿어라. 그러다 보면 자연스레 웃을 수 있다.

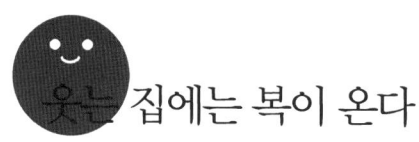 집에는 복이 온다

'웃으면 복이 온다'는 말은 아주 오래전부터 전해져 왔다. 하지만 과학으로는 증명할 수 없었다. 지금은 어떤가? 이 모든 것을 훌륭하게 증명할 수 있는 시대가 왔다.

웃으면 뇌에서 나온 엔도르핀(endorphin)이 말소혈관으로 퍼져서 혈행을 좋게 하고 신진대사가 활발하게 되어 노화나 질환을 예방하며 안 좋은 곳을 좋게 하는 자연 치유력이 생긴다. 그래서 웃음은 병에도 안 걸리게 하고 병에 이미 걸렸다면 빨리 낫게 한다. 그러니 가정은 자연스레 밝아지고 사업이나 인간관계도 좋아지는 것이다.

자신의 나이를 인정해야 한다. 사람은 건강을 위해 여러 가지 운동을 하거나 영양식품을 섭취하지만, 누구나 나이를 먹는다는 사실은 잘 인정하지 않는다. 이것이야말로 '마이너스 사고'다. 걱정이 많은 사람은 건강을 위해 여러 가지 시도를 하지만, 이것이 불행의 시작이다. 솔직하게 자신의 나이를 받아들이는 것이 다시 말해 자신의 나이를 각오하는 것이 '플러스 사고'로 바꾸는 첫걸음이다.

마이너스 사고는 '이 나이에 뭘 하겠어' 하고 생각하는 것이고 '지

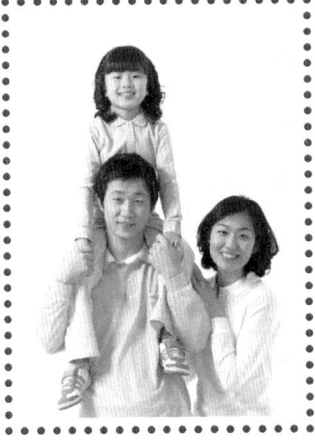
금까지 인생 중 지금이 가장 젊고 행복하다'고 지금 자신의 나이를 인정하는 것이 플러스 사고다.

작은 일이라도 젊어서는 해 볼 수 없었던 일이 있을 것이다. 자식이 부모의 손이 필요하지 않게 되면 그때부터 자기의 일을 찾아 보람을 느낄 수 있는 일에 도전해 보는 것도 좋다.

머리가 하얗게 되는 것도 얼굴에 주름이 생기는 것도 나이가 들면 자연스러운 일이다. 그러니 일을 역으로 거스르지 말고 지금 할 수 있는 일에 열중하자. 나이 때문에 오는 노화를 돈으로 해보려는 노력은 자신을 행복하게 하지 못한다.

건강을 생각하는 것보다 더욱 중요한 것이 있다. 많은 것을 알려고 하지 않는 것이다. '모르는 것이 약이다'는 옛말처럼 모르는 것이 훨씬 좋을 수 있다. 마이너스 사고의 사람은 무엇이든지 알려고 해서 걱정을 키운다. 예를 들어 혈당치가 조금 높으면 걱정한다고 안정되지 않는데도, 우리는 걱정하다가 병을 키운다.

큰 병이 아니면 병원에 가지 않는 것이 더 좋을 수 있다. 병에 관한 염려가 오히려 병을 더 키울 수도 있기 때문이다. 병원에서 혈압을 측정하고, 콜레스테롤을 측정하고 골밀도를 측정하니, 어쨌든, 약이 나올 수밖에 없고 그 약의 부작용은 심각한 수준이다. 무의촌(無醫村)일수록 장수한다는 여러 가지 사실이 지금은 과학적으로 증명되고 있다.

모든 일에 긍정적인 생각과 적극적인 태도로 모든 일에 도전하는 마음이 필요하다. 주위를 살펴보고 같이 웃을 수 있는 인간관계를 만드는 것도 자신을 행복하고 건강하게 하는 일이다.

먼저 우리 주위에서 일어나는 작은 일에서부터 도전을 시작해 보자. '생각대로 이루어진다'는 말을 명심하자. 당신의 마음에 그림을 선명하게 그리고 소망하면서 깊이 믿고 그것을 위해 열의를 가지고 행동하면 어떤 일이라도 실현된다.

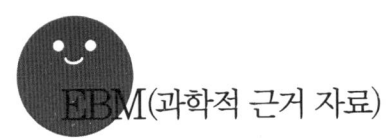
EBM(과학적 근거 자료)

　과학적 근거 자료는 의료현장에서 잘 쓰이는 말로 과학적 근거, 즉 과학의 결과를 토대로 근거를 추측하는 것을 뜻한다. 우리가 건강하기 위해 객관적이며 냉정하게 과학적 사고를 하는 것이 중요하다. 자기는 현명하게, 재미있게 살아가고 있다고 생각하지만, 과학적 근거가 없는 일이 많기 때문이다.

　몇 년 전 바나나 다이어트 열풍으로 각 슈퍼에서는 바나나가 동나는 현상이 있었다. 바나나 한 개에 80칼로리로 아침, 점심, 저녁, 아무것도 먹지 않고 하루 세 번을 바나나 한 개만 먹는다면 하루 240칼로리만 섭취하는 것이기에 당연히 살이 빠진다. 하지만 바나나 속에는 살을 빼는 성분이 없다. 과학적 근거가 없다는 뜻이다.

　우리는 누군가의 한마디로 자신의 확고한 주관보다는 그럴까 하는 마음으로 이리저리 휩쓸릴 때가 많다. 하지만 그 사람이 좋은 결과를 얻었다고 해서 내게도 반드시 좋으리라고는 장담할 수 없는 일이 세상에는 많다.

　정말로 건강을 생각한다면 박장대소로 창자가 끊어지듯 웃는 일

외에는 아무것도 하지 않는 게 좋다. 웃을 수 있는 일은 누구라도 아무 준비 없이도 어느 곳에서도 웃을 수 있다. 나의 웃음은 나만을 위한 것이 아니라 내 주위까지도 행복을 전염시킬 수 있는 효능이 있다.

15초를 호탕하게 박장대소로 웃고 나면 이틀이나 수명이 연장된다는 연구결과가 계속 나오고 있다. 웃으면 혈액 속의 산소 공급량이 두 배로 늘어나고 혈액 온도도 43도나 올라간다는 것이다. 42도만 되면 우리 몸속에 있는 암세포가 살아남지 못한다. 의사는 우리 몸의 질병을 20%밖에 고칠 수 없다고 한다. 나머지 80%는 우리 스스로 병과 싸워서 이겨야 한다는 것이다.

건강의 건(健)은 육체를 표시하고 강(康)은 마음을 뜻한다. 심신의학을 목표로 하는 현대에서는 건강보다는 반대로 "강, 건"을 더 중요시한다. 마음이 건강하지 않으면 육체에 좋은 영향을 끼칠 수 없기 때문이다.

마음과 몸은 떼어 놓을 수 없는 하나이다. 몸이 건강하지 않으면 마음도 건강하지 못하고 마음이 건강하지 못하면 몸도 건강하지 못한다. 그러니 현대인이 가장 조심해야 할 건, 스트레스다. 스트레스를 어떻게 이길까? 그건, 누가 뭐라 해도 웃음이 아닐까?

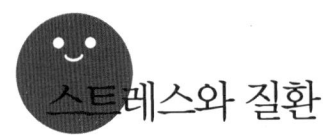# 스트레스와 질환

현대 의학은 병의 원인이 스트레스라고 밝힌다. 암, 치매, 당뇨, 혈압부터 더 나아가 무좀, 치주염, 치아의 벌레 먹는 것까지 스트레스가 원인이라 말할 정도다.

여기까지 얘기하면 스트레스는 마이너스 사고가 일으키는 부산물이라고 생각하는 편이 자연스럽다. 스트레스는 마이너스 사고가 일으키는 것이다. 스트레스를 없애려면 우선 마이너스 사고를 플러스 사고로 바꾸어야 하고 스트레스가 없어야 어떤 병이든 예방할 수 있다.

스트레스는 우리 몸을 초비상사태로 빠트린다. 면역력을 떨어트리고 백혈구의 감소를 촉진하기에 가능하다면 긍정적인 마인드로 마이너스 사고에서 빠져나와야 한다. 자기 마음 하나쯤은 자신이 제어할 수 있어야 한다.

그렇다면 스트레스로부터 오는 질병에는 어떤 것이 있나 살펴보자.

화제의 월드컵 축구와 심근경색이 관계가 있다는 논문이 몇 편인가 있었다.

내용은 월드컵 축구를 마이너스 사고로 관전하면 심장병이 된다

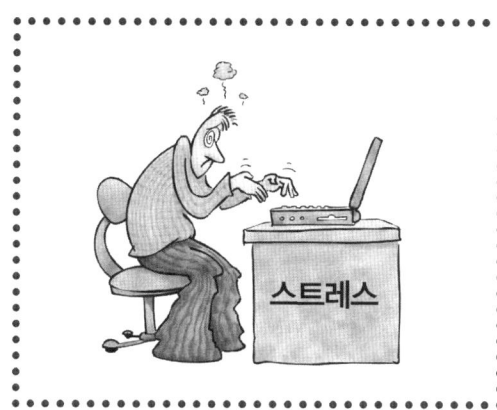

는 것인데, 바꾸어 말하면 심근경색은 스트레스 병이라는 것이다. 마음이 크게 관계되는 것이 마음의 병이다. 일반적으로 심근경색은 고혈압이나 동맥경화 등이 원인이라고 하지만 그것만이 아닌 마음으로부터도 온다고 할 수 있다.

월드컵 개최 중에 뮌헨에서 발생한 혈관 사고를 조사한 바로는 독일 팀 시합 날의 발생률은 보통 기간의 2.7배 증가했고 심혈관의 동맥질환은 시합개시 두 시간 후가 최고로 심근경색, 협심증, 부정맥은 보통 때의 3.07배나 되었으며, 실려 온 환자의 혈중 스트레스 호르몬이나 아드레날린(adrenaline)을 조사해 보니까 혈중 농도 상승이 눈에 띄었다. 시합 관전 중 독일이 패배하면 구급차 출동이 늘었다는 보고도 있다.

그 외에도 심장발작관계를 조사한 논문은 다수 있다. 98년 프랑스 대회에서는 영국이 결승에서 PK(penalty kick)로 지고만 시합에서는 당일부터 2일 후까지 심장발작이 런던에서 25%나 증가하였다.

2002년 한일월드컵대회 본 대회 출전을 놓친 스위스에서는 심장발작이 60%나 늘었다는 논문도 있다. 졌어도, 이겼어도 평상심을 갖고 웃음으로 날려 버렸다면 심장발작은 안 일어났을 것이다.

심장질환이 스트레스, 마이너스 사고로 일으킨 예는 말할 수 없이 많은 논문으로 발표됐다. 재미있는 논문으로 '나쁜 상사는 심장에 좋지 않다'는 것도 있었다. 직장에서 자신의 능력을 제대로 인정받을 수 없을 때 받는 스트레스는 생각보다 크다는 것이다.

1992년~95년까지 그 사이에 심장검사를 받은 19~70세의 남성 3,100명을 조사했다. 그 후 2003년까지 심장질환 또는 사망자의 입원 기록을 종합해 보았다. 심장발작, 협심증, 심장질환에 의한 사망이 보고되고 있다.

이것을 분석해 보면 상사가 유능하다고 생각하면 할수록 심장질환의 위험은 작다. 반대로 상사의 리더십 능력이 낮으면 낮을수록 심장질환의 위험이 많다.

이 논문은 자신의 성과를 인정받지 못하고 언제까지나 심부름만 시키는 그런 상사와 매일 얼굴 마주치는 사람이야말로 심장병의 발생률이 높아진다고 한다.

심장질환을 피하고 싶으면 될 수 있으면 화내거나, 억울해하거나, 원한을 품거나, 미워하거나 걱정하지 말고 싫은 일이 있어도 웃어서 날려 보낼 수 있어야 한다. 직장에서의 건강관리는 웃음을 지키는 것이다.

아침조회 시간에도 휴식 시간에도 모두 웃을 수 있다면 정말로 멋진 건강관리가 될 것이다. 직장의 분위기도 좋아짐은 물론이다.

간단하게 올라가는 혈압

혈압은 특히 스트레스에 영향받기 쉽다.

진찰실에 10시 반쯤 들어온 환자의 혈압이 보통 140이었는데 200을 넘어서고 있었다. 무슨 일이 있었느냐고 물어봤더니 10시 예약인 자신보다 늦게 온 사람이 계속 들어가는 것을 보고 화가 나서 견딜 수 없었다고 했다.

분노라는 마이너스 사고로부터 스트레스가 쌓여서 혈압을 높이고 있었다. 이것은 스트레스와 혈압의 관계가 매우 깊다는 증거이다. 혈압이 높아서 병원에 왔으면서 자신의 스트레스를 조절할 수 없어 혈압을 올리고 만 것이다. 화가 나는 상황이라도 웃어서 넘길 수 있었다면 혈압이 올라가지는 않을 것이다.

감기도 스트레스나 마이너스 사고로 설명할 수 있다. 감기 균에 노출된 두 그룹이 한 그룹은 바로 집으로 돌아갔고 한 그룹은 코미디 비디오를 보고 나서 귀가했다. 결론부터 얘기하면 바로 집으로 귀가한 그룹이 감기의 발병률이 높았음을 알 수 있었다.

일본 속담에 '바보는 감기에 걸리지 않는다'는 말이 있다. 추운 날,

비까지 오는데 밖에서 비를 맞는다 해도 바보는 바보이니까 별다른 걱정이 생기지 않는다. 그래서 감기도 걸리지 않는 것이다. 감기에 걸리면 어쩌나, 폐렴에 걸리면 어쩌나 하는 걱정을 할 리가 없다. 마이너스 사고가 없기 때문이다. 폐렴에 걸리면 어쩌나 하는 걱정이 폐렴을 자기 마음에 부르는 것이다.

어느 날 존경하고 있는 소아과 선생에게 감기에 조심하라고 했더니 "나는 감기에는 절대로 걸리지 않기로 했습니다." 하고 태연하게 대답했다. 선생은 약 20년 동안 한 번도 감기에 걸리지 않았다는 것이다.

소아과의 진찰실은 매우 좁다. 감기로 병원을 찾는 어린이 속에서도 선생은 20년 동안 한 번도 감기에 걸리지 않았다는 사실은 마음의 힘이 크다는 것을 증명하는 것이다. 플러스 사고의 힘을 입증하는 사례이다.

감기로 병원을 찾는 사람이 있다. 노인이라면 이해하지만, 최근에는 젊은 사람조차 감기로 병원을 많이 찾는다. '기침이 나와서, 콧물이 나와서'라며 병원을 찾지만, 감기를 낫게 하는 약이나 주사는 어디에도 없다는 것이 의사의 주장이다.

열이 오르면 금방 병원을 찾는 사람이 많다. 그렇지만, 열은 고마운 몸의 방위반응이기도 하다. 37.2도 이상이면 백혈구의 림프구는 전투 개시를 시작한다. 한밤중에 열이 나면 급하게 병원을 찾는데 이것은 불안한 마음으로 찾는 것이다. 어느 정도 지나면 열은 내려가기 마련이다.

이 모든 것이 불안에서 오는 마이너스 사고가 이 세상에는 널려있기 때문이다. 모든 것이 마음먹기에 달렸다는 것도 자신의 마음에서 시작된다. 자신의 마음에서 생기기도 하고 없어지기도 하는 마이너스 사고를 어떻게 하면 플러스 사고로 바꿀 수 있는지 생각해 볼 필요도 없이 모든 일을 간단하게 웃어넘겨야 한다는 것을 잊지 말아야 한다. 플러스 사고에서 좋은 인간관계는 빼놓을 수 없는 조건 중 하나다. 주위에 있는 사람과 사이좋은 시간을 보낼 수 있는 것만큼 행복한 것은 없다.

모든 걱정 근심은 일어나지 않는 일에 관한 것일 뿐이다. 미리부터 걱정하거나 불안해할 필요는 없다.

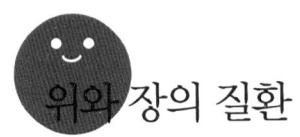# 위와 장의 질환

스트레스는 여러 가지 위의 질환을 일으킨다. 위궤양, 십이지장궤양, 설사, 변비, 식욕부진 등 여러 가지 소화기의 질환이 생긴다. 스트레스와 위장은 밀접한 인과관계에 있다.

한 재미있는 실험이 있었다. 위 검사를 하러 온 사람에게 위염증상이 있다고 전하면 1년 후에는 반드시 위염이 생겼다고 한다. 반대로 위염증상이 있어도 위는 깨끗하다고 말한 사람은 정말 1년 후에는 깨끗해졌다는 논문도 발표되었다.

이것은 마음과 위의 관계를 확실하게 나타내는 것이다. 위염이 있다고 전해진 쪽은 1년 동안 내내 위염을 머릿속에 두고 생활했을 것이고 위염이 없다는 사람은 위염 같은 것은 생각지도 않고 지냈을 것이다. 깨끗하다고 믿은 사람의 위가 실제 깨끗해진 결과를 보더라도 알 수 있다.

환자의 성격이나 환경에 따라서도 차이가 있겠지만, 플러스 사고는 건강하고 행복한 삶을 위해서 가장 필요하다고 본다.

요통도 마음과 관계있다. 요통이 마음과 관계가 있음을 처음 들었

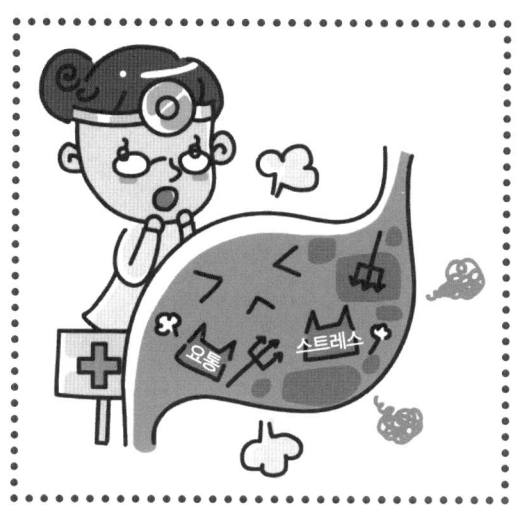

을 때는 설마 하는 마음이 더욱 컸다. NHK 방송의 〈스트레스와 요통〉이라는 주제로 방영된 후쿠시마 대학 교수에 의하면 스트레스를 받고 있는 사람은 그렇지 않은 사람에 비해서 요통이 30배 이상 많다는 것이다. 선생은 만성 요통은 감정을 받아들이는 뇌 일부분인 전두엽이 통증을 증폭시켜 한층 통증을 느끼게 한다고 말했다.

치매의 일종인 알츠하이머(Alzheimer)도 스트레스가 크게 관계하고 있음을 EBM(과학적 근거 자료)로 설명할 수 있다. 그 외에 신부전 등도 스트레스가 있는지 없는지에 따라 수술 후의 경과에 차이가 있다. 유머감각이 있는 사람이 없는 사람보다 2년 후의 생존율과 치유력이 높았다는 논문도 있다.

스트레스가 있으면 노화에도 굉장한 영향을 미친다. 2009년 NHK의 〈클로즈업 현대〉에서 매우 흥미 있는 예를 들었다. 일란성 쌍둥이 자매가 어렸을 때는 똑같이 생겨 분간이 안 될 정도였는데 50살 정도까지 시간이 흘러가고 보니까 거의 쌍둥이로 보이지 않을 정도로 변했다는 것이다. 한 사람은 젊게 보였고 한 사람은 나이보다 늙어 보였다고 한다. 이 일은 스트레스가 노화를 촉진했다는 것을 말해준다.

유쾌하게 살아가자. 찡그린 얼굴로 하지 말고 유쾌해지면 자연스럽게 얼굴에서 웃음꽃이 피어난다. 노화도 물론 늦출 수가 있다.

크게 호탕하게 웃음으로 스트레스를 날려버리고 신이 주신 인간 수명 120살까지 건강하게 살아가야 하겠다.

우리는 스스로 스트레스를 길러 내고 있다. 스트레스를 날려 보낼 마음의 준비만 있어도 얼마든지 스트레스쯤은 날려 보낼 수 있다. 모든 것은 마음먹기에 달렸다는 말대로 마음에는 절대로 스트레스가 발을 못 붙이게 해야 한다. 모든 일을 웃으면서 받아들이자.

최고의 판매원이 '웃음은 사람의 마음뿐만 아니라 지갑을 열게 하는 데 중요한 역할을 한다'라는 말을 했다. 실제 웃음은 삶을 바꿀 만큼 중요한 역할을 한다.

그렇다면 이제 실제로 웃어보자. 배를 끌어안고 온몸으로 큰 소리 내어 숨이 끊어질 정도로 웃으면 배가 움직이면서 오장육부도 움직여 내장 마사지 역할을 한다. 웃을 때는 손과 발을 동시에 움직이며 웃는 것이 좋다.

긍정의 생각, 즐거움의 표현, 호감 받는 사람, 건강을 지키는 현명한 생활을 하는 것이야말로 건강으로 가는 길이다.

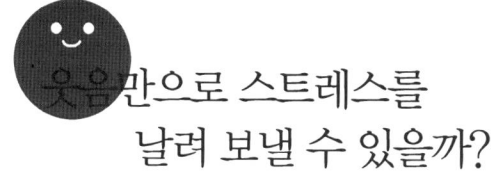웃음만으로 스트레스를 날려 보낼 수 있을까?

십수 년 전에 오사카의 암 전문의 무라가미(むらかみ(村上)) 박사가 '암과 웃음'이라고 하는 연구를 시작했다. 난파운동장에 암 환자를 모아 놓고 코미디, 개그맨의 공연을 보여주는 실험을 한 것이다. 그리고 마음껏 배를 잡고 웃게 하였다.

그 결과 NK세포가 증식하는 것을 발견했다. 이 발견은 현대 의학 사상 최고의 발견으로 꼽을 수 있다. 노벨상을 받는다 해도 이상하지 않은 사실이다.

일반적으로 NK세포는 우리 몸에서 55억 개 정도 있다고 한다. 그리고 암세포는 하루에 거의 3,000개~5,000개씩 생겨난다고 하는 학자도 있다.

암세포는 건강한 사람 몸속에서도 생겨나지만, 걱정하지 않아도 된다. 박장대소로 15초 웃고 나면 우리 몸의 혈액 온도가 43도까지 올라가고 우리 몸의 암세포는 혈액 온도 42도만 되면 살아남지 못한다는 연구결과가 있기 때문이다. 박장대소로 웃고 나면 혈행 속도는 두 배나 빨라진다고 한다.

백혈구 안에 있는 NK세포는 암세포를 죽여주고 있으니 기쁜 일이 아니겠는가? 암 환자의 NK세포를 웃기 전과 후에 측정하여 보았더니 웃은 후의 NK세포가 늘어났음이 박사의 실험으로 증명되었다.

이것은 세계적인 논문으로 남아있다. 그것은 의료상의 자료가 확실하여서 암 예방을 위해서도 치료를 위해서도 웃는 것이야말로 가장 최고의 방법이고 스트레스를 날려버리는 방법이기도 하다.

스트레스를 날려버리는 방법이 웃음이라 한다면 웃음은 긍정적인 사고에서 나온다. 긍정적인 사고는 어차피 겪어야 할 일이라면 설렘과 기대 속에서 모든 일을 맞이하고 자신의 가치를 인정하며 자신을 소중히 여기는 것이다. "어떤 일도 불가능하다고 생각하면 절대로 이룰 수 없다."라는 말이 있다. 자기 생각이 가장 큰 적이라는 것이다. 싸움 중 가장 어려운 싸움이 자기와의 싸움이라는 것도 이 때문이다.

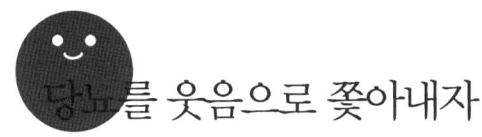당뇨를 웃음으로 쫓아내자

웃음학회에 소속되어 있는 치쿠바(つくば(筑波)) 대학의 무라가미 박사는 당뇨와 웃음을 조사해서 세계적인 논문을 발표했다. 이 논문이야말로 일본에서는 의학 노벨상감이라고 말할 정도이다.

당뇨환자에게 오후에 모여서 500칼로리의 식사를 하게 했고 첫날에 당뇨에 관한 강의를 듣게 하였다. 그리고 식사 전과 후에 혈당을 측정했다. 대학의 교수로부터 당뇨 강의를 들으니 재미도 없고 졸리기만 했다. 모두 스트레스 지수가 올라갈 수밖에 없었다. 이때 측정한 혈당 수치는 평균 123이었다.

다음 날은 인기 절정의 코미디와 개그맨의 공연을 40분간 관람하게 했다. 첫날은 123까지 혈당이 올랐던 사람들이 실컷 웃고 난 뒤에는 77까지 내려갔다. 결과는 놀라움 그 자체였다. 당뇨병도 웃음으로 날려 보낼 수 있음을 실험으로 입증한 것이다.

마음의 건강으로 수명을 늘린 재미있는 사례가 있다. 미국 영화의 아카데미상과 사회적 수명 관계를 조사했다. 아카데미상 발족 이래 72년간을 조사한 결과, 수상한 것만으로 수명이 연장되었음이 밝혀졌다. 아카데미상 후보자가 762명, 그중에 수상자가 235명 중에 수상자의 평균 수명은 79.7세였고 후보자로 지명된 사람은 76.1세 그리고 1회 수상한 사람은 79.3세, 수상 2회 이상인 사람은 82세까지 장수했다. 이 사실은 즐겁고 기뻐서, 웃음이 넘쳐흘러서 수명이 늘어났다는 사실을 입증하는 것이다. 정말로 웃다가 죽을 각오가 필요하다.

우리 인간은 죽는 것이 싫고 무서워서 지금 내가 사는 것조차 잃어버리고 있는지도 모르겠다. 인생의 최대 목표인 행복을 추구하기 위해서는 별다른 도구도 방법도 필요 없다. 내가 크게 웃으면 내 주위까지 행복해지는데 누가 망설이겠는가? 누가 뭐라 해도 무슨 일이 있다 해도 크게 웃어서 오늘 하루를 훌륭하고 멋지게 최고의 날로 살아갈 것을 잊어서는 안 된다.

죽음에 관한 공포나 질환에 관한 공포를 생각해서 스스로 스트레스에 빠트리는 일이 없어야 한다. 공포나 느끼면서 살아갈 여유가 없다. 나태한 의식을 깨우고 행동으로 옮기는 긍정적인 생각을 하면 꿈과 의욕은 커지고 스트레스나 공포가 없어질 것이다.

콜레스테롤 수치를 조사해야 하나?

콜레스테롤(cholesterol)은 건강 진단에서 수치로 표시한다. 그 수치를 상당히 신경 쓰는 사람이 많다. 이 정도로 콜레스테롤이 국민 의식에 자리 잡은 나라는 일본과 한국 외에는 없을 것이다. 왜냐하면, 의사가 의도적으로 콜레스테롤을 들먹이기 때문이다.

콜레스테롤로 수치가 높으면 쓰러진다고 하지만 쓰러지는 것은 뇌졸중으로 콜레스테롤과 뇌졸중은 관계가 거의 없다. 콜레스테롤과 심장질환에는 관계가 있지만, 한국인보다 심장질환이 5~6배나 많은 구미사람이라면 콜레스테롤 수치를 신경 쓰지 않으면 안 되고 낮을수록 좋다. 달걀의 노른자는 콜레스테롤이 높다는 소문으로 달걀을 좋아하는데도 먹지 못하는 사람이 많았다. 하지만 콜레스테롤은 식사와는 거의 관계가 없다. 콜레스테롤의 80% 이상이 체내에서 합성되고 식사로 들어오는 것은 20%밖에 되지 않기 때문에 식사만으로 콜레스테롤의 수치를 내리기는 어렵다.

의사들도 공부하지 않으면 체외에서 들어오는 콜레스테롤의 수치가 20%밖에 되지 않음을 모를 때가 많다. 식사량 조절과 적당한 운동

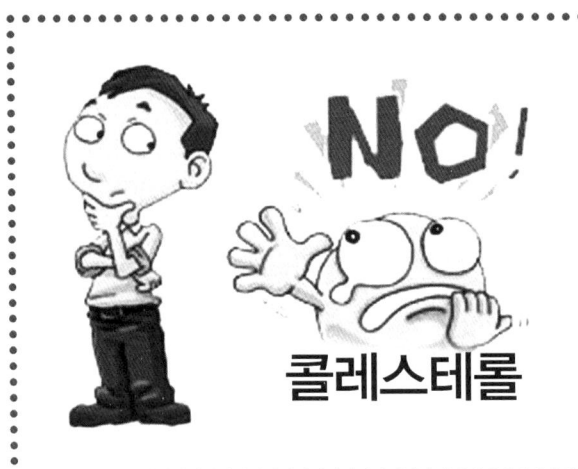

으로 콜레스테롤을 내릴 수 있다고 의사들이 얘기한다. 매일 20~30 ㎞를 달리는 사람이 콜레스테롤을 내릴 수 있지만, 보통 사람이 유산소 운동을 하는 정도로는 수치가 거의 내려가지 않는다.

국민 평균 콜레스테롤의 수치를 일본은 후생성에서 알린다. 이 수치로 병원에서는 약을 환자에게 내보낸다. 콜레스테롤 수치를 260에서 250으로 내리기 위해서는 약을 복용해야 하는 사람이 1,000만 명이나 늘어난다. 여기에는 여러 분야의 학자들 즉 제약회사에서 기준치를 내려달라는 간청으로 적당한 자료를 만들어내는 사람이 학자들이다.

일본만 해도 콜레스테롤 환자가 2,000만 명~3,000만 명이나 된다. 정말 걱정해야 하는 것은 콜레스테롤보다 비만이다.

당뇨병의 검사에 헤모글로빈 에이원씨(Hb-A1c)가 있다. 세계적인 기준 수치는 5.8까지가 정상이고 5.9부터가 이상으로 되어있다. 그런데 일본 메타포 검진에는 어떤 이유에서인지 5.1을 기준으로 채용하고 있다.

　그래서 5.3~5.6인 사람은 모두가 정상이 아니라는 마크가 붙는다. 기준치를 내리기 위해서 메타포 검진에 비용이 필요하다. 의료기관의 수입이 올라간다는 사실이다.

　그리고 허리둘레를 미묘한 기준으로 측정하여 여성은 90cm, 남성은 85cm라고 하는 과학적 EBM(과학적 근거 자료)에 없는 수치로 측정하고 있으므로 세계가 웃고 있다.

　이런 일을 태연하게 국가 예산으로 국가가 실행하고 있는 자체가 이상하고 이해가 가지 않는다.

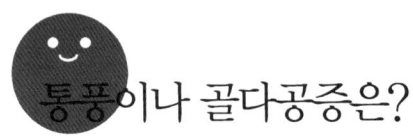통풍이나 골다공증은?

　당뇨 수치와 같이 통풍도 무서우니까 신경을 쓰지만, 그렇게 무서워할 필요는 없다. 확실하게 통풍에 걸리면 엄지발가락부터 아프다. 아무리 해도 견딜 수 없이 아프면 진통제를 복용하면 된다.
　통풍에 걸리면 곤란하다면서 약을 복용하기 시작하면 일생 약을 복용하지 않으면 안 되는 상황이 온다.
　다음에는 골밀도이다. 골절은 별로 없다고 하면서도 골밀도의 약이 나오고 있다. 이 약으로 뼈가 튼튼해질 리가 없다. 뼈가 약해지는 원인은 나이에서 오기 때문에 나이가 옛날로 돌아가지는 않는 한 절대로 좋아지지 않는다.
　백발과 같은 이치이다. 머리카락이 흰 것은 다시 검어지지 않는다는 머리카락 흑백의 이치는 알아도 뼈의 이치는 알려고 하지도 않고 튼튼해지지도 않는 약이나 주사를 의지한다.
　이 약을 10년이고 20년이고 계속 사용하면 뼈가 점점 더 약해지는 불가사의한 현상이 일어난다. 이 현상은 파골세포라고 하는 뼈를 부수는 세포에 작용하기 때문이다.

이것도 세계적으로 방대한 실험을 통해 나온 결과이다. 뼈를 튼튼하게 하려고 약을 쓰기보다는 자연에 맡긴 채 조심해서 살아가야 한다. 자신에게 있는 자가 치유력을 절대적으로 믿어야 한다.

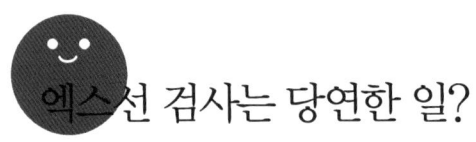
엑스선 검사는 당연한 일?

엑스선 검사는 몸에 방사선을 쪼여서 하는 검사로 몸에는 맹독으로 강한 장애가 남을 수 있다. 일본만큼 건강 진단 외에도 엑스선 검사를 가볍게 시용하는 나라는 없을 것이다.

엑스선 검사 촬영으로 쪼여지는 방사선의 양은 우리가 자연적으로 일상생활에서 접하는 방사선량의 1년분을 한 번의 촬영으로 쪼여야 한다는 것이다.

믿을 수 없지만, 감기만으로도 엑스선 검사를 촬영하는 의사도 있다. 한 장의 가슴 사진이라도 다른 나라에서는 위험하다고 충고하고 있는데 무차별로 정면과 측면 사진 두 장을 촬영하는 것이 기본이다.

거기다가 위 엑스선 검사 사진은 가슴 사진의 몇 장분이 된다고 한다. 가슴 사진 엑스선 검사 한 장은 300~400장분의 방사선이 한꺼번에 나온다. 가슴 사진은 0.01초의 순간에 촬영하지만, 위의 엑스선 검사는 움직임을 봐가면서 사진을 촬영하기 때문에 걸리는 시간이 10분~15분이나 걸린다. 그 시간만큼 방사선에 노출되어야 한다.

건강진단에서 가슴의 엑스선 검사는 어떤 의미도 없다. 만약 결핵이 의심된다면 침만으로 침 안에 있는 결핵균의 유무를 검사하면 되는데, 이렇게 간단한 검사를 엑스선 검사의 위험에 노출 시키고 있다.

암 발생의 3%가 의료의 방사선에 의해 증가하고 있다고 권위 있는 영국의 의학 잡지에 논문으로 발표되었다. 미국도 1% 일본의 3% 이상은 굉장히 높은 수치이다. 검진만으로도 엑스선 검사가 사용되고 있기 때문이다.

CT 검사는 암 예방 차원인데 대장암도 같다. 장은 위의 엑스선 검사보다 대개 2배~3배의 방사선에 노출된다.

세계에서 이런 폐암검진을 하는 나라는 일본 한국 외에 없다고 한다. 위암 검진도 한국과 일본이라고 2010년 4월 1일 자 아사히 신문에 크게 연재되었던 기사가 있다.

지금까지 암은 곰팡이가 나쁘다, 태운 고기 숯덩이가 나쁘다 등 외인 설로 설명됐지만, 스트레스가 암을 일으킨다는 내인 설의을 주장하는 의사도 있다.

스트레스로부터 몸을 지키려는 움직임이 암이 된다. 암에도 목적이 있다는 사실은 틀림없는 사실이지만, 스트레스가 온다면 웃으면 된다. 웃어서 암을 날려버리자. 마음껏 웃어서 암을 치료하자.

이제 나이가 나이인 만큼 하면서 노인 됨을 실감하거나 여기가 아파 저기가 아파하면서 병을 스스로 키우는 사람도 있다.

그리고 필요하지도 않는데 병원을 다녀와야 안심이 되는 사람도 있다. 너무 걱정하지 말고 있는 그대로 살아가자. 그것이 플러스 사고이다. 혈압도 콜레스테롤도 너무 걱정하니까 올라가는 것이다. 이것도 걱정할 필요가 없다.

한 번 마음껏 호탕하게 웃으면 내려간다. 박장대소의 값어치를 따지려 해도 따질 수가 없다. 우리나라 의료사정도 일본과 별로 다르지 않다. 우리는 어디가 조금 나쁘다고 무조건 병원에 의지하려 한다. 한번쯤 자신의 상태에서 환경을 돌아보고 자신이 가진 엄청난 자연 치유력을 확실하게 믿고 그것을 최대한 살릴 수 있는 적극적인 사고와 긍정적인 생각으로 잘못된 생활습관을 고치지 않으면 일상은 변하지 않는다.

변화란 안에서만 열 수 있는 문이다. 생의 가장 위대한 혁신은 습관과 싸워 이기는 것이다. 좋은 습관을 갖기 위해서는 나쁜 습관부터 버려야 한다.

나쁜 습관은 자석이 철을 끌어당기듯 이리저리 끌려다니 원치 않은 인생을 살게 된다. 생각이 바뀌면 행동이 바뀌고 행동이 바뀌면 습관이 바뀌고 습관은 운명을 바꾼다. 습관은 인생까지 변화시킬 수 있는 보이지 않는 힘을 갖고 있음을 잊지 말고 플러스 사고를 지향하는 생활을 하자.

혈압 조사도 너무 자주 한다

아침에 일어나서, 목욕탕에 들어가기 전에, 잠자리에 들기 전에 혈압을 재는 사람이 있다. 혈압이 너무 높지만, 않다면 수치가 별로 중요하지 않다. 혈압이 상승하는 것은 몸이 가장 좋아하는 일을 하고 있을 때이다.

술을 마시거나 담배를 피우거나 스트레스가 많이 느껴질 때 혈압이 상승하기에 설명할 필요도 없이 혈압

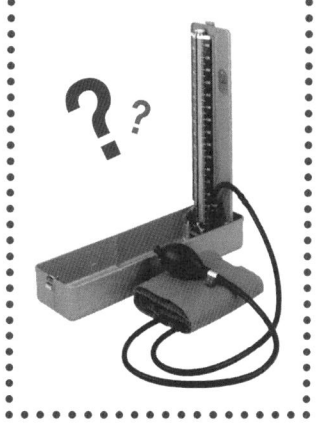

을 내리려면 담배와 술을 끊고 스트레스를 발산시켜야 한다.

고령자는 필연적으로 혈압이 높다. 동해 대학의 교수는 뇌경색은 혈압약을 복용하는 사람이 복용하지 않는 사람보다 두 배나 높게 발생한다는 사실을 조사하여 발표했다.

몸이 열심히 뇌의 혈관이 막히지 않도록 혈압을 높이려고 하는데 떨어트리는 일을 혈압약으로 하기 때문이다. 결국, 살기 위해서 혈압

을 높이고 있는데 약을 복용하여 혈압을 내리는 것은 뇌의 혈관을 막히게 한다는 것이다.

혈압에 너무 신경 쓰는 것이야말로 혈압을 올리는 것이기에 모든 것을 내려놓고 재미있는 희극이나 영화라도 보면서 자신이 좋아하는 일을 하는 것이야말로 혈압을 내리는 최고의 방법이다.

좋아하는 친구와 즐거운 대화를 하면서 점심을 먹는 것은 인간 정신 건강에 도움이 된다는 건 말할 필요도 없다. 친구를 만나 서로 칭찬해보자. 칭찬은 귀로 먹는 보약이라고 한다. 친구가 지닌 능력이나 인간성 등 눈에 보이지 않는 내면의 가치나, 눈에 보이는 개성이나 용모, 패션 감각 등의 외적인 면을 칭찬하는 것이다. 너무나 꾸며진 칭찬은 상대의 기분을 상하게 하는 일도 있으므로 진실한 마음과 호의가 담긴 마음으로 해야 한다. 상대를 칭찬하다 보면 자신도 행복해짐을 느낀다.

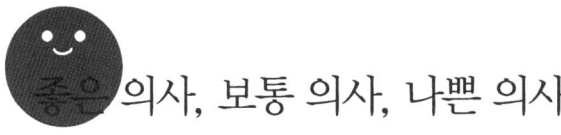 좋은 의사, 보통 의사, 나쁜 의사

의사는 세 종류의 사람이 있다.

첫째는 돈벌이 목적으로 움직이는 나쁜 의사다. 필요 없는 검사를 계속해서 필요하지 않은 약을 점점 내보내는 사람들이 이에 해당한다. 환자 입장보다 돈벌이를 우선하는 병원에 이런 일들이 꽤 많다.

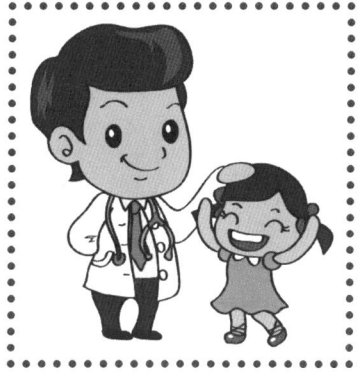

말에게 먹일 정도로 많은 양의 약을 내보내는 의사나 필요하지도 않은 엑스선 검사를 촬영하여 돈 버는 일이라면 무슨 일이라도 하는 의사. 당뇨도 아닌데 인슐린 주사를 놓는 의사나 감기인데 바로 링거를 놓는 의사가 있다.

두 번째는 공부를 별로 하지 않는 보통의 의사다. 이런 의사는 감기 걸린 환자가 오면 바로 항생제를 준다. 열을 내리는 약을 바로 내보내는 의사, 이 사람도 문제가 있다.

끝으로 좋은 의사는 인간적이며 여러 가지 일을 알고 있어 필요 없는 약은 일절 복용하지 않도록 지도하는 의사이다. 그런데 지금 이런 의사를 아무리 찾아도 찾을 수 없는 것이 문제다.

약은 만능이 아니고 독이다. 필요 이상의 약을 복용할 필요가 없다. 좋은 의사는 환자에게 이런 증상에는 약이 필요 없다고 해도 무슨 약이라도 좋으니 달라고 하는 환자도 있다. 약을 복용하면 안심하고 복용하지 않으면 불안해지는 마음의 마이너스 사고 지향이 많기 때문이다.

약보다 더욱 우수한 웃음으로 살아가는 인생이야말로 최고의 약이다. 부작용 없고 돈이 필요 없는 웃음을 최고의 명약으로 인정하는 날 인간은 진정한 건강과 행복을 맛볼 것이다.

의사와 환자는 약에 무엇인가 굉장한 힘이 있다고 생각한다. 그래서 나쁜 뜻이 아니라 약을 대량으로 내보낸다. "곧 괜찮아질 것입니다. 편안하게 쉬십시오. 그리고 크게 웃으십시오."라고 응원하는 것이 본래 의사의 역할이며 진정한 의사가 지녀야 할 자세이다.

의사의 아버지 히포크라테스는 '사람은 몸속에 100명의 명의를 갖고 있다'고 했다. 이 말은 인간이 자가 치유력을 갖고 있다는 뜻이다.

본래 의사의 역할은 환자들이 병에 걸리지 않도록 지도하는 것이었다. 약의 힘을 빌리지 않고 어떻게 하면 자연 치유력을 키울 수 있는지를 지도하고 교육하는 입장에 서지 않으면 안 된다.

"힘내세요. 당신은 강하니까 당신의 치유력은 당신을 위해 반드시 일해 줄 겁니다."라고 격려해주는, 환자의 처지에서 생각할 수 있는 의사가 필요하다. 그것은 내과, 정형외과, 이비인후과, 정신과 등 모두 같다고 볼 수 있다.

요즈음 의사는 약장수다. 의사는 약의 프로듀서가 아니므로 환자에게 약보다는 웃음이 특효약이라고 말할 수 있어야 한다. 웃음의 처방전을 내 주는 의사가 되어야 한다. 의사는 이 약이 좋다, 저 약이 좋다라고 하는 약의 프로듀서가 되지 말고 웃음의 프로듀서가 되길 바라는 마음이 크다.

환자의 처지에서 아픔을 같이하는 의사가 많은 세상이 되는 날이 오리라 믿고 그때까지 모두 웃어서 건강한 생활을 하자.

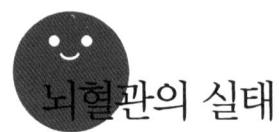# 뇌혈관의 실태

혈압으로 쓰러지면 뇌졸중이라 부르는 것을 세 가지로 분류할 수 있다. 하나는 뇌출혈. 이것은 혈관이 압력으로 터져서 피가 나오는 상태를 말하며 직접 고혈압과 관계가 있고 직접 고혈압과 관계가 있는 것은 이것뿐 이다. 다음에는 뇌경색으로 혈관이 막힌 상태이며 고혈압과는 관계가 없다.

나머지는 막하 출혈이다. 최근의 통계에는 뇌출혈이 13%, 뇌경색이 84%, 막하 출혈이 3%라고 한다. 혈압에는 관계없으며 고혈압과 관계없는 뇌경색이 압도적으로 많다. 고혈압과 관계있는 뇌출혈은 겨우 13%밖에 되지 않으며 50~60대의 한국인과 일본인의 사망 원인 1위가 33%의 암, 2위가 심장병으로 16%, 3위는 뇌혈관장애가 13%~14% 정도이고 4위, 5위, 6위로 폐렴이나 자살, 교통사고가 들어있다. 이것들은 물론 혈압과는 관계없다.

뇌혈관장애 13%~14% 중에는 뇌출혈이 13%인데, 사인의 2%밖에 되지 않는다. 역시 전체 사망 원인 중 혈압으로 죽는 사망률은 겨우 2%다.

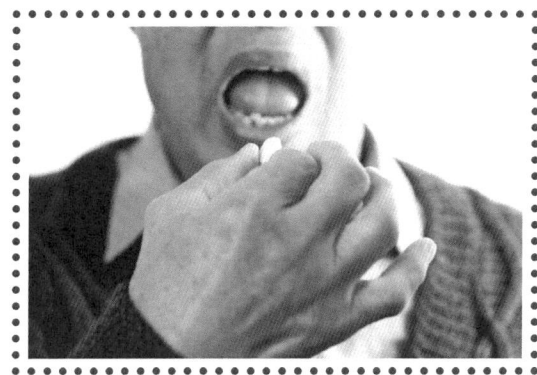

　그럼에도 혈압약을 복용하는 사람은 병원에 다니는 사람 중 과반수 이상이다. 사망 이유의 확률이 고혈압은 100명 중 2명인데 국민의 반 정도가 혈압약을 복용하고 있다는 것은 아무리 생각해도 이상하고 이해가 안 되는 현상이다(일본 의학지에 보도된 내용이다).

　혈압으로 죽는 사람보다도 자살 쪽이 더 많은데도 나라는 혈압약 파는 데만 신경을 쓰고 있는 것이다. 웃음으로 국민의 건강을 찾아주는 움직임을 가질 수 있는 날이 하루빨리 오기를 기다린다.

　나라에서 신경 써주지 않는다고 우리가 웃음의 효력이나 효능에 관해서 가볍게 그냥 넘겨버리고 자신의 건강과 행복을 나라의 정책이 어떻게 해주리라고 믿으며 그날만을 기다리는 것은 어리석다.

　세상은 살면서 너무 두려움과 걱정만으로 보내지 말고 긍정적인 생각으로 살아가야 한다.

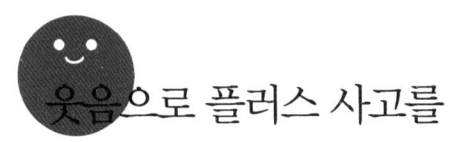웃음으로 플러스 사고를

 병이 나면 병원에 가서 치료를 받아야 한다고 생각하면서 웃음에 감추어진 힘이 어느 정도인지 모르는 건 우리의 커다란 실수이다.
 웃으면 자기의 면역력이 마음껏 일을 시작하고 혈압은 내려가며 당뇨의 수치도 내려가서 우리 몸의 암세포를 공격하여 죽이는 NK세포는 늘어난다.
 웃음에는 부작용이 없다. 건강 외에 자동으로 따라오는 것이 인간이라면 누구나 간절히 원하는 행복뿐이다. 건강과 행복의 두 마리 토끼를 잡을 수 있는 것을 우리 마음대로 조정할 수 있는데 무엇이 문제가 되겠는가.
 플러스 사고의 마음가짐을 생각해본다. 만약 기온이 3도로 몹시 추운 날은 누구라도 불만스럽게 "아 추워, 추워, 추워 추워서 못 살겠다."라고 하면서 얼굴은 찡그린 채로 온몸을 웅크린다. 이것은 틀림없이 마이너스 사고다.
 기온과 기후에 자신이 지고 있는 것이다. 만약 친구가 "춥지?" 하고 말을 걸어오면 "응 춥지만, 기분은 좋지."라든가 "지구 온난화라고 하는데 추운 것은 지구에 좋은 일이라서 나도 좋아."라고 하며 약간 위를 향하고 말하여보자.

밑을 보면서 "아! 추워, 추워."가 아닌 가슴을 펴고 얼굴을 위로 하여 "기온이 낮지만, 기분은 좋은 날이다. 몸도 마음에도 힘이 들어가는 것."이라고 하면서 밝은 목소리로 대답한다. 한여름도 마찬가지다. "오늘은 덥지만, 기분은 좋다."라고 여유를 갖고 이렇게 단어를 선택하는 마음이 중요하다.

실천해보자. 얼굴을 약간 위로 향하면 기분은 밝아지고 몸도 마음도 위를 향한다. 무엇보다도 자신의 기분을 위로 향하게 하는 것은 웃음이다.

장기나 바둑으로 졌을 때 "아아 지고 말았다."의 한마디의 말이 마이너스로 향하기 때문에 절대 졌다는 말은 목소리로 내지 않는다.

그렇다면 어떻게 말해야 할까? 그건 간단하다. "아! 이번에는 당신이 이겼군요. 다음에는 제가 이길 겁니다. 기대하십시오."라고 한다. 한마디의 말을 바꾸면 나도 좋고 주위 사람 분위기도 좋아진다.

마음을 언제나 여유 있게 플러스로 작용할 수 있는 말을 사용하면 스트레스로부터 멀어지고 따뜻한 물을 담고 있는 그릇과 같이 언제나 따뜻한 마음을 만들고 마음을 쓰는 것만으로도 건강에 중요한 첫걸음이 된다.

따뜻한 말 한마디와 웃음으로 내 주위를 행복하게 만들고 나도 물론 행복해질 수 있다. 그리고 건강과 인간관계의 신뢰성이 보너스로 따라온다.

살면서 어느 날 누군가를 생각하고 있는데 그로부터 정말 뜻하지 않게 전화가 걸려 왔다든가 어쩐지 좋은 일이 있을 것 같았는데 정말 좋은 일이 생기거나, 비가 올 것 같았는데 비가 오거나 하는 좋은 경험들은 우연이 아닌 우리의 마음에 자리한 잠재의식이 활동하기 때문이다. 그러므로 우리는 항상 좋은 생각을 하면서 생활해야 한다.

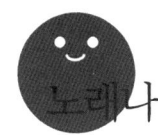 노래나 목소리를 내는 것은 마음의 영양분

일상생활을 즐겁고 온화한 마음으로 살아가고 싶다. 누구나 알고 있고 모두의 희망이기도 하지만 마음대로 안 되는 것이 우리 인생이다.

그 당연한 일을 할 수 없으면 스트레스가 쌓이고 불만이 쌓인다. 그런 작은 일이 쌓여 크게 되고 병을 불러일으킨다.

그것을 막는 일이 자기 일이지만, 무리해서 중지시키는 것이 아닌 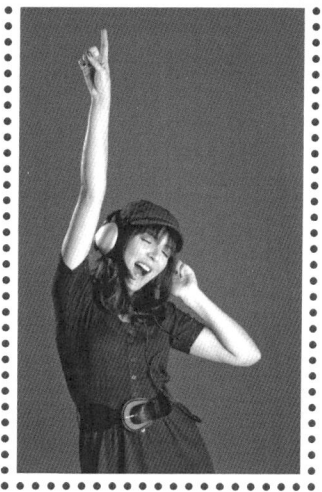 마이너스 방향을 플러스 방향으로 향하게 하는 것이다.

그러다 보면 자신도 모르는 사이에 건강하게 된다. 그러기 위해서는 우선 좋아하는 노래를 조용히 불러보면 기분이 좋아진다. 노래는 웃음과 같은 효과가 있다. 웃음도 노래도 우리 귀를 통해서 뇌에 행복감을 전달한다.

동요, 창가, 트로트, 오페라, 민요, 가곡 등 어떤 노래라도 좋고 큰 소리든 콧노래든 효과는 모두 같다. 노래할 때는 손을 움직이거나 몸을 리듬에 맞추어서 움직이면 효과는 두 배, 세 배로 향상되므로 실천해보자.

그러면 NK세포가 활성화되어 암세포까지 말살시켜준다. 암으로 고통스러운 시간에 항암제를 투여하는 것보다. 노래하고, 춤추고, 큰 소리로 웃으면서 큰 목소리로 즐거움을 얘기한다면 이 세상의 어떤 약도 필요 없으리라 믿는다.

마이너스 사고에서 플러스 사고로 향할 때 몸을 움직이는 습관이 있다면 비교적 편안하게 전환된다. 일정 시간 걷는 일을 꾸준히 하면 알츠하이머에 걸리지 않는다는 보고도 많이 있고 뇌세포를 늘리는 방법이라고 하는 학자도 있다. TV를 보면서 제자리 뛰기는 복부비만에 높은 효과가 있으며 달리기나 줄넘기의 효과도 기대할 수 있다.

다이어트 중이라면 식후 30분부터의 움직임이 효과적이다. 이 시간대는 음식물이 소장으로 운반되어 영양이 몸으로 흡수되므로 이때 근육을 움직이면 열량이 효율적으로 소화되므로 비만방지에 도움이 된다.

혈당치가 높아지는 당뇨 환자에게 특히 권유한다. 그리고 운동시간은 십 분 정도가 가장 좋다. 또, 몸의 균형 감각을 키우기 위해 다리를 하나 들고 서 있는 운동을 하면 처음에 다리가 후들거릴 것이다. 그건, 균형 감각이 잘 잡히지 않기 때문이다. 연습을 통해 한발로도 흔들리지 않고 서 있을 수 있으면 된다.

날씨 탓으로 기분이 밑으로 가라앉는 것과 같이 몸이 무거워지는 것은 몸이 움직이고 싶어 하지 않기 때문이다. 몸이 움직이면 마음이 즐거워지는 방향으로 움직이기 쉬워지기에 마음을 강하게 하는 것은 몸에 도움이 된다.

  몸이 건강하다는 것은 마음도 건강하다는 것이다. 감동, 감사, 감격이야말로 살아가는데 가장 필요한 것이다. 몸과 마음은 따로 떼어서 건강을 생각할 수 없기에 몸도 마음도 건강해질 수 있는 자신만의 방법을 생각하고 실천하자. 무엇보다도 자신이 하고 싶은 일을 찾아서 하면서 항상 긍정적인 마음을 가져야 한다.

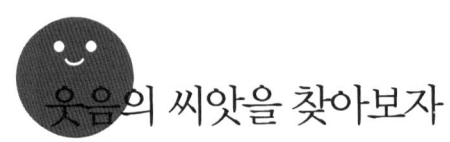 웃음의 씨앗을 찾아보자

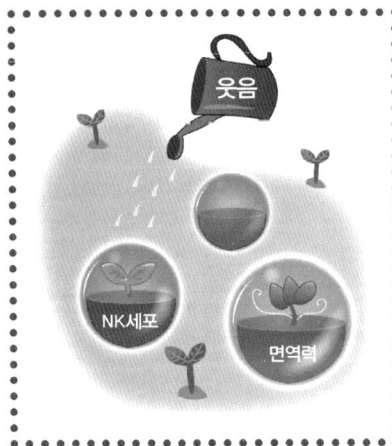

마음과 몸을 건강하게 하기 위해서는 웃음의 힘을 빌리는 것이 가장 빠른 길이다. 웃는다는 것은 무료의 건강보조식품이며 놀라울 정도의 즉효성이 있다. 세상에 있는 어떤 약도, 주사라도 바로 효과는 없다.

그런데 웃음은 웃는 순간에 효과가 나는 NK세포로 힘이 나고 면역력이 향상한다. 한 번의 웃음으로 암세포가 100개나 없어진다고 한다.

이 모든 것이 무료다. 마음만 먹으면 할 수 있다. 그리고 부작용은 일절 없다. 부작용을 애써 찾으려 하면 웃을 때 생기는 주름 정도이다. 이것은 부작용이 아니라 행복의 작용이다.

웃는 일이 쉽게 되지 않는 사람도 많이 있다. 우리는 아침에 일어나서 자기 전까지의 하루 중, 얼마나 웃고 있을까? 웃음은 자신이 만들어 내지 않으면 나올 수 없다. 그래서 매일 아침 일어나면 "오늘도 눈을 뜰 수 있었구나! 고맙다." 하고 웃어보자. 많은 사람이 오늘 아침에 눈을 뜨지 못하는 일도 많고 병원의 침대 위에서 눈을 떠야 하는 사람도 많다. 그것에 비하면 내 집에서 가족들과 같이 아침을 맞이한다는 것은 고마운 일이 아니고 무엇이겠는가.

'낙화산과 얼굴은 펴져야 살 수 있다', '거울은 절대로 먼저 웃지 않는다' 등 웃어야 한다는 멋진 말이 많이 있다. 웃음은 모두 같이 웃을 때 귀에서 귀로 전달되기에, 혼자 웃는 것보다 33배 이상의 효과가 있다.

이렇게 말하면 웃을 기회가 없다고 생각하는 사람도 있겠지만, 웃음은 억지로 만들어서 웃어도 90%는 효과가 있다고 한다. 항상 입꼬리만이라도 올리는 습관을 들이도록 하자. 입꼬리만 올려도 얼굴의 근육 중에 웃을 때 움직이는 근육이 움직여서 뇌 속에 웃는 걸로 전달되어서 뇌 안에서는 엔도르핀이 나오고 면역력은 상승한다는 보고가 있다.

하루에 100번씩 웃을 수 있도록 노력하자. 반드시 소리를 내지 않아도 괜찮다. 취학 전의 어린이는 하루에 330회에서 500회를 웃지만, 어른들은 10회~15회밖에 웃지 않는다고 한다. 그리고 나이를 먹으면 먹을수록 하루에 한 번도 웃지 않을 때도 있다고 한다.

우리 몸 안에서 생겨나고 있는 3,000개~5,000개의 암세포를 소멸시키기 위해서는 웃어야 한다. 한 번 웃음으로 암세포가 100개나 소멸한다고 한다. 그래서 하루 100번을 웃으면 1만 개의 암세포를 소멸시킨다는 것은 EBM(과학적 근거 자료)으로 확실하게 나와 있는 자료이다.

그렇지만, 100회 웃는다는 것은 쉬운 일이 아니다. 아침에 일어나서 웃는 것을 잊어버렸다면 생각해보자. 누구에게든 실패담은 있다. 몇 번이고 생각해내고 웃는다. 자신의 실패담으로도 웃을 수 있다. 그것을 자꾸만 계속하다 보면 습관이 되어 웃을 수 있다.

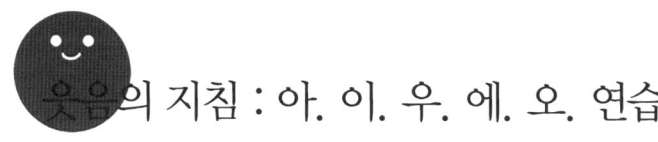웃음의 지침 : 아. 이. 우. 에. 오. 연습

　우선 거울을 준비하자. 거울로 자신의 얼굴을 보면서 입을 크게 벌리고 '아. 이. 우. 에. 오.'를 소리 내서 해보자. 그때 '아'에서 '앗앗앗', '이'에서 '잇잇잇', '우'에서 '우우우', '에'에서 '에에에', '오'에서 '오오오' 하고 웃으면서 계속해 보자. 이것은 필살 중의 필살이므로 무시하지 말고 계속해보자. 만국 공통은 하행이다. '하하하하', '히히히히', '후후후후', '헤헤헤헤', '호호호호' 작은 소리든 큰 소리든 상관없으니 연습이 중요하다. 연습은 계속되어야 효과가 있음을 기억하라.
　우리 표정의 근육은 10초 이상 유지해야 기억을 할 수 있으므로 하나의 동작을 10초씩 '아' 하면서 그리고 '이' 하면서 10초를 유지하고 이렇게 21일간을 TV를 보며 연습하라. 그러면 얼굴의 근육이 자동으로 웃는 얼굴로 변한다.
　무슨 일이든 연습이 필요하다. 그리고 정말로 웃는 것처럼 웃어서 몸에 좋음을 실감하자. 웃으면 생명의 샘에서 물이 솟아나듯이 행복의 샘이 솟아난다.
　사람은 아침부터 웃을 일이 별로 없기에 우선 잠자리에서 눈을 뜨면 한 번 '씨익' 웃고 나서 일어나자. 그리고 살아있어서 행복함을 느끼고 실감하자. 거울을 보면서 "세상에서 가장 사랑스러운 너 ○○○ 정말 예쁘다. 오늘도 힘내자."라고 '셀프 토크'를 하자.

그리고 테이프, CD, DVD 등으로 코미디나 개그 프로그램을 듣거나 보는 것도 좋은 방법이다. 잠이 오지 않는 밤에는 특히 개그 프로그램의 비디오를 보는 것도 좋은 방법이다. 그리고 무엇보다 중요한 것은 자신의 소중함을 알아가는 것이다.

상처받는 것을 두려워하고 열등감에 눌린 채 살면 안 된다. 카네기는 '고민의 가장 나쁜 특징은 정신 집중 능력을 감퇴시키는 것이다. 우리가 고민하고 있을 때 우리 마음은 끊임없이 동요되어 결단력을 흐리게 한다.'라고 했다. 확신이 흰색 페인트라면 의심은 검은색 페인트이다. 검은색을 밝게 하려면 흰색이 엄청나게 필요하지만, 흰색을 어둡게 하려면 한 방울이면 된다. 자신을 과소평가하지 마라. 힘은 밖에서 찾지 말고 자신의 내부에서 발견해야 한다.

놀라운 가능성을 발휘하기 위해서는 자신의 힘과 능력을 믿어야 한다. 자신의 장점을 디딤돌로 단점을 극복해야 한다. 하루를 마치고 반드시 자신을 돌아보고 칭찬하는 것도 하나의 방법이다.

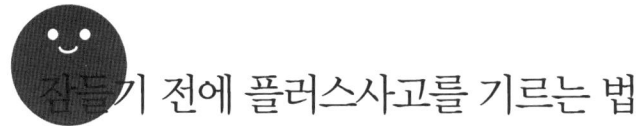잠들기 전에 플러스사고를 기르는 법

1) 거울에 비친 자신의 미간을 보면서 "너는 지금 당장 플러스 사고가 되어라!"라고 명령을 한다. '너'라고 하는 것이 포인트다. '나'라고 하는 것은 절대 금지다. '될 수 있도록'이라든가 '기원합니다'라는 약한 말은 안된다. 단정적으로 강하게 "너는 플러스 사고가 되어라!"라고 명령을 내린다. 기원하는 것이나 바라는 것은 마이너스 사고의 시작이기 때문이다.

2) 이불에 들어가서 베개에 머리가 닿으면 다른 생각을 절대로 하지 않는다.

3) 그렇지만, 이것저것 생각이 나기 마련이다. 그때는 즐거웠던 일만 생각하면서 잠이 든다. 인간은 두 가지를 한꺼번에 할 수가 없다. 즐거웠던 일만을 생각하면서 잠이 들면 마이너스 사고가 조금씩 플러스로 변한다. 젊었을 때 첫사랑을 떠올리던가, 호화여객선을 타고 국외 여행을 떠나는 것을 상상한다.

4) 다음날 눈을 뜨면 이불 속에서 "헤헤헤헤."하고 웃는다.

5) 세면기의 거울을 보면서 또 한 번 "하하하하."하고 웃는다.

6) 거기서 "너, 오늘 플러스 사고를 해라."하고 또 한 번 명령한다.

자신에 관해서 명령하면 마이너스 사고의 마음이 플러스로 변한다. 같은 방법으로 무엇이든 "신경 쓰지 마라."라고 명령하면 효과가 있다. 플러스 사고로 잠들고 플러스 사고로 깨어나라.

나의 플러스 사고의 선생 나카무라(なかむら(中村))는 이렇게 간파했다. "의사의 본래 사명은 사람을 병에 걸리게 하지 않는 것이다." 의사의 본래 사명은 병을 예방하는 데 있다. 병이 없으면 치료도 없다. 병이 없으면 치료도 없어서 치료는 의사의 일이 아닐 터인데 치료야말로 의사가 할 일이라고 생각하는 의사가 많다.

병의 과반수는 스트레스로부터 오는 것임에는 의심할 여지가 없다. 병의 원인은 스트레스라고 말하기는 쉽다. 그렇지만, 말하는 것만으로 해결되지 않는다. 원인인 스트레스를 제거해야 하는데, 제거하는 일이 대단히 어려우므로 먼저 스트레스를 몸 안에 들여놓지 말아야 한다.

그 방법으로는 플러스 사고가 가장 좋은 방법이다. 긍정적인 사고와 적극적인 사고 그리고 웃는 것이야말로 가장 효과적이다.

웃음과 생명의 관계를 알기 쉽고 재미있게 풀어가는 것이 의사의 책임이라 생각한다. 앞으로의 의료 현장은 주사와 약이 아닌 인간이라면 누구에게나 있는 자가 치유력을 찾아내는 역할까지 하여주는 의사를 필요로 함은 누가 뭐라고 해도 당연한 사실로 받아들여야 한다.

어떻게 하면 웃음과 미소가 넘치는 병원이 될 수 있을지 한국에도 일본처럼 연구하는 의사가 많은 의료현장이 되길 기다린다.

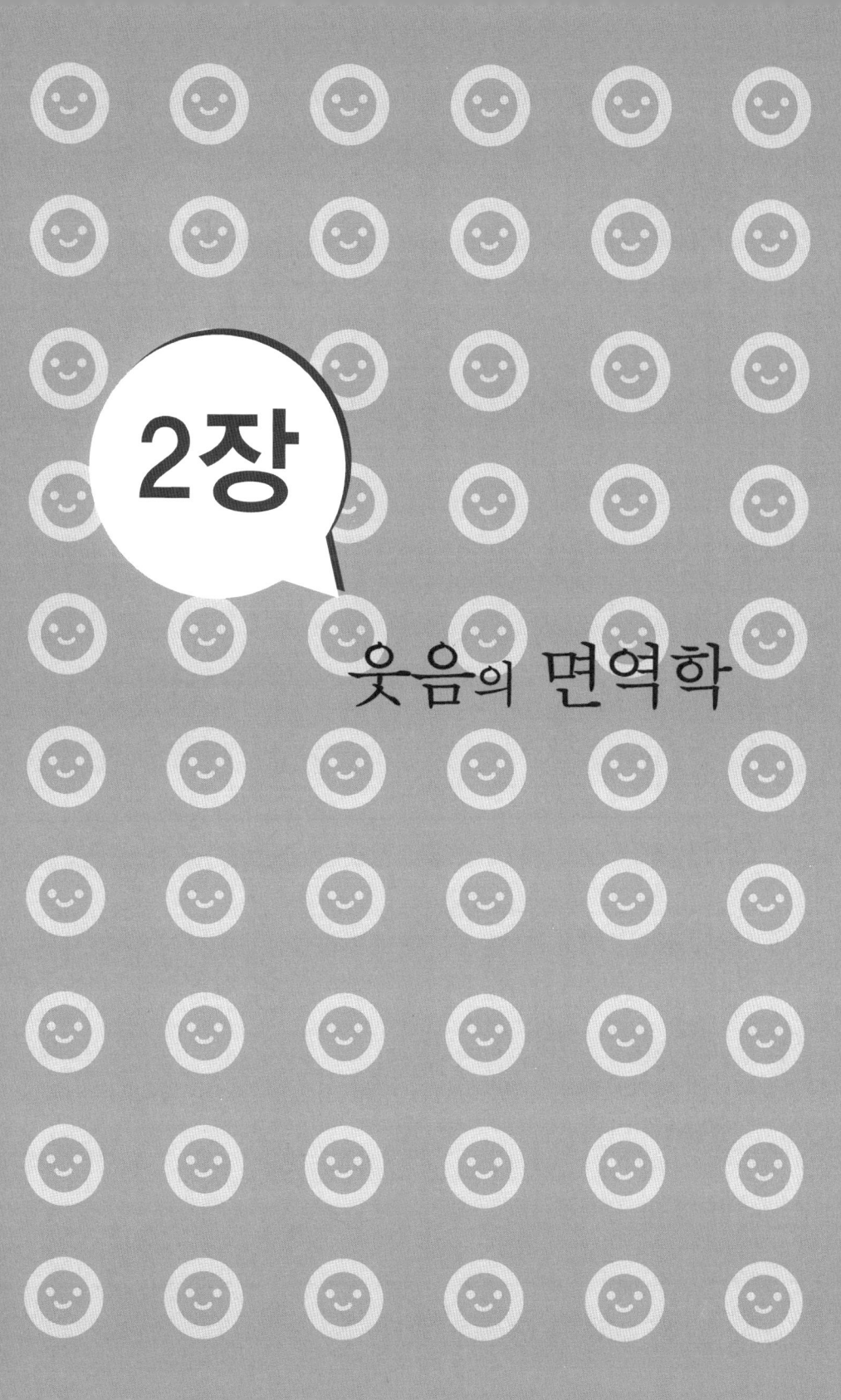

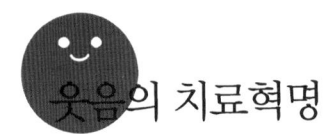웃음의 치료혁명

일본의 암 환자 약 25만 명이 죽임을 당하고 있다. 도서 『항암제로 죽어가고 있다』는 일본 전국에 충격을 가했다. 그렇다면 어떻게 하면 좋을까? 환자나 가족은 불안에 빠질 수밖에 없다. 암을 고치는 것은 의사도 약도 병원도 아니다. 우리 몸에 자연 치유력, 구체적으로 NK세포 등 면역세포의 활약이 필요하다. 이것은 면역력의 최전선에서 암세포와 싸우는 믿음직한 병사이다.

암과 싸워서 이길 수 있을지 없을지는 이 전력과 관련되어 있다. 항암제나 방사선은 우리 몸에 좋은 NK세포를 전멸시키고 있다. 수많은 대처치유법 중에 최고로 우수한 약을 발견했다. 그것이 바로 웃음이다. 웃음은 부작용 없는 묘약으로 웃음의 효능에 대해 여러 자료나 문헌으로부터 철저하게 조사하여 보았다. 웃음의 효능은 우리의 상상을 초월한다. 웃음과 안정으로 부교감 신경이 활성화되고, 흥분을 진정시키는 신경호르몬이 분비되어 체내의 암세포를 공격하는 림프구를 증가시킨다는 보고가 있다.

의사 이즈미(いずみ)의 선도적인 연구에 이어서 웃음과 암에 한 연

구가 항암작용을 증명하고 있다. 웃음으로 85%의 활성이 증가하고 최대로는 NK세포가 5~7배 증가한다. 웃음이 만들어내는 면역 파워는 감탄 그 자체이었다.

메커니즘(mechanism)도 알게 되었다. 웃으면 뇌에서 쾌감물질 엔도르핀이 대량으로 분비되어서 활성화 시킨다. 스트레스 해소 효과도 같다. 웃음과 스트레스 물질 코티솔(cortisol)이 분해되어 소변으로 배출되고 만다. 이래서 웃고 나면 기분이 좋아지는 것도 이 때문이고 면역세포가 받아들이는 산소의 양이 늘어 NK세포를 활성화해 생명력을 높인다.

웃음은 아토피도 개선한다는 실험 보고가 있다. 웃고 난 뒤에 아토피성 피부염 환자는 9할이나 좋아졌는데 웃지 않은 환자는 1할만 치유되었다고 한다.

웃음은 류머티즘(rheumatism)에도 효과가 있다는 사실이 입증됐다. 류머티즘 최상의 약보다도 웃는 쪽이 더 높은 개선 효과가 나왔다. 웃음 연구 최고의 절정은 치쿠바 대학의 무라가미 박사의 '웃음이 유전자를 변화시킨다'는 실험일 것이다. 무라가미 박사는 세계 최초 웃음으로 23개의 유전자 스위치가 켜지는 현상을 입증했다. 웃음은 유전자까지 변화시키는 힘을 가지고 있기에 전문의들은 '웃음은 인류에게 준비된 최고의 방위력 시스템'이라고 단언한다.

최대의 치유력으로 지상에는 어떤 의약품도 따라가지 못할 것이다.

뱃속 깊은 곳에서 우러나오는 웃음이야말로 우리 생명에 기적을 일으킬 것이다. 우울증이 있다면 거울을 보고 활짝 웃어보자. 당뇨가 있다면 속는 셈 치고 개그 프로그램이라도 보면서 호탕하게 웃어보

자. 아무튼, 신 나게 웃고 나면 몸도 마음도 기분도 상쾌해질 것이다. 아토피로 고생하는 당신은 소리 내서 웃었던 적이 언제인가? 웃음이야말로 대자연의 위대한 힘이다.

현대 의학도 웃음이 신비한 기적적 효용을 갖고 있음을 인정하고 놀라움을 감추지 못하고 있다. 웃음의 치유력이야말로 21세기 의료의 중추라고 본다.

본서는 인류에 관한 최고의 복음인 웃음의 효용에 대해서 최신 정보로써 페이지를 넘길수록 당신의 가슴에는 희망과 흥분으로 넘쳐날 것이다.

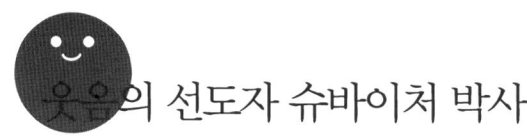의 선도자 슈바이처 박사

앨버트 슈바이처(Schweitzer, Albert)는 유머와 사랑으로 살아온 밀림의 의성이면서 웃음 치유법의 대선배다.

불치의 강직성 척추염을 웃음과 비타민C로 이겨낸 노먼 커즌스가 대선배님으로 존경하는 슈바이처 박사는 밀림의 의성으로 존경받는 깊고 높은 인격을 가진 분이다. 박사는 유머를 일종의 열대

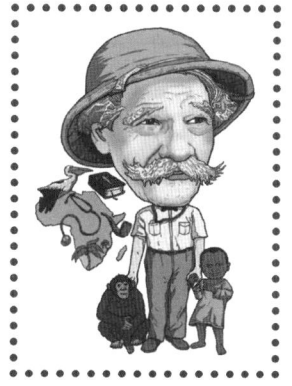

치유법으로써 온도와 습도 그리고 정신의 긴장도를 떨어트리는 방법으로 사용했다. 실제로 박사의 유머는 예술적이었다고 한다.

박사는 언제나 자신이 어떤 병에 걸리더라도 가장 좋은 약은 자신이 할 일이 있음을 자각하고 유머의 감각을 조합하는 일이라고 믿고 있었다.

박사는 노먼 커즌스에게 이렇게 얘기했다고 한다. "병의 신은 나의 체내에서는 별로 대접을 받지 못할 것 같아서 그냥 나가버리는 것

같습니다."라고. 노먼 커즌스는 박사와의 저녁 식사 때 "이곳의 주민은 박사님의 병원 덕분으로 자연신앙에 매달리지 않아서 행운이군요."라고 얘기하고 말았다.

박사는 똑바로 노먼 커즌스를 바라보면서 "당신은 주술 의를 얼마만큼 알고 있나요?" 노먼 커즌스는 자신이 실수한 것을 금방 깨달을 수 있었다. 이튿날 박사는 노먼 커즌스를 정글의 빈터로 데리고 가서 "나의 동업자 한 사람을 소개하겠습니다." 하면서 한 곳을 가르쳤다. 거기에는 노인 주술사가 있었다.

박사와 노인은 서로 인사를 나누었다. 박사는 "미안하지만, 이 미국 친구에게 아프리카의 의학을 보여주었으면 합니다."라고 했다. 환자의 고통을 치료하는 것을 보았고 그 이튿날 노먼 커즌스는 "주술사의 치료로 금방 나은 것은 어떤 이유입니까?" 하고 박사에게 설명을 원했다.

슈바이처 박사는 장난스러운 웃음을 띠고 "그것은 동업자인 우리가 성공하는 것과 같은 이유에 의한 것으로 어떤 환자라도 자신 안에 자신의 의사가 있는데 그 진실을 모르고 있으며 우리 의사들은 각 개인 안에 있는 의사를 움직일 수 있도록 한다면 그것이 바로 주술사가 하는 것과 같지 않겠습니까?"

노먼 커즌스는 그것이 위약 효과로써 이것이야말로 자연 치유력의 기본이라는 것을 깨달았다. "플라세보(placebo)는 각 개인 안에 있는 의사이다." 유머와 음악과 아프리카를 사랑했던 박사는 적극적인 정서의 힘으로 95세까지 장수하였다.

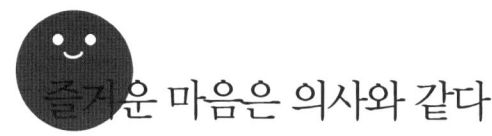즐거운 마음은 의사와 같다

"의사가 회복 불능이라고 한 병을 웃음으로 날려버려서 완치되었다는 것이 사실인가요?"라는 문의 전화나 편지가 많아서 책으로 쓰게 되었다는 노먼 커즌스의 책에는 여러 가지 금언이 널려있다.

- 예를 들어 앞이 전혀 보이지 않는 절망이라 생각해도 인간 심신의 재생능력을 절대 과소평가해서는 안 된다.
- 생명력이라고 하는 것은 지구 상에서 가장 이해할 수 없는 힘이다.
- 인류는 어떻게 보면 자신이 쌓아올린 성안에 갇혀서 살아가는 데 지나지 않는다.
- 인간의 정신과 육체의 쌍방이 태어날 때부터 안정성과 재생을 구하면서 살아가는 능력이 있다.
- 성서에는 "즐거운 마음은 의사와 같이 일한다."라고 적혀있다.
- 좋은 기분과 기쁨은 생리학적 특질이라는데 주목할 필요가 있다.
- 유머는 혈행을 좋게 하고 신체를 젊게 하며 건강하게 어떤 일에도 적합하고 유용하게 쓸 수 있다.

- 큰 웃음소리는 가장 중요한 육체 과정을 촉진하는 것으로 장을 움직이게 하는 감정, 우리가 느끼는 만족감을 충족시키는 건강함이 우러나온다. 우리는 그것에 의해 정신을 육체에 달하게 하여 정신을 육체의 의사로 사용하는 일이 가능하다.
- 위트와 유머는 인간정신을 고도로 분화시킨 표현이다. 좋은 기분이나 즐거움은 정신 긴장에 대항하기 위한 유용한 방법으로 유머는 유효한 치유법이다.
- 웃음은 인생의 음악이다. 피로에 지친 의사들이여 웃음과 즐거움을 당신의 약으로 사용하라.
- 배를 잡고 웃는 웃음은 호흡 전체에 좋은 영향을 미친다.
- 많이 오래 웃으면 옆구리가 아프다고 한다. 그 아픔은 사람들의 마음을 편안하게 해주고 힘이 빠지는 그런 아픔이지만, 매일 맛보고 싶은 아픔이다.

이렇게 보면 철학자나 학자들은 각각 웃음의 깊은 효용을 깨닫고 있었다는 것이다. 노먼 커즌스도 '웃음의 적극적 정서는 활력 증진제다'고 말하며 다음과 같이 단언하고 있다. "과학적 연구 결과 인간의 뇌 속에 엔도르핀이 존재하고 있음이 확인되었다. 그것은 분자구조나 효과에서 모르핀(morphine)과 비슷한 물질로써 인체의 마취약이라고 한다. 적극적인 정서가 그것을 활성화 시킨다."

"병을 이기고 말 것이다."라고 결심한 사람들이 "불안하고 신경과민인 사람보다 고통을 견디는 힘이 강하다."는 것은 지금까지의 연구에서 충분하게 알 수 있으리라 믿는다. 그의 확신과 예언은 그 후에도 계속 입증되었다.

〈패치 애덤스〉, 영화화되어
전 세계가 웃고 울었다

〈패치 애덤스(Patch Adams)〉는 명우 로빈 윌리엄스(Robin Williams)의 뛰어난 연기로 세계인을 울렸다. 노먼 커즌스는 웃음 치유를 독자적인 감성으로 실천해 넓혀가는 의사로서 그의 반생이 로빈 윌리엄스 주연의 영화로 나왔다. 영화는 1998년 사실에 가까운 스토리이면서 우수한 작품으로 깊은 감동을 많은 사람에게 남겼다.

유머 넘치는 인물로 로빈 윌리엄스는 훌륭한 연기로 절망에 빠진 환자에게 웃음을 주었다. 영화는 스스로 인생을 구한 어느 의사의 스토리로 조용한 피아노의 선율이 흐르면서 시작된다.

멀리 눈 쌓인 배경의 산길을 버스가 달리고 있다. "나라는 남자는 눈보라를 헤매고 그 자리를 빙빙 돌고 있는 아주 작은 나 자신. 내 집은 어디에 있을까?" 그는 인생 도중에 길을 잃고 어두운 숲을 헤맨다. 9살 때 아버지를 잃고 각지를 전전하다 길을 잃고 자살 충동에 휩싸인다. 그리고 자살을 선택한다. 그가 사는 집은 정신병원이었다. 자신과 밖의 세계에는 건널 수 없는 강이 있다고 생각한 환자 애덤스는 큰 소동을 부리는 같은 환자들에게서 공감을 얻는다. 솟아나는 천성적

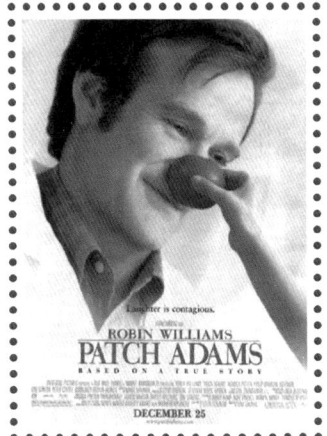
유머로 병원의 환자들은 폭소했고 얼굴에 활기가 돌아옴을 느꼈다. 애덤스는 살아갈 수 있는 광명을 보았다. '마음이 아픈 사람들을 구하고 싶다' 그리고 2년 후 그는 버지니아 의과 대학에 입학한다. 나이 많은 의대생이지만, 특유의 유머감각과 실행력은 학생에게 인기를 얻고 충실한 학교생활을 지낸다.

그는 환자를 침대 번호로 부르는 비인간적인 의료현장에 반발하였고 소아암 병동에 빨간 코를 붙이고 어린이들을 웃겼다. 그는 대학친구에게 이렇게 말했다. "인간이 상대라면 그 사람 안에 뛰어들어 갈 필요가 있다. 바다에 뛰어들듯이 말이다." 꿈은 의사를 만들 수 없지만, 내가 의사를 만든다. 자유분방한 성격의 애덤스를 사랑했던 여자 친구는 정신병을 앓고 있던 환자에게 죽임을 당했다. 그는 갑작스러운 비극으로 실의에 빠지고, 의사를 포기하려는 애덤스를 기다리고 있는 것은 병상에서 구원의 손길을 기다리고 있는 사람들이었다. 산속에 '치유의 작은집'을 만들어 놓고 동료와 치유의 길을 걷고 있던 애덤스를 대학에서는 제명처분을 결정하여 퇴학처분을 신청한다.

애덤스와 대학 측의 대결은 영화의 최고 절정이었다. 그는 심판의 자리에서 단상의 대학 측 이사들에게 열변을 토해냈다. "옛날의 의사들은 환자를 구하는 모든 면에서 의지가 되는 친구였다. 고통을 호소하고 구원을 바라는 사람들에게 문을 열어 용기를 주고 열이 내려가도록 차가운 수건을 내주는 것이야말로 의사로서 할 일이다."라고 열변을 토했다.

"병과 싸우는데 가장 무서운 적은 무관심이다. 의과대학교에서 의사는 환자와 거리를 갖도록 하지만, 같은 인간으로 접촉하다 보면 반드시 영향을 주기도, 받기도 한다. 의사와 환자 사이는 계산하면 안 된다. 죽음은 멀리 피하는 것이 아니고 삶의 질을 높이는 것임을 알리는 것이 의사의 역할이다. 병을 상대한다면 질 수도 있지만, 인간을 상대한다면 의사가 이긴다."

애덤스는 2층 교실을 가득 채운 의과생을 향해 "생명의 기적에 무감각하지 않기 위해서는 인체의 놀라운 움직임에 경의를 표해야 한다. 중요한 것은 성적 편중이 목표를 좀 먹는다." 애덤스는 계속해서 말했다.

"나는 진실로 진정으로 의사가 되고 싶었습니다. 나는 모든 것을 잃어버렸지만, 동시에 모든 것을 얻었습니다. 병원의 환자들이나 스텝들과의 시간을 보내고 같이 웃고 울고 생애를 통해 이렇게 살고 싶다는 것에는 신이 증인입니다. 오늘의 결론이 어찌 되든지 나는 내가 할 일을 하겠습니다. 여러분은 무사히 졸업하셔서 세계에서 가장 훌륭한 의사가 되어 주십시오. 나에게서 면허를 뺏고 흰 가운을 벗기기는 할 수 있지만, 나의 의지까지 꺾을 수는 없을 것입니다."

교수진은 침묵했다. 그가 용기를 얻을 수 있었던 것은 소아암 병동의 어린이들 전체가 나란히 서서 모두가 빨간 코를 달고 똑같이 웃는 얼굴로 말없이 지켜보았기 때문이다. 애덤스의 입에서는 "감사합니다." 라는 말과 함께 웃는 얼굴에서 눈물이 흘러내렸다.

얼마 후 대학 측에서 내린 결론은 "당신은 우리 의사를 비판했습니다. 의학계 전통에 반항이 심했습니다. 그러나 생명의 질을 높이려고 하는 노력은 잘못되지 않았습니다. 당신은 기존의 의료법과 이념의 질을 좀 더 높이기 위해 이 일을 하였고 환자를 배려하는 생각으로 하였기에 존경합니다. 그리고 최고의 성적이 나왔기에 졸업을 막을 수 있는 이유는 어디에도 없습니다." 회장을 가득 메운 사람들의 입에선 회심의 미소가 퍼져 나갔다. "얼굴을 찡그리는 언행이 있었지만, 당신이 올리는 횃불이 들판의 불꽃처럼 의학계에 널리 퍼지길 희망합니다." 이때 모든 사람이 일어나 박수를 보냈고 박수는 멈추지 않고 퍼져 나갔다.

졸업식 날 "당신들은 지금부터 의사입니다."라는 총장의 축사가 있었다. 차례차례 이름이 호명되었고 애덤스도 검정 정장에 사각모를 쓰고 학장으로부터 졸업장을 받았다.

이후 12년간 애딤스는 작은 촌의 의사로서 무료로 1만 5천 명이 넘는 환자를 치료했다. 현재는 웨스트버지니아의 '건강한 클리닉'이라는 단체를 만들었고 애덤스와 뜻을 같이하는 의사들 1,000명 이상이 참가를 신청하고 있다.

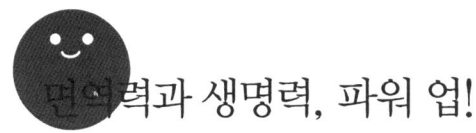 면역력과 생명력, 파워 업!

웃음으로 암과 아토피가 없어진다. 웃음 효과의 대부분을 차지하고 있는 것은 "면역 효과"다. 웃음의 면역력은 생명력이기도 하다. 다시 말해 웃음은 살아가는 힘을 향상하는 것이다.

웃으면 NK세포가 늘어나고 암세포를 공격한다. 병과 싸우는 병사들이다. 더 나아가서 체내에 침입한 바이러스나 병의 원인균 등을 공격해서 격퇴한다.

림프계 세포로 말소 림프 조직에 분포되어 이종 세포를 공격한다. 생체 내에서는 바이러스 감염을 방위하고 항암작용 특히 암의 전이 억제를 하며 항체생산 세포의 분화에도 조절한다.

당신이 웃으면 체내의 NK세포 수는 눈에 보일 정도로 늘어난다. 웃음은 암이나 감염증과 싸우는 전투력을 한 번에 높인다. 웃음은 극적인 효과가 있다.

인체에는 건강한 사람이라도 하루에 3,000개~5,000개의 암세포가 생긴다. NK세포는 암세포를 발견하여 파괴한다. NK세포는 암세포에 붙어서 세포의 막을 뚫고 들어가서 암세포를 퇴치한다.

이렇게 NK세포는 암의 발생을 방지하고 많이 웃으면 그 외의 가지가지 면역세포 군도 활성화된다. 면역력 전체가 올라간다. 앞이 보이지 않는 절망적일 때도 인간의 심신에 재생능력을 절대로 과소평가해서는 안 된다. 언제 어디서라도 웃음을 잃지 말아야 한다.

기원전 중국의 의학서에도 '웃음이 건강에 좋다'는 말이 있다. 고대 그리스에서도 희극을 보는 일을 병의 치유법으로 보고 있었다. 또한, 웃음 연구결과를 발표한 의사의 연구 성과에 주목할 필요가 있다.

많이 웃기 전과 후를 초기 면역능력의 지표로 NK세포 활성을 측정했다. 대상자 27명 중 건강한 사람 23명, 류머티즘 1명, 고혈압 2명, 갑상샘 1명이 문화센터에서 약 1시간 30분간 크게 웃을 수 있는 코미디 프로에 참여했다. 그 결과, 크게 웃으므로 NK세포가 85% 증가했다.

그리고 NK세포가 어떻게 변화했는지 알아보았다. 웃음 체험 전후에 NK세포를 측정했다. 27명 중 18명은 체험 후에 NK세포가 활성화되었고, 9명 중 7명은 체험 전 수치가 표준 치를 넘어섰다. 그리고 원래 표준 치 이하이면서 내려간 사람은 2명뿐이었다.

다음은 공연을 정말 재미있게 관람한 A 그룹과 별로 재미있지 않았다는 B 그룹으로 나누어서 비교해 보았다.

A 그룹 : 웃음체험 후에 NK세포가 증가한 사람은 13명 중 11명(85%)이고 NK세포가 줄어든 2명은 원래부터 NK세포 기준치를 훨씬 넘어섰던 사람들이다.

B 그룹 : NK세포의 변화는 1.6%였다. 통계학적으로 명확하게 증가했다고 볼 수 없었다.

NK세포야말로 인체 면역의 중심적 역할을 하고 있나. 그래서 그 활성은 면역 능력을 표시하는 지표로 삼는다. NK세포는 다른 T세포나 B세포 등의 면역세포와 달리 자연 그대로의 상태에서 암세포 감염 세포를 일찍 인식하여 살상하는 일을 하고 생체를 암이나 여러 질환의 전염으로부터 방위하는 중요한 역할을 한다.

최근 NK세포가 여러 가지 스트레스에 의해 변화를 일으키는 일을 알게 되었다. 여러 방면의 연구보고에 의하면 육체적 스트레스, 정신적 스트레스라도 NK세포는 저하되고 우울증 환자 역시 NK세포가 저하되었다. 그러나 NK세포 증가는 웃음으로만 일어난다는 사실만은 확실하게 밝혀졌다.

의사 이시다(いしだ)는 "우리의 실험에서 웃음의 레벨이 높으면 NK세포 활성이 높아지는 것이 명확하게 증명되었습니다. 이번 검사는 웃음이 암이나 전염병을 예방하는 건강법의 하나로써 적극 생활에 도입할 필요성을 느끼게 합니다."라고 희망적인 말을 했다.

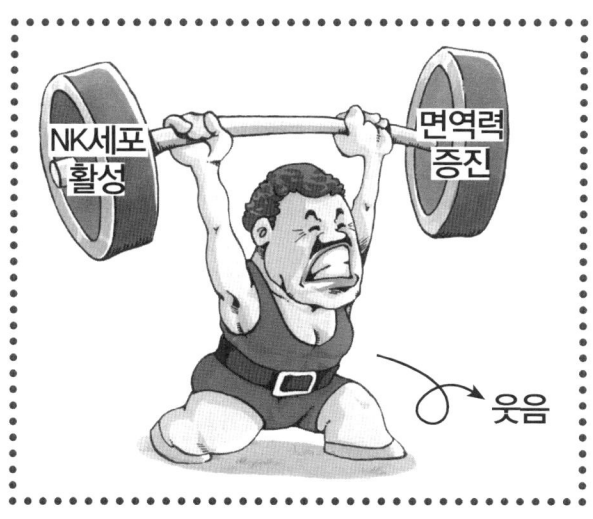

암세포를 공격하는 믿음직한 우리의 병사들

인간은 정신적으로나 육체적으로 스트레스를 받으면 뇌의 시상하부에서 부신피질호르몬이 나와서 뇌하수체를 자극한다. 그 자극으로 부신피질에서 코티솔이 생성되어 방출되는 것이다. 그것은 스테로이드(steroid) 호르몬의 일종으로 단백질과 지방을 분해해서 혈당치를 상승시킨다. 이것이 면역 억제작용의 특징이다.

강한 스트레스를 받을수록 혈중농도는 급속하게 상승하는데, 이를 다른 이름으로 스트레스 호르몬이라 한다. 엄청난 스트레스를 받으면 혈중 농도는 스무 배 이상 폭발적으로 증가한다. 혈중 코티솔 농도를 재면 어느 정도 스트레스를 받고 있는지 일목요연하게 알 수 있었다.

우울증인 사람도 스트레스 호르몬을 많이 안고 있다. 우울증을 스트레스 병이라고 하는 것은 그 증상에서 명확하게 체내의 NK세포 등 면역세포 군은 스트레스 물질 코티솔농도가 늘어나면 움직임이 억제되어 그 수는 급감한다. 그래서 면역력 전체가 갑자기 내려간다. 다시 말해 스트레스는 혈중 코티솔을 상승시키고 NK세포는 감소하며 면역력은 떨어진다.

　웃으면 코티솔 수치가 내려가는 것이 입증되었다. 이 메커니즘은 우선 크게 웃으면 산소가 대량으로 피에 들어오기 때문에 코티솔은 산화, 분해, 배출되어 더욱더 면역세포가 받아들이는 산소량이 늘어 NK세포 등의 움직임이 활발해진다. 이 메커니즘의 해명으로 의료현장에서는 웃음을 의료 서비스에 도입하려는 움직임이 급속하게 진행되고 있다.

　다시 말해 사람이 웃는 것은 이유가 있어서이다. 그것은 횡격막을 크게 위, 아래로 움직여 복식호흡으로 대량의 산소를 들이마셔서 스트레스 물질 코티솔을 분해해서 뇌 내에 B 엔도르핀을 분비시켜 분노나 공격의 호르몬 아드레날린을 중화시켜 말소시킨다. 이렇게 해서 스트레스나 질환으로부터 우리 몸을 지킨다. 웃음은 인간에게 원래부터 주어진 귀중한 방위반응이다.

　인간의 몸은 스트레스를 없애기 위해서 웃을 수 있다. 웃음이야말로 수십억 년 전에 DNA를 창조시켰다. 인류에게 선물한 최고의 방위 시스템이기 때문에 사용하지 않으면 우리 인간에게 얼마나 큰 손해인지 알 수 있을 것이다.

　웃을수록 생명력은 강해지고 웃을수록 암이나 병에 걸리지 않는다.

NK세포의 영양원, 선 옥(善玉) 펩타이드

펩타이드(peptide)란, 두 개 이상의 아미노산이 펩타이드와 결합한 것으로 단백질과는 다른 생물 활성을 갖고 있다. 호르몬이나 미생물이 생산되는 항생물질도 펩타이드와 같은 종류이다. 그 선 옥 펩타이드는 혈액이나 림프구를 타고 전신에 운반된다. 그것은 일종의 정보 전달 물질로써 NK세포 표면에 선 옥 펩타이드가 붙어서 NK세포를 활발하게 움직이게 한다. 암세포의 공격력이 강해지면 역시 선 옥 펩타이드는 NK세포의 활력원이 된다.

웃으면 뇌 내의 선 옥 펩타이드가 NK세포에 결합하여 NK세포를 활성화 시키고 혈액에 산소를 들여보내고 코티솔을 분해해 더욱더 NK세포를 활성화해 암이나 전염병으로부터 저항력을 증대시킨다. 이것은 웃음으로 면역력을 강화시킨다는 원리이다.

또 하나 면역 글로불린(globulin)은 면역력을 재는 척도의 일종으로 알부민(albumin)과 같이 동식물계에 폭넓게 존재하고 있는 단순 단백질 군이다. 그리고 면역 글로불린은 항체와 그것에 구조적으로 관련된 단백질의 총칭이다.

면역력을 재는 척도의 하나가 면역글로불린A이다. 특히 감기예방에는 없어서는 안 될 것으로 이것 역시 웃음이나 마음의 움직임에 따라서 분비량의 차이가 있음을 알았다. 웨스턴 뉴잉글랜드(Weston New England) 대학의 티론 박사팀의 실험에서 열 명의 학생에게 웃기는 영화와 웃기지 않는 영화를 30분씩 보여주고 그 전후에 혈액 중의 면역 글로불린의 양을 측정했다. 그 결과 유머영화를 관람한 후의 면역 글로불린A의 양은 눈에 띄게 증가하였고 웃기지 않는 영화는 변화가 없었다. 그리고 보통 때에 유머가 있는 생활을 하는 학생은 면역글로불린A의 수치가 높았다. 웃으면서 생활하면 감기도 걸리지 않는다는 것도 이 때문이다.

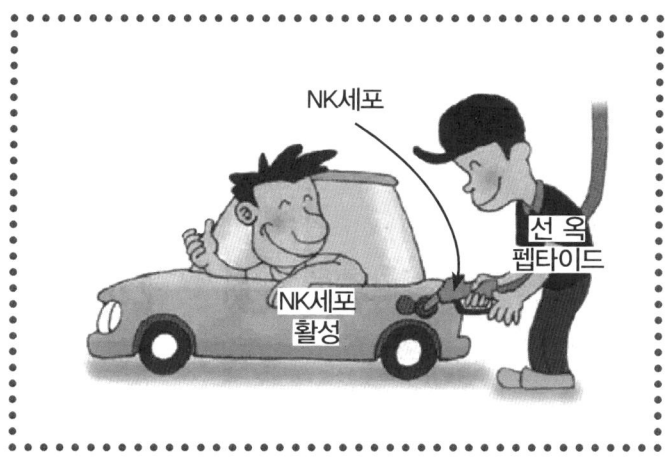

아토피가 있는 사람은 웃지 않는다

"당신은 최근 얼마나 웃었습니까?"

'아토피를 앓고 있는 사람은 잘 웃지 않는다' 이 말을 이해할 수 없는 사람도 있겠지만, 이것은 아토피 전문지의 특집 기사 내용이다. 언제나 명랑하게 잘 웃는 사람에게는 암도 아토피도 접근하지 못한다. 그 잡지에는 "웃음이나 음악 등 마음을 편안하게 할 수 있는 일이 아토피 극복에 대단히 중요한 일이다."라고 말한다.

아토피성 피부염도 웃음으로 개선되었다는 임상 보고가 있다. 더불어 웃음은 백약의 으뜸이다. 아토피는 알레르기반응이 강하게 나오기 때문이다.

알레르기는 면역 반응 기본의 항원항체 반응이 과격하게 진행될 때에 발생한다. 다시 말해 체내 면역 시스템이 제대로 작용하지 않기 때문이다. 그러면 같은 면역 시스템의 일종으로 항원항체 반응은 웃음으로 개선될 수 있는 것일까?

알레르기가 있는 사람에게 채플린과 미스터 빈의 희극 영화를 보여주고 변화를 관찰하는 실험을 하였다. 그것은 팔 안쪽에 침으로 여러 가지 알레르기 원인을 도포시키고 그 결과를 측정하는 실험이었다. 물질에 알레르기 반응이 있으면 두드러기가 생긴다.

우선은 26명의 알레르기 환자에게 희극 영화를 보여주었다. 누구라도 크게 웃을 수 있는 내용이었다. 실험이었지만, 웃음의 결과는 놀라웠다. 크게 웃고 난 뒤 전원의 두드러기가 줄어들었다는 것을 일목요연하게 볼 수 있었다.

웃었을 뿐인데 아토피성 피부염이 좋아졌다는 것은 부작용이 무서운 약보다 얼마나 뛰어난지 알 수 있는 실험이었다. 영국의 희극배우 미스터 빈이 아홉 살의 어린이가 되어 하는 연기는 폭소를 자아내게 했다. 한 번 웃기 시작하면 멈출 수 없는 그의 연기를 보고 난 뒤 그들의 피부상태를 측정해 보니까 전원이 같은 결과로 알레르기의 상태가 좋아졌음이 입증되었다. 그것도 웃음의 횟수가 많았던 사람은 좀 더 많이 개선된 것을 알 수 있었다.

그렇다면 그 원리는? 그 기적의 메커니즘은 알레르기 반응의 정도를 항체의 수치로 조사할 수 있다. 항체는 몸 안에 침입한 알레르기를 발견하면 몸을 던져 공격해서 하나가 되어 배출된다. 그때 항체가 필요 이상으로 증식되어서 공격하는 것이 알레르기 반응이다. 그래서 항체가 높으면 높을수록 알레르기 반응은 심해진다. 그리고 항체 수치가 낮아지면 알레르기는 개선된다.

수치는 혈액검사로 알 수 있다. 항체의 수치를 늘리거나 줄이는 작용을 하는 존재가 있다. 그것이 도우미 T세포다. 인간의 면역 반응의 지도관 같은 것으로 두 종류가 있다. 보통 두 지도관은 서로 억제하며 균형을 유지하지만, 균형이 깨지면 갑자기 알레르기가 되기 쉬운 체질이 되고 만다.

이렇게 T세포의 균형에 크게 영향을 주는 것이 바로 웃음이다. 웃음의 효과는 무엇보다 즉효성을 갖고 있다는 것이다.

웃음으로 아토피를 개선했다는 임상 보고를 보면 다음과 같다. 대상은 아토피성 피부염 환자 237명을 12주간 추적 조사를 했다. 237명 중의 197명이 개선되었고 그중에 웃은 사람이 177명으로 90%가 웃었다는 결론이다.

좋아지지 않은 사람들 40명 중에 웃었던 사람은 겨우 4명이었다. 크게 많이 웃으면 고통스러운 아토피가 좋아지기 때문에 다시 크게 웃는다. 그래서 아토피는 더욱 좋아지고 이것이 웃음의 기적이다.

알레르기반응을 억제하는 약으로 심한 부작용이 문제가 되고 있는 스테로이드는 일절 사용하지 않아도 웃음만으로 충분히 완치될 수 있다.

획기적으로 웃음과 아토피 치료의 관련성을 증명한 의사의 연구 성과는 영문논문으로 〈JAMA〉라고 하는 미국 의학지에도 발표되었다. 미국 의학계에 충격을 안겨 준 것은 틀림없다.

이것을 논문으로 발표한 의사는 미국 UCLA대학의 알레르기학과 유머 학을 전공한 사람으로 UCLA라고 하면 웃음의 전도사 노먼 커즌스가 정신면역학 교수로 있던 때이기도 하였으므로 그는 노먼 커즌스의 유머 의학 영향을 받았을 것이다. 그는 일본 의사로서 지금도 일본에서 아기부터 고령자까지 아토피성 피부염을 스테로이드 호르몬제를 일절 사용하지 않고 치료하고 있다.

그는 일본 웃음학회의 회원으로 그 기관지에 웃음학 연구에 웃음의 실험을 연재하고 있다. 거기에는 "아토피성 피부염이 있는 여러분은 하루하루 웃음없는 생활을 합니다. 아토피가 있는 유아를 수유할 때 엄마가 웃으면 그 웃음이 유아의 알레르기 반응을 감소시키는 것도 발견했습니다. 그래서 엄마들은 아기에게 수유할 때는 반드시 즐겁고 행복한 마음으로 웃어야 합니다."라는 내용이 있다.

예부터 전해오는 말 중에 '웃는 얼굴로 아기에게 젖을 주면 잘 자란다'고 했다. 연구에서는 아토피성 피부염 환자에게는 특히 지방간이 많음을 알았다. 간에 축적되는 지방은 과식이 원인이고 지방간으로 아토피성 피부염인 사람은 식욕 억제 호르몬인 렙틴(leptin)이 높은 수치를 나타냈다. 그것은 과식을 억제하는 것이다. 렙틴은 분말 우유에는 거의 포함되어 있지 않지만, 모유에는 풍부하게 포함되어 있다. 그러나 아토피 엄마의 모유에는 거의 포함되어 있지 않다.

엄마의 모유라고 해도 분말 우유와 같아지는 결과이다. 그런데 실험으로 아토피의 엄마도 웃으면서 수유를 하면 수유 중에 렙틴의 양이 확실하게 증가한다고 한다. 예부터 전해지는 말을 처음으로 과학에서 증명한 것이다.

천식 꽃가루 알레르기 개선도의
놀라운 효과

　의사가 자랑하고 긍지로 생각하는 연구의 성과로써 의사마다 '기관지 천식', '꽃가루 알레르기' 등 눈으로 오는 알레르기성 결막염과 웃음의 관련성을 연구했다.

　이들은 기관지 천식 환자에게 코미디를 보여주고 웃게 하였다. 그 결과 기관지를 자극해서 수축시키는 물질에 저항성이 증가하는 것이 판명됐다 다시 말해서 웃음이 기관지의 저항력을 강하게 해서 천식의 발작이 일어나지 않게 한다는 사실이 입증된 것이다. 알레르기성 결막염은 눈물 안의 알레르기 반응을 일으키는 항원 단백질이 유출된다. 단백질 수치가 높을수록 알레르기 결막염은 중증이 된다. 봄날 꽃가루 알레르기로 눈이 따끔거리고 눈물이 나오는 것은 꽃가루가 항원(抗原)이 되어 결막으로 알레르기 반응을 일으키고 있기 때문이다. 당연히 단백질의 수치는 높다.

꽃가루 알레르기 환자에게 희극을 보여주고 수치를 측정하였더니 분명하게 수치는 내려갔다. 웃음은 천식이나 알레르기 어느 쪽에나 효과가 있음이 입증됐다. 본격적으로 아토피 치료 현장에 희극치료법을 도입시키려는 움직임이 있다. 개그라도 희극 영화라도 상관없다. 웃음보다 더 극적 효과가 있는 약은 세상에 없다. 또 치료법도 달리 없다.

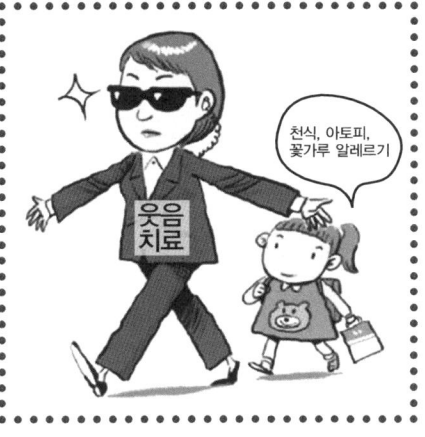

웃음 치유법은 부작용이 제로다. 그러므로 의사들은 좀 더 웃음 넘치는 병원을 목표로 해야 한다. 아토피성 피부염은 여러 가지 스트레스를 극복하고 예방하는 것이 중요하다. 웃음 이외에는 애정도 매우 중요한 알레르기 반응을 억제할 수 있는 물질이다. 키마타(木俣)에 사는 친구들과 수다나 식사 후에 좋아하는 TV를 보거나 희극 영화를 보면서 웃음을 찾는 일이 알레르기 반응을 약하게 하는 것이기에 지금부터라도 즐거운 일을 찾아보라고 충고했다.

예를 들어 그 효과가 수 시간밖에 가지 않는다 해도 그것을 되풀이하다 보면 즐거움의 효과는 길어진다. 아토피 개선의 한 걸음으로 즐거운 삶을 살아야 한다. 아토피 반응을 암세포와 대입시켜보면 지금까지의 조언으로 멋진 암 치료에도 실행할 만한 가치가 있음을 알 수 있다.

건강한 사람에게도 생기는 암세포

당신도 나도 우리 모두 암 환자라고 주장하고 있는 의사 이즈미는 1937년생으로 병원 원장으로 있던 1980년부터 암 치료 심신 의학석 치료법을 노입했다.

웃음과 면역학 분야도 같이 연구했다. 이즈미에 의하면 건강한 사람에게도 매일 약 3,000개~5,000개씩 암세포가 생겨나고 있다는 사실에 모두 놀라지 않을 수 없었다. 일반인보다 더욱 놀란 사람은 의사인지도 모른다. 암 전문의는 가슴 떨리는 생각일 것이다. 왜냐하면, 이러한 사실은 그들의 존재감을 뿌리부터 뒤집는 일이 될 수밖에 없기 때문이다.

다시 말해 일본의 연간 의료비 31조 엔이라고 하는 거대한 의료 이권의 2분의 1을 차지하는 암 산업의 거대한 산업이 소리를 내면서 무너지지 않으면 안 되기 때문이다. 일본은 암을 치료하기 위해서 15조 엔이 쓰이고 있다. 이쯤 되면 암을 하나의 산업으로 보는 것이 무리는 아닐 것이다. 그것은 제약회사 개발비나 병원이나 의사로부터 정부에 요구하는 예산이다. 비즈니스의 네트워크라고 할 수 있다. 알기 쉽게 말하면 암 마피아다. 마피아란 거대한 이익을 얻기 위해서는 사람을 죽여도 법망을 교묘히 빠져나가는 무리를 말한다.

일본에서는 매년 31만 명이 죽어가며 그 중 80%인 25만 명이 항암제, 방사선 치료, 수술 등으로 죽고 있다. 암은 어차피 죽을 수밖에 없는 병이라는 생각이 앞섰기 때문이다. 이런 제약회사나 의료기관이 마피아가 아니고 무엇이겠는가? 일본에서 이름이 알려진 신문기자 출신인 작가는 암 전문의를 '살인자, 학살자'라고 표현했지만, 전국 수많은 의사 중에 한 사람도 잘못되었음을 항의하거나 지적하는 사람은 아직도 없다.

이 작가의 책은 마피아의 일면을 만드는데 일조한 매스컴도 침묵으로 일관했다고 말한다. 그런데 〈선데이 마이니치〉에서 아주 작게 소개되었다. 그리고 일본 전국의 병원이나 의료기관에 영향력이 있는 〈건강정보신문〉이 '항암제로 죽이다'는 글을 연재하기 시작했다. '항암제의 유효성을 묻다 : 반 항암제 유전자의 움직임으로 아무 효능 없음'이라고 기사를 실었다. 이 신문은 각 병원 의사에게 설문조사를 돌렸다. 겨우 열 건의 회답이 있었고 후나세(舟瀨) 작가의 발언에 찬동한다는 아홉 명의 의사와 반대하는 의사 한 명이 있었다.

그리고 이 신문에는 동경대 의과대학 출신 의사의 증언을 다음과 같이 연재했다. "환자에게는 항암제를 사용해도 자신에게는 사용하지 않으며 대처의학 치료로 완치된 동료 의사의 이름을 몇 명인가 밝혔다."라고 했다. 이것이 암 마피아들의 추악한 정체라고 할 수 있다. 자신은 수백 명, 수천 명에게 항암제를 투여하고 있으면서 자신이 암에 걸리면 항암제 투여를 절대적으로 거부한다는 것은 어떻게 이해해야 할지 모르겠다. 항암제는 맹독으로 맹렬한 발암물질이므로 투여하면 죽을 수밖에 없음을 누구보다 의사 자신이 잘 알고 있기 때문이다.

〈건강정보신문〉에는 정직한 의사의 의견도 실렸다. "백혈병이나 림프구종양 등을 제외하고는 항암제로 나을 수 있는 암은 없다. 치료 현장에서 별다른 방법이 없기에 항암제를 사용하고 항암제에 의해서 여명을 짧게 단축하는 것이다." 〈건강정보신문〉에는 분노 섞인 소리가 올라오고 있었다.

문제는 항암제의 효능은 10% 이하이면서 큰 부작용을 동반한다는 것이다. 대처의학은 부작용이 없음에도 현대의학으로부터 무시당하고 있다. 적어도 의사만을 의지하지 말고 자신의 병은 자신이 고친다는 마음가짐이 무엇보다 필요하다. 항암제 치료로 매년 25만 명이 죽어가면서도 보험접수에 의한 치료밖에 받을 수 없다는 이유로 이것을 묵인해도 좋을까?

국회의원 야마다(やまだ)는 친구가 의사로 근무하는 대학병원에서 암 환자의 80%는 암 치료로 죽어가고 있음을 알고 이와 관련된 내용을 논문으로 고발하였다. 하지만 학장은 눈앞에서 논문을 찢어버렸다고 한다.

암이 죽는 병이 아니면 곤란해지는 암의 이권임을 일본 암학회나 동경대학 의학부는 이 진실을 인정하지 않으면 안 됨을 알게 되었다. 왜냐하면, 매일 누구라도 체내에서 암세포가 수천 개씩 생겨나고 있음을 인정하면 그들의 암 이론은 깨지기 때문이다. 연간 의료비 2분의 1을 차지하는 의사에게 암은 죽는 병이 아니면 곤란하다는 생각을 심어주지 않으면 안 되는 처지라고 볼 수 있다.

어떤 환자에게나 "이미 늦었습니다."라고 말하면, 어떻게 죽든지 '늦었기에 어쩔 수 없었던 거야'라는 생각을 한다. 하지만 어쩌다 나으면 '의사는 손 쓰기 늦은 환자도 고친 정말 유능한 의사'라는 평판이 생긴다. 이처럼 어느 쪽이어도 괜찮다는 암 전문의가 일본 전국에 널려있는 것은 아닐까?

"암은 자연 치유력으로 나을 수 있다."라는 말을 의사 측면에서 보면 의사들은 모두 굶어 죽고 말 것으로 생각할 것이다. 어떤 암이든 처음에는 보이지 않는 작은 세포이다. 그것이 1회 분열하면 2개가 되고 2회 분열하면 4개가 되고 대개 40회 분열로 1억 개가 되고 50회 분열하면 인간의 몸보다 더욱더 커지고 만다.

정상세포는 분열을 수십 번 반복하거나 DNA에 이상이 축적되면 그 이상의 분열 능력을 잃어버리거나 자살(세포가 스스로 죽어버림)하고 마는 형태이다. 그것은 불필요한 분열이나 증식을 막기 위한 것이다. 그러나 DNA에 이상이 있는 암세포는 분열을 멈추지 않고 자살도 할 수 없다.

영양만 공급되면 언제까지라도 증식과 분열을 계속해서 죽음에 이르게 된다. 자신이 암에 걸려 암을 극복한 NHK 아나운서 가와마다(かわまた(川又))는 NPO 법인 '암 환자 연구소'에 소속되어있다. 그는 현대의학에는 아직도 위르효(위르효: 1821~1902 독일이 병리학자. 세포 병리학을 확립)의 악령이 남아 있다고 한다. 인간의 체내에서는 건강한 사람도 수천 개의 암세포가 생기고 있는데 위르효의 이론대로라면 인류는 100만 년 전에 없어졌어야 한다.

매일 생기는 암세포가 무한증식하지 않고 지금까지 인류가 살아온 것은 암세포의 증식을 억제하는 면역세포가 있기 때문이다. 위르효는 면역세포의 존재를 몰랐다는 것이 당연한 일인지도 모른다.

그러나 NK세포의 존재나 작용은 별로 중요시하지 않는 근본적으로 틀린 위르효 학설을 지금도 대학의 의학부 교재로 쓰고 있다는 것은 범죄적이며 광기에 가깝다고 볼 수 있다.

힘내라 NK세포여
암세포를 공격 분해 소멸시킨다

"암세포는 영원히 분열 증식된다."라는 위르효의 가짜 이론이 역사의 구석으로 사라지는 날이 머지않았다고 본다. 그것은 암 전문의보다 환자나 일반 시민이 훨씬 잘 알고 있기 때문이다. 바둑을 두는 사람보다 옆에서 보는 사람들이 훨씬 잘 본다는 말이 있듯이 의료현장도 마찬가지다.

니가타(新潟) 대학교의 아보 토오루(安保徹) 교수의 인기도서 『면역혁명』에서는 암세포를 깨부수는 것이 자신의 면역세포 NK세포라는 진실을 적고 있다. '의사보다 환자가 자세하게 알고 있다. 역설적인 시대이다'

NK세포를 발견한 사람은 일본인이다. 30여 년 전 동북 대학의 면역학자 센도우(千頭) 박사에 의해서 발견되었다. NK세포가 암 예방과 치료의 중심에서 역할을 다하고 있다. 이 진실을 부정하는 학자나 의사는 세계 어디에도 없다.

센도우 박사의 발견은 노벨 의학상을 받고도 남을 위대한 것이었다. 그러나 박사의 노벨상 소식은 아직도 없다(모든 사람의 동경 대상인

2장 • 웃음의 면역학

노벨 상은 거대한 정치적 배경으로 지배되고 있다).

NK세포는 한마디로 말하면 암세포를 쳐부수는 병사들이다. 그 공격력은 주인인 인간의 기분이나 감정으로 크게 변화하는 것을 확실하게 알았다.

주인이 우울하면 병사도 우울해지고 주인이 의욕을 가지면 병사도 의욕을 갖고 자기의 일을 힘차게 한다. 최대의 방법은 웃음으로 발휘되었다.

암세포를 발견하면 그것에 붙어서 죽이는 움직임을 NK세포 활성이라 부른다. NK세포 안에는 독소를 갖고 있어서 암세포에 붙어서 그 안에 독소를 집어넣어서 암세포를 괴사시킨다. 이 분해물은 소변으로 배출되어 버린다. NK세포의 활약으로 암세포는 노폐물이 된다.

이러한 상황을 보더라도 NK세포의 활약이야말로 자기보다 더 큰 암세포에 붙어서 세포막을 찢어버리는 모습은 정말 장관이다. 그리고 그 안으로 들어가면 암세포의 색깔은 빨갛게 변하고 크기도 작게 줄어들며 그냥 노폐물로 변해 우리 몸을 빠져나갈 수밖에 없다.

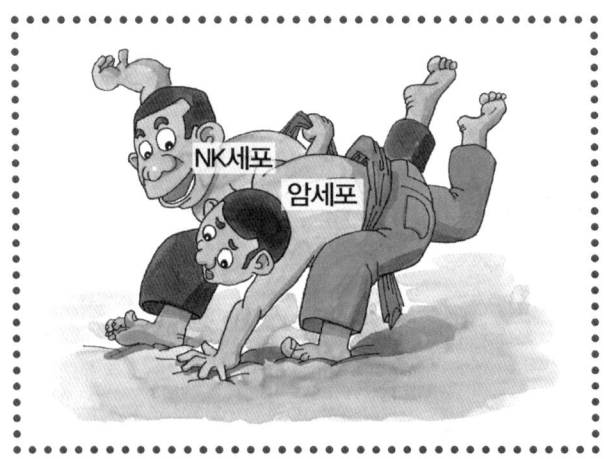

3시간 웃으면 NK세포가 여섯 배나 증가 된다는 사실을 밝히는 웃음 실험은 의사 이즈미가 세계에서 처음으로 했다. 암 환자의 NK세포 활성이 웃음으로 급증하는 것을 명확하게 실험으로 해명한 것은 국제적으로도 높이 평가될 일이다.

실험결과는 암 환자 19명 중 13명이 NK세포 활성이 웃은 뒤에 늘었고 대상자 중에 A는 수치가 17에서 66으로 4배 정도 올랐고 B는 5에서 30으로 6배나 올랐다. 웃음의 면역력이 올라가는 즉효성이 놀라울 뿐이었다.

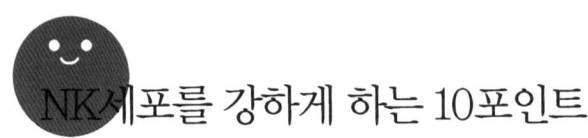 NK세포를 강하게 하는 10포인트

NK세포를 강하게 하려면 누구라도 일상생활 중에 간단하게 할 수 있는 일이 있다. 그것은 암 치료 중인 사람에게는 생명 재생의 길이라 할 수 있다. 현재 건강한 사람일지라도 예방과 더욱 건강한 삶을 위해 간단히 실천할 수 있는 최고 삶의 방식을 소개한다.

1) 매일 8시간의 수면을 취할 것.
2) 심신 양면의 스트레스나 과로를 피할 것.
3) 걱정, 근심, 불안, 슬픔은 될 수 있는 한 짧게 벗어날 것.
4) 우울한 감정이 길게 계속될 때는 전문의에게 상담을 받고 회복을 꾀할 것.
5) 적절한 운동을 매일 실행할 것. (적어도 주 3회 이상)
6) 좋아하는 일에 열중할 것.
7) NK세포가 암세포를 잡아먹는 이미지 트레이닝을 할 것.
8) 언제나 웃는 얼굴이 되도록 신경 쓸 것. (재미있는 일이 없더라도)
9) 즐겁게 웃을 것. (재미있는 일을 찾아서)
10) 플러스 사고를 할 것. (좋은 방향으로 생각할 것)

이즈미 선생은 '삶의 보람 치료법 다섯 가지의 지침'을 주장한다. 그것은 병이나 스트레스, 불안 등에 잘 대처하고 면역력에 좋은 영향력을 주기 위한 심리적 요점이다.

1) 자신이 주치의가 되어 병이나 곤란을 극복하는데 적극 노력한다.
2) 오늘 하루의 생활목표를 열심히 실천한다.
3) 다른 사람을 위한 일을 찾을 것.
4) 불안이나 죽음의 공포는 그대로 놔두고 지금 할 수 있는 일을 할 것.
5) 죽음을 자연현상으로 보고 지금 가능한 일을 준비해 둘 것.

이렇게 보면 진실의 의학이란 진실의 철학임을 깊게 통감한다. 웃음의 효용을 설명하고 웃는 얼굴로 환자에게 말을 걸어주는 이즈미 선생이야말로 진정한 철학을 가진 의사라 확신한다.

정신면역학은 마음과 몸을 연결하는 새로운 학문이다

"세포도 풍부한 감정이 있다. 불가사의한 일로 우리 체내의 은하 우주를 악당으로부터 지키는 NK세포를 시작으로 모든 세포가 감정이 있다. 다시 말해 우리가 우울한 생활을 하거나 슬픔으로 지쳐있을 때 세포 작용이 저하된다."

이 말은 일본의 웃음 치료법의 일인자 이즈미 선생의 깊이 있는 말이다. 인간의 뇌는 복잡한 면역시스템을 정상으로 활발하게 움직이게 해서 공항의 관제탑과 같은 역할을 한다.

항암제의 최대 공격목표는 환자의 조혈기능인 적혈구가 전멸되어 악성빈혈을 주고 혈소판이 파괴되어 내장출혈로 장기부전이 생겨 사망까지 이르게 하는 것이다.

림프구도 소멸한다. NK세포도 림프구의 일종이므로 항암제투여로 암을 공격하는 NK세포 부대는 전멸상태가 된다. 이런 것을 가장 좋아하는 것은 물론, 암세포임이 틀림없다.

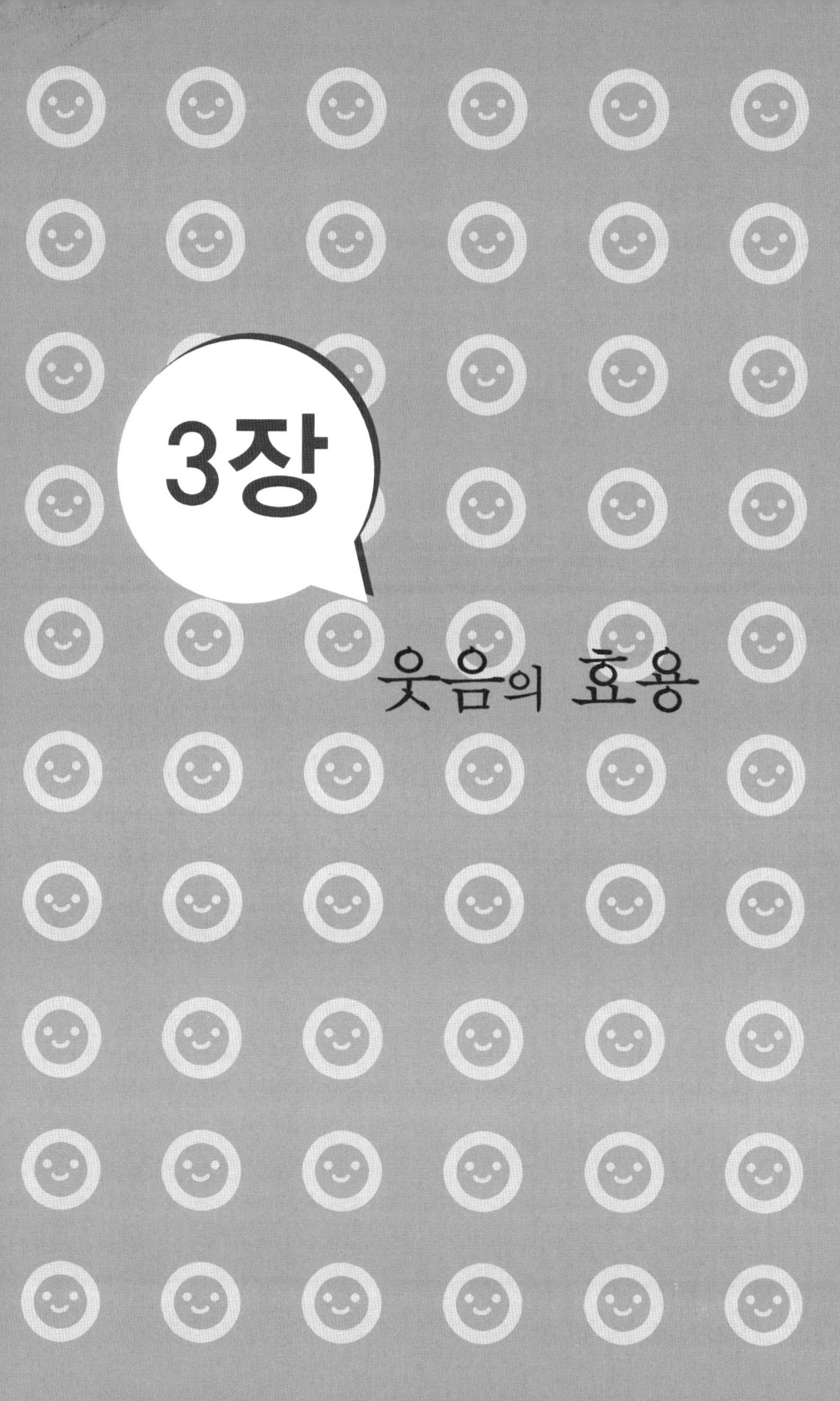

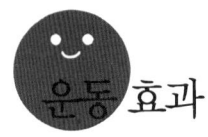 운동 효과

 첫 번째로 꼽을 수 있는 운동 효과로는 복근 훈련과 혈행 촉진으로 노화방지까지 이루 손꼽을 수 없을 만큼 많다.
 운동부족은 만병의 근원이라 한다. 그래서 걷기나 스포츠클럽에 다니는 사람이 많다. 그러나 언제나 웃는 것만으로도 그만한 운동 효과가 있다는 사실을 사람들은 별로 믿지 않는다. 그럼에도 이것은 확실한 실험을 통해 발표된 보고서와 논문의 명확한 자료가 있다.
 웃으면 횡격막이 상하로 움직여 자신도 모르는 사이에 복식호흡을 하게 되고 횡격막이 활발하게 움직인다. 그러면 전신에 혈액순환이 잘 되어 혈행이 개선된다. 많이 웃고 나면 온몸이 따뜻해지며 혈행이 빨라지는 것이 웃음 제1의 효과다.
 혈행 촉진은 노화를 방지하고 혈당치를 내려 몸이 차가운 냉증이 개선되는 등의 효과가 있다. 웃는 것만으로도 이처럼 감사한 일이 일어나므로 웃지 않는다는 것은 인생의 커다란 손해이다.
 일본의 후지 TV에서 〈백과사전 웃음의 파워〉라는 프로그램을 방영한 적이 있었다. 그때까지 일본에서도 웃음의 생리적이며 근본적인

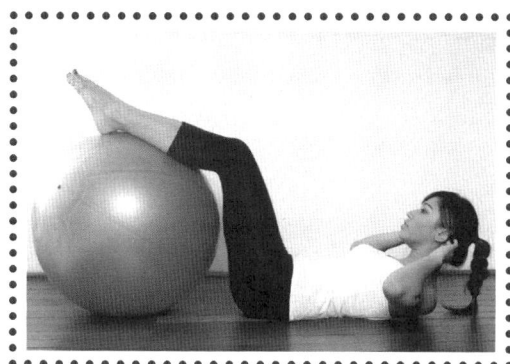

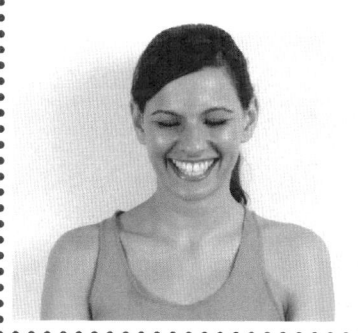

본질을 해명하려는 움직임이 없을 때였기에 흔치 않은 시도였다.

프로그램에는 허리둘레 치수가 신경 쓰이는 사람은 그냥 웃는 것만으로도 복근운동과 같은 효과를 얻을 수 있다고 나온다. 근육을 자세히 조사하여 보니 복직근 외복사근 등이 웃고 있는 동안 크게 움직여 강한 복근운동을 하고 있음을 알게 되었다. 실험의 결과 30분 웃으면 복근운동량은 윗몸 일으키기 12번이나 한 것과 같음이 밝혀졌다.

왜 인간은 소리를 내서 웃는 것일까? 그리고 많이 웃고 나면 머릿속이 환해진다. 그리고 정신이 맑아진다는 느낌을 받을 것이며 몸의 변화를 여러 가지로 느끼게 될 것이다.

사람에 따라서 어떤 의미가 있는 것일까? 후지 TV에서 재미있는 실험을 했다. 초대면의 젊은 여성 3인에게 심장박동을 재는 기구를 부착시키고 나서 대화를 하게 했다. 웃었을 때 박동수의 변화를 분마다 조사하여 보았다.

레스토랑에서의 대화는 처음엔 어색함 때문인지 A는 98이고 B는 99이고 C는 91이라고 하는 높은 수치를 보였지만, 점점 분위기가 좋아지고 농담도 오가며 웃음이 터져 나왔을 때는 굉장한 변화가 있었다. 3명 모두 90 이상으로 높았던 수치가 A는 70이고 B는 67이며 C도 67로 급속히 내려갔다. 그 후에도 높았던 박동 수는 내려가는 현상을 보였다. 눈 녹듯 긴장감에서 해방되면서 박동 수가 정상치로 내려가는 것을 알았다.

불안, 긴장, 분노, 걱정 등의 스트레스 상태에서는 박동 수가 100 전후로 높아지지만, 급격히 내려간 것은 웃음만이 가질 수 있는 엄청난 즉효성이라고 할 수 있다.

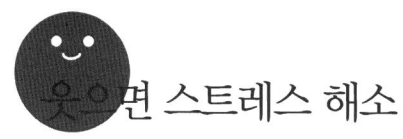 웃으면 스트레스 해소

극심한 불안 후에 개그나 희극 영화를 보여주고 스트레스가 얼마나 해소되는지를 실험했다. 실험내용은 다음과 같다.

열 명의 남녀를 아주 좁은 공간에 무리해서 밀어 넣고 밀착시켰다. 출퇴근 시간의 만원 전차와 같은 상황을 만든 것이다. 보지도 알지도 못하는 사람을 이렇게 밀착시켜 놓았고 몸도 움직일 수 없게 만들었으므로 이 상태가 불쾌해서 견딜 수 없는 상태이면서 거기에다 시끄러운 소음을 계속 들려주면서 20분간 실험을 계속했다.

실험이 끝나고 나온 피실험자의 얼굴은 극도로 피로에 지친 상태였다. 그리고 그 직후에 스트레스 물질 코티솔의 분비량을 측정해보았다.

그리고 열 명을 다섯 명씩 A와 B 두 그룹으로 나누었다. A그룹은 의자에 앉아서 그냥 쉬게 했다. B그룹은 별도의 장소에서 개그를 보게 하고 마음껏 웃게 하였다. 그리고 A와 B의 혈액검사로 스트레스 물질과 코티솔의 변화를 비교해 보았다. 결과는 웃지 않고 그냥 쉰 팀 감소율이 평균 12%였는데 마음껏 웃은 팀은 30% 이상 줄었다. 다시 말해 웃음으로 긴장이 해소되어 안정감을 가질 수 있음이 입증된 것이다.

왜 웃는 것만으로 스트레스가 해소되는 것일까? 산소 흡수량이 증가하기 때문이다. 입을 크게 벌리고 큰 소리를 내면서 숨을 뱉으며 배에 힘을 주고 웃는 동작에 비밀이 있다.

희극 영화를 보면서 배에서부터 소리를 뱉어내며 웃는 사람을 관찰하니 웃고 있는 동안 횡격막이 활발하게 위, 아래로 움직였다. 다시 말하면 커다란 복식호흡을 하고 있었던 것이다.

웃을 때와 웃음이 끝났을 때에 숨을 크게 들이마시고 내쉬면서 폐가 활발하게 움직이는 것을 엑스레이 영상으로 볼 수 있었다. 웃을 때의 호흡이나 산소량을 측정하여 보았더니 5초간 큰 소리로 웃으면 산소 흡수량은 보통 호흡의 3~4배가 되는 것을 명확하게 측정할 수 있었다.

웃음은 심호흡보다 대량으로 숨을 내뱉고 산소를 대량으로 들이마셔서 스트레스 해소에 깊게 관계하고 있었다. 스트레스로 뇌는 흥분 상태가 되어 산소를 대량으로 소비하게 되므로 뇌세포는 산소 결핍이 되어 기능이 저하되지만, 웃으면 대량의 산소가 들어와 약해진 뇌세포의 기능을 활성화 시킨다.

기분이 좋아지면 스트레스 물질인 코티솔이 감소하여 스트레스가 해소되는 것이다. 개그나 코미디 영화를 보기 전과 후의 뇌 혈류량의 변화를 측정하여 보았다. 웃을수록 뇌 속의 피흐름이 활발해져서 뇌 내의 혈류량이 증가하여 여러 가지 의학적 효과가 나타난다. 우선 뇌의 혈류량이 증가하면 신진대사가 좋아져서 뇌 활동이 활발해진다. 그렇게 되면 당연히 정보 능력이 좋아지고 머리가 좋아지고 뇌도 젊어진다.

치매의 최고 예방법은, 웃음이다. 언제나 명랑하고 밝은 사람은 머리 회전이 좋아진다. 웃을 때의 뇌 혈류량의 증가는 의학실험에서 명확하게 입증되었다. 잘 웃으면 표정 근육이 움직이고 그 안에 있는 대정맥이 늘어났다. 줄어들었다 하기 위해 뇌에서 심장으로 돌아간다. 또 혈액량이 증가하여 그것에 의해 신선한 혈액이 뇌에 보내진다. 그리고 웃을 때의 복식호흡은 혈행을 촉진하고 그 결과 뇌에 영양공급이 원활해져 뇌세포가 활성화되고 뇌의 움직임이 활발해진다.

웃는 것만으로 기억력이 향상되고 머리가 좋아지고 학교 성적이 오른다는 실험도 있다. 실험에 참가한 두 가족 구성원 여섯 명이 합숙 중에 일곱 자리 숫자를 삼 초간 보여주고 기억력 테스트를 했다. 그리고 십 분간 코미디를 보여주어 실컷 웃게 했다. 그 후에 기억력 테스트를 했더니 정답률이 65%에서 87%로 늘어났다. 십 분간 웃었을 뿐인데, 기억력이 2할이나 상승한 것이다.

참가한 사람들은 "집중이 잘 되는 것 같다."라고 감상을 말했다. 웃음으로 뇌 혈류가 증가하여 기억력의 상승이 구체적인 수치로 입증된 것이다.

이러한 사실을 전국 학교의 선생이 주목했으면 한다. 선생은 무덤덤한 얼굴로 교단에 서고 학생은 무덤덤한 얼굴로 수업을 받는다. 이건 학생의 기억력이나 이해력을 일부러 죽이고 있는 것과 같다.

밝은 유머와 같이 웃음과 함께 하는 수업이 훨씬 효과가 높다는 사실을 학교에서도, 가정에서도 잊지 말아야 한다.

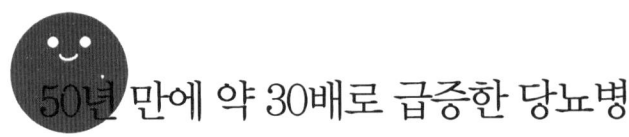50년 만에 약 30배로 급증한 당뇨병

치쿠바 대학의 실험으로 웃으면 식후 혈당치 상승이 억제되는 것이 확인되었다. 웃음은 기억력만이 아닌 당뇨병에도 효과가 있음을 알 수 있는 실험이었다. 일본인의 당뇨병은 오십 년 사이에 삼십 배로 늘어났다는 놀라운 수치를 보여주는 것이다.

최고의 이유는 너무 많이 먹어서 생기는 병으로 가장 무서운 것은 합병증이다. 심부전에 의한 인공투석, 실명, 치매 등으로 스트레스도 당뇨병의 발병 요인으로 불안해하는 것만으로 혈당치가 상승한다.

웃음은 이 모든 것을 억제한다. 의사로부터 받은 부작용뿐인 혈당 억제제에 의지하지 말고 유머나 희극 영화로 밝고 명랑하게 혈당치를 날려버리자.

웃으면 혈액 속의 중성 지방도 줄어든다. 혈액 속의 중성 지방이 많으면 고지혈증, 비만, 통풍, 동맥경화, 심근경색, 뇌경색 등의 위험에 노출되기 쉽다.

이 위험인자의 중성 지방이 웃음만으로 감소하고 있다. 이거야말로 놀라운 의료 효과라 할 수 있다. 고비만, 고혈압, 고혈당, 고지 혈의 4대 증상을 '죽음의 4중주'라고 한다. 이 4중주에 맞는 사람의 사망 위험은 그렇지 않은 사람보다 서른다섯 배에 달하지만, 많이 웃는다면 충분히 예방할 수 있다.

일상생활에서 잘 웃으면 혈액은 깨끗해지고 뇌는 활성화되어 생활 습관병이나 뇌 질환을 예방할 수 있다. 또한, 웃음은 혼자 웃는 것보다 여럿이 모여서 웃는 것이 효과가 높다. 평상시에도 항상 입꼬리를 올리고 언제나 웃는다면 인상이 바뀌고 인상이 바뀌면 인생이 바뀔 것이다.

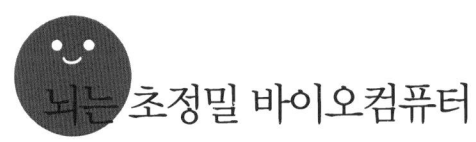초정밀 바이오컴퓨터

뇌의 활동은 뇌파를 관찰하는 것으로 알 수 있다. 군마 대학 뇌신경외과 병원장인 나가시마 선생은 61명을 대상으로 한 실험에서 코미디 영화를 본 후 29명(48%)에게서 안식의 알파파와 활성의 B 파가 같이 증가했음을 확인했다.

뇌파는 말 그대로 뇌에서 나오는 전기신호의 뇌파이다. 대뇌에는 신경세포가 약 140억~150억 개나 있다고 한다. 이것의 신경세포 하나하나가 컴퓨터 반도체 칩과도 같고. 하나의 신경세포는 별과 같은 모양을 하고 있다.

신경세포는 뉴런(신경섬유)에 의해 다른 반도체 칩과 연결되어 있다. 각각의 신경세포는 전기적 정보처리를 하며 전기신호로 다른 신경세포에 전달한다. 이런 것을 보면 뇌 자체는 마치 초정밀 바이오 컴퓨터 같다.

신경세포 간에 전기가 흐른다고 하는 것은 아주 작은 전위 차이가 있다. 신경세포 하나하나에 전극을 넣어서 그 내부의 전의변화를 기록했던 것이 세포 외 전위이고 각각의 신경세포가 왕성한 정보를 받

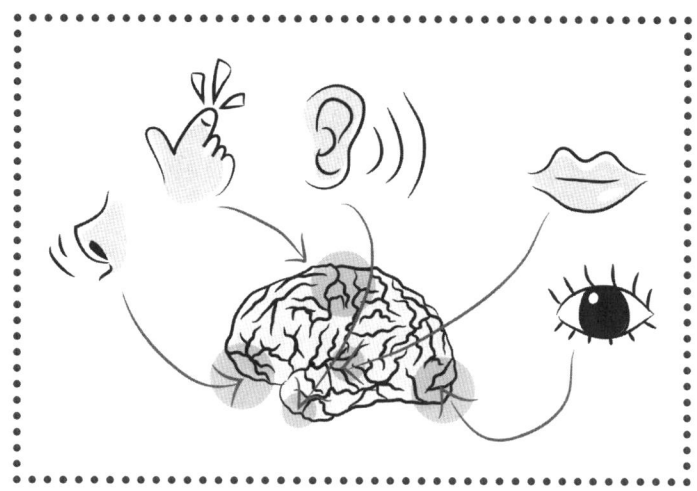

아들인다.

뇌 기능의 변화를 관찰하는 방법으로 뇌 혈류 측정이 있다. 뇌의 어느 부분이 어느 정도 혈류가 늘었는지 알면 그 부분의 뇌가 왕성한 활동을 하고 있음이 증명된다.

웃음은 머릿속 피의 순환을 좋게 하고 머리의 기능을 높이는 길이기도 하다. 수험생에게도 어려운 문제만 들여다보는 것보다 개그 프로그램이라도 보면서 머리를 식히는 것이 멋진 점수를 받는 방법이다.

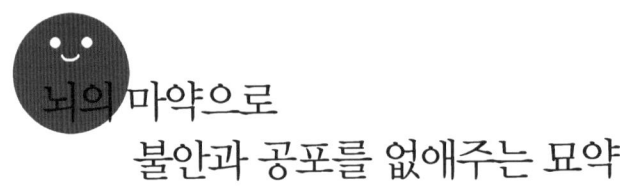
뇌의 마약으로
불안과 공포를 없애주는 묘약

누구라도 심한 불안이나 공포를 느낄 때가 있다. 그럴 때는 아드레날린이라는 호르몬이 급히 분비된다. 이것은 분노의 호르몬 또는 공격의 호르몬이라고 한다. 다시 말해 인체는 불안과 공포에 견딜 수 있는 스트레스를 외부의 공격이라고 판단해서 두 가지 대응을 위한다. 도망갈까? 공격할까? 어느 쪽이든 인체에는 긴급사태다.

여유로운 모드는 끝나고 그 순간부터 전투모드에 돌입한다. 도피라도 공격이라도 일순의 행동이 요구된다. 그 기민한 움직임이 생사를 좌우한다. 그러기 위해서 혈관은 수축한다. 그래서 혈압을 올려 생체는 순간 반사모드로 돌입한다. 그래서 얼굴이 빨개져 화내는 사람보다 얼굴이 창백해지는 쪽이 더 위험한 것이다.

인체에는 과도한 스트레스를 느꼈을 때 전투모드로 자신을 지키려는 움직임이 있다. 그런데 좋은 점만 있는 것이 아니고 스트레스 자극으로 분비된 아드레날린은 인체에 거의 맹독물질 수준이다. 그것은 독사의 독 이상이라고 한다. 무서운 것은 몸 안을 돌아다니면서 여러 가지 병을 일으킨다. 이 맹독을 중화시키는 것이 엔도르핀을 뇌 속의 모르핀이라고도 한다. 뇌에서 분비되며 쾌감이나 진정의 효과가 있다.

인간의 뇌에 있는 엔도르핀의 존재가 확인되었다. 그것은 분자구조나 효과에서도 모르핀과 같은 물질로써 인체 그 자신이 준비하는 마취약이라고도 하며 인간이 통증에 견딜 수 있는 것을 도와주고 맹독을 중화시켜서 몸을 원래의 평화모드로 돌려놓는다. 이 엔도르핀은 웃을 때 뇌에서 풍성하게 분비되는 물질이다.

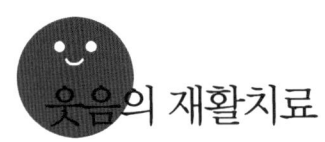의 재활치료

웃음이 넘치는 병원 대기실 수십 명의 환자가 어느 한 곳을 보고 있다. 거기에는 TV가 있고 재미있는 코미디 영화가 방영되고 있었다. 열심히 보고 있는 환자 여기저기에서 웃음이 터져 나오는 소리로 요란스럽다.

보통 병원의 대기실이나 로비는 분위기가 무겁다. 모든 사람이 아무 표정이 없고 움직임도 없이 밑바닥을 보거나 한숨을 쉬는 것이 병원의 풍경이다.

이런 것은 병원이기 때문에 당연하다는 병원 측에서는 환자의 마음을 위로 해주려는 노력이 부족한 것이다. 그런데 이 병원은 다르다. 병원장 나카지마 선생은 재미있는 코미디 프로그램을 계속해서 보여주는 것으로 환자 재활치료에 웃음파워를 도입한다. 처음에 환자들은 웃는 것에 익숙하지 못해서 속으로만 웃거나 입을 가리고 웃었는데, 지금은 익숙해져서 큰 소리로 웃는 사람들이 병원에 가득하다.

나카지마(なかじま(中島)) 병원에서는 심각한 뇌 질환 환자에게 희극을 보여주는 것으로 큰 효과를 내고 있다. 발음 연습이나 근육 트레

이닝 등 힘든 물리치료에 웃음의 에센스를 더함으로 효과가 비약적으로 향상되었다.

뇌 질환의 후유증으로 처음에는 전혀 말을 할 수 없었던 노년 여성이 "아주 좋아요." 하며 웃음 띤 얼굴로 대답했다. 병원장은 자기 스스로 개그맨이 되어 환자 앞에서 유머로 일관하고 있다.

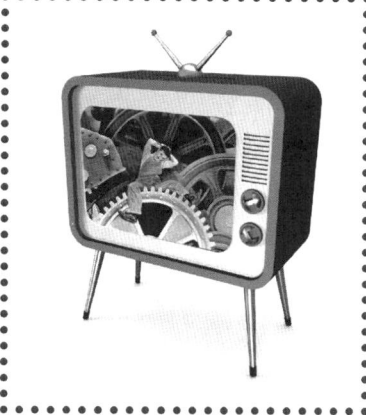

환자 상태가 심각할 때에는 아무런 반응을 보이지 않다가 조금씩 회복되어 감에 따라서 웃음소리도 달라지고 표정도 풍부해진다.

선생은 웃음의 효과를 임상적으로 집계하여 관찰하고 환자들이 코미디를 보고 있을 때 귀로 들어오는 언어정보를 분석해 그것을 시각적으로 상상하고 자신의 체험에 맞추어 스토리를 만들어서 환자들의 상황에 맞는, 환자들이 이해할 수 있는, 그래서 마음껏 웃을 수 있는 분위기를 만들기 때문에 뇌졸중과 같이 후유증으로 시달리는 환자들의 트레이닝이 될 수밖에 없다.

우선 전국 병원의 대기실이나 로비에 TV프로그램이 아닌 개그나 희극 영화를 보여 주었으면 한다. 보든 말든 계속 돌아가면 무의식중에 그곳으로 눈이 가고 그 내용에 빠져서 웃기 시작하면 효과가 높아진다. 웃음은 전염된다는 말대로 계속 퍼져 나간다.

류머티즘 희극으로 치료하다

일본대학 의과학부의 요시노(よしの (吉野)) 교수가 실험한 결과를 펴낸 저서 『웃음과 면역력』에 있는 개요를 소개한다.

1995년 요시노 교수가 진찰하고 있던 26명의 관절 류머티즘 환자들 A 그룹 전원은 여자로 나이는 평균 58세이고 19년 류머티즘을 앓아온 사람들이다. B 그룹은 26명의 건강한 여성으로 환자의 가족을 참가시켰다. B 그룹의 평균 나이는 51세였다. 웃음의 효능을 측정하는 네 가지 항목의 체크 리스트를 작성했다.

1) 기분의 정도 2) 신경증의 정도 3) 통증의 정도 4) 신경계, 내분비계, 면역계의 영향을 희극 영화를 보기 전과 후로 나누어 측정해서 웃음의 의학적 효과를 구체적으로 측정하려는 실험이다.

코미디를 보기 전에 네 가지 항목 조사로 다음과 같은 결과가 나왔다. A 그룹은 B 그룹의 건강한 그룹에 비해서 신경질적, 우울증 상태, 심한 긴장감, 염증, 통증을 심하게 느꼈다는 그룹을 마음껏 웃게 하고 나서 측정에 들어갔다. 그 결과 스트레스 물질 코티솔의 수치가 급격하게 감소하였다.

환자 그룹은 통증이 약해졌다. 웃고 난 후 관절 류머티즘을 악화시키는 호르몬 수치가 극적으로 내려갔다. 현재 나와 있는 어떤 의약품보다 류머티즘에 효과가 있음을 입증한 것이다. 호르몬 수치는 염증 촉진 작용으로 류머티즘 환자에게 대량으로 분비되면 증상을 악화시킨다.

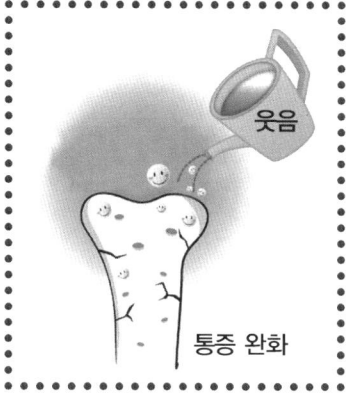
통증 완화

크게 유쾌하게 웃고 나면 수치가 급감하는 것을 발견한 요시노 교수는 "웃음에는 명의와 같은 역할이 있다."라고 했다. 이 결과를 국내 학회에 발표했더니 '웃음으로 내려간 것은 아니다'라는 혹평을 받았는데, 새로운 연구에 관한 불신감이 있는 일본 의사의 편협함을 알 수 있다.

요시노 교수는 권위 있는 류머티즘 전문지에 논문을 그대로 발표했다. 몸은 쓸데없는 일을 하지 않는다는 말이 있다. 이것 역시 명확한 실험 자료가 있다. 건강한 사람의 수치변화는 코티솔이나 악화시키는 호르몬 수치가 전혀 없었다는 것이다. 건강한 사람의 체내 환경은 원래부터 균형이 잡혀 있기 때문에 변화가 필요 없기 때문이라고 본다. 그래서 우리 몸은 쓸데없는 일을 하지 않는다.

요시노 교수는 "인체가 갖는 절묘한 균형감각에 감탄할 뿐입니다."라고 했다. 교수는 2003년 4회째 실험에서 류머티즘 염증의 억제물질에 주목했다. 이것도 웃음으로 염증억제 물질이 증가함을 확인했다. 염증의 정도가 심할수록 증가변화는 크다는 것이다. 염증을 악화시키는 물질은 줄어들고 염증을 억제하는 물질은 늘어나는 절묘한 변화를 보이는 것을 알 수 있었다.

요시노 교수의 결론은 "즐겁게 웃는 것은 허물어진 기능을 정상으로 돌려놓고 각각의 기능이 원만하게 움직일 수 있게 해주기 위해 염증을 없애주고 기준치 이상의 일은 하지 않는다. 이것이 보통 약과 다른 점이다. 그래서 웃음은 약과 다르게 부작용이 없다. 하늘은 인간들의 오래된 근심이나 걱정을 잊어버리게 해주기 위해 웃음을 주셨다. 웃음이라는 특권에 감사하고 많이 웃어서 활기 있고 행복한 삶을 선택하는 것은 우리가 할 수 있는 일이다."였다.

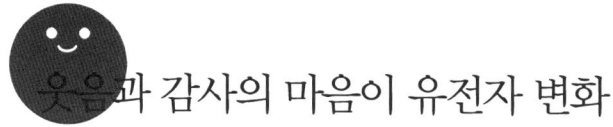웃음과 감사의 마음이 유전자 변화

무라가미 박사가 웃음이 유전자도 바꾼다는 학설을 처음 발표했을 때 유전자 학자조차 믿지 않는 분위기였다. 그러나 무라가미 박사는 멋지게 입증했다. 이 대담한 학설은 1999년에 발표되었다.

정신적인 인자가 유전자 스위치의 '온'과 '오프'에 관여한다. 다시 말해서 긍정적인 인자는 좋은 유전자의 스위치를 '온'으로 하고 부정적인 인자는 좋은 유전자를 '오프'로 한다는 학설이다. 유전자는 30억 개의 정보가 들어있지만, 이것이 모두 일을 하지 않는다.

피아노의 건반과 같아 두드려야 소리를 내는 것이다. 유전자에는 '움직여라. 멈춰라'는 지령 정보가 있다. 유전자 스위치 '온', '오프'로 하는 것은 태어나면서부터 갖고 있기도 하지만 후천적인 요인으로 형성된 '온', '오프'도 있다. 여기에는 세 가지 요인이 있다. 첫 번째가 물리적인 요인, 두 번째가 화학적인 요인, 세 번째가 정신적인 요인이 있다. 지금은 마음이나 생각의 정신적인 요인이 주목받고 있다.

"심신일여(心身一如)라는 동양사상이 뜻하듯 신체와 마음은 하나다. 이는 동양의학의 뿌리이고 동양사상의 근본이다."

절망하지 않고 미래지향적으로 치료에 임하는 태도와 마음은 좋은 결과를 가져온다. "소망하면 이루어진다."라는 말은 종교적인 말 같지만, 정확하게 과학적으로도 증명된 사실이다. 강하게 원하는 소원에 관한 유전자가 '온'으로 된다. 여기에는 다음과 같은 예로 독자도 이해할 수 있을 것이다.

여배우는 어떻게 언제까지나 젊고 아름다울 수 있을까? 그녀들 중에는 같은 나이라고 도저히 생각할 수 없는 사람이 많다. 그녀들에게 비법을 들어보니까 "언제까지나 젊고 아름답게 있고 싶다."라는 강한 소망이 있다는 것이다. 이 소망이 잠재의식을 움직여 젊음과 아름다움을 갖는 유전자가 '온'으로 계속 있기에 젊어지는 것이다. 85세의 여배우를 아무리 보아도 나이가 짐작되지 않는 것은 배우로서 혼을 갖고 있기에 젊음의 유전자가 '온'으로 있기 때문일 것이다.

반대로 "마음이 늙으면 몸도 늙는다."라는 것은 누구에게도 해당하는 말이 될 것이다. 의학 분야에서 최면 치료법인 암시 치료가 있다. 마음을 변화시켜서 유전자를 변화시키는 것이다. 무라가미 박사의 유전자 이론에 의하면 이런 것을 증명할 수 있는 이론은 얼마든지 있다고 한다.

박사가 강조하는 것은 "잠재의식의 작용으로 이끌어낸 잠재 능력이고 잠재 능력은 기적을 아주 쉽게 일으키는 거대한 힘이라고 본다. 잠재 능력이 발휘되면 전신에 암이 사라지는 불가사의한 일도 생긴다." 이 잠재능력을 끌어내는 방법에는 두 가지가 있다.

첫 번째는 마음가짐이다. 있는 일을 진심으로 이루어지기를 간절하게 기원하면 그것이 잠재의식에 각인되어 자연히 그 목표에 가까워지는 행동을 한다. 두 번째는 외적 세계의 변화에 따라서 자신도 몰랐던 힘이 나온다. 환경변화에 관해서 순간적으로 적응한다.

예를 들어, 엄마의 눈앞에서 아기가 차 밑으로 기어들어가서 아기의 생명이 위험한 상황에 부닥쳤을 때 엄마는 그 차를 들어 올리는 힘을 발휘하는 일과 마찬가지다.

잠재의식을 움직이려는 것은 유전자를 움직이는 것과 같은 가능성이 있다. 이상은 무라가미 박사의 저서인 『살아있는 것만으로 멋진 일이다』에서 발췌한 것이다.

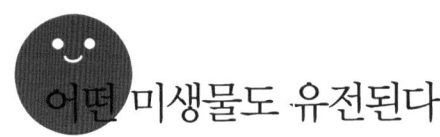어떤 미생물도 유전된다

근대 유전자는 찰스 다윈(charles Darwin, 1809~1882)의 진화론을 기본으로 한다. 그 기본 이념은 '자연도태 이론과 생존 적자 이론'이라고 한다.

20세기에 유전자를 발견했다. 돌연변이로 태어나서 환경에 적응한 씨앗이 다른 씨앗을 부숴버리고 적자 생존해 왔다고 하는 진화론이 종합설로 되었다. 그러나 이것만으로 지구 위에 남은 여러 생물상을 설명할 수 없다.

예를 들어, 곤충이나 낙엽과 똑같은 나비가 천적에게 필사적인 본능으로 눈에 띄지 않기 위해서 주위 환경에 동화되는 일에 전력을 다했을 것이다. 그래서 외형이나 색을 주위와 동화시키는 생존본능은 유전자마저 바꾸고 있다. 이 후천적인 획득형질은 후손에게 유전적으로 계승되었을 것이다.

종합적 진화론에 기본을 두는 현대 생물학은 이러한 획득형질의 유전을 거부하고 있다. 일부 학자는 개체가 외부의 영향이나 기관이 필요로 할지 안 할지를 후천적으로 획득하는 형질의 유전을 주장했다.

무라가미 박사의 학설은 긍정적인 생존본능은 유전자를 '온'으로 한다는 사실을 입증했다. 예를 들어, 고목 위에 집을 짓고 사는 나비는 천적으로부터 살아남기 위한 생존 본능에 의한 유전자 변화로 날개나 모양새가 마른 낙엽과 똑같은 모양으로 변한다. 푸른 나무 위에 집을 짓고 사는 나비는 나무와 같이 푸른색이 된다. 이러한 획득 형질 유전은 계속되어서 그들만의 독특한 곤충으로 생존을 계속한다. 살아가겠다고 필사적으로 노력하는 것이 곤충이든지 인간이든지 살린다는 진리가 대자연(神)에 있는 것은 아닐까 한다.

유전자는 간절히 바라는 방향으로 변이되고 복구된다는 이론을 뒷받침하는 것이 유전자의 변이와 복구이다. 유전자 구조는 미래에 영구적으로 고정된 것이 아니고 일상적으로 미묘한 변이와 복구를 되풀이하고 있다. 간단하게 말하면 흔들리고 있다고 본다.

마음으로부터 생을 기원하면 생존의 방향으로 변이되고 복구된다. 죽음을 희망하면 사의 방향으로 변이되고 복구되는 것과 같이 인간은 생각하는 대로 된다.

이미지는 실현된다는 성공법칙은 유전자 이론적으로도 정확하다.

현대의학의 신분야 심리학도이며 이 유전자의 마술을 연구를 도입한 젊은 의학자에게 마음으로부터 박수를 보내고 싶다. 여기에서 나오는 결론은 동양의학이 가르쳐온 심신일여의 현실이다. 나아가서 무라가미 박사가 주장하는 긍정적인 심적 인자는 생명력을 부활시킨다는 진실이다.

무라가미 박사가 주장하는 긍정적인 인자라는 것은 기쁨, 즐거움, 애정, 신념, 기원, 감사 등이고 부정적인 인자는 힘들다, 괴롭다, 분노, 불안, 질투, 원망 등이다. 다시 말해서 '좋아요'라고 긍정하는 마음

'안 돼요'라고 부정하는 마음의 대비, '감사합니다'라는 기분과 '정말 싫다'라는 미워하는 기분의 대비이다. 좀 더 간단하게 말하면 웃음과 분노의 대비이다.

웃으면 뇌 내부에 쾌락 호르몬인 엔도르핀이 분비되는 일이 실험으로 입증되었다. 몸 전체가 쾌락으로 넘쳐서 유쾌하게 된다. 분노하면 역으로 공격 호르몬인 아드레날린이 분비된다.

그것은 생체에 독물이기에 몸 전체가 불쾌감으로 넘친다. 그러나 이런 감정의 변화가 유전자의 DNA의 움직임에 고(Go) & 스톱(Stop) 사인을 내는 일은 아직 전 세계의 유전자학자 사이에서도 증명되지 못했다.

이 가설을 입증하기 위해서는 의학적이며, 과학적인 증거가 필요하다. 증거라는 것은 누가 보더라도 같은 결론이 나오는 구체적인 실험 결과이어야 한다. 무라가미 박사는 '마음과 유전자 연구회'를 설립하고 본격적인 연구에 착수했다. 2003년 요시모도 흥업과 합동연구 체제를 확립하고 실험을 했다.

그것은 웃음에 의해서 어느 유전자가 '온'으로 바뀌는지 조사했다. 확실한 의학적 실험이었다. 웃음이 건강에 좋다는 것은 예부터 말해 왔지만, 웃음이 정말로 병을 치료하고 있는 과학적 근거는 아직 미비했다. 무라가미 박사의 실험은 이 메커니즘을 분명하게 해명하려는 실험이었다.

이 합동 실험으로 획기적인 사실이 판명되었다. 코미디의 무대 앞에서 재미있게 웃는 당뇨병 환자의 식후 혈당치를 검사했는데, 혈당치가 대폭으로 떨어진 것이다. 그래서 웃음은 당뇨병 치료의 묘약이라는 것이다. 이것은 세계 최초의 임상시험으로 입증되었다.

성과는 그것뿐만이 아니고 이 실험으로 웃음이 어느 유전자의 스위치가 '온'으로 되고 어느 유전자의 스위치가 '오프'로 되기까지 직접 해명하는 일에 성공했다. 웃음이라고 하는 마음의 상태가 유전자를 구체적으로 바꾸는 획기적인 연구 성과를 낸 것이다. 다시 말해, 그 유전자가 구체적으로 어떤 변화가 있었는지 인류 최초의 자료가 나온 것이다.

박사는 천재의 유전자 암호와 보통 사람의 유전자 암호를 비교하는 일을 할 수 있었다. 양자의 차이는 겨우 1,000개에 1개 정도이고 그중에서도 의미가 있는 것은 일만 개에 한 개정도라고 한다. 물론 일만 개 중에 한 개가 그 사람의 능력이나 체력에 커다란 영향을 끼친다.

유전자 DNA라는 것은 38억 년 전에 태어났다고 한다. 그것을 이 우주에 퍼트린 것은 무엇에서 시작된 것일까? 생물의 세포핵을 확대해 보면 실과 같은 상태로 보인다. 이것이 염색체로 유전자와 연결되어 있다.

사람은 약 십만 개의 각기 다른 유전자를 갖고 있다. 분리된 상태에 있는 세포는 그중 수만 종류의 유전 정보로 구성되고 결정된다. 유전자는 생식 세포를 통해 부모로부터 자식에게 전해진다. 이 지구 위에는 정말로 많은 각양각색의 동식물이 존재하고 있다. 그것은 우선 원시의 단순 세포 생물이 식물과 동물로 분화되어 각각의 환경에 적응하면서 생존하고 있다. 마치 생명의 낙원처럼 고등생물 유전자의 다양성은 진화의 과정에서 유전자의 상처나 변이로 유전자의 분화가 쌓이고 쌓여서 생겨난 것처럼 말이다.

38억 년이나 태고부터 부모에게서 자식에게 내려온 유전자는 현재의 우리에게도 연결된 것이다. 도중에 한 번이라도 끊겼다면 우리의 생존은 없었을 것이다. 인간으로 태어났다는 것, 그것만으로도 엘리트 중의 엘리트이다.

유감인 것은 우리의 유전자는 대부분 '오프'로 되어 있다는 것이다. 그것을 '온'으로 하는 일이 가능하다면, 인간은 얼마나 멋진 꽃을 피울 수 있을지 모른다. 자는 유전자를 '온'으로 하기 위해 해야 할 일 중 하나는 자신의 생명과 자신이 지금 살아 있는 것이 얼마나 귀중한 일인가를 깨닫는 것이다.

다시 말해, 감동, 감사, 봉사 등 그것은 불교, 그리스도교를 비롯하여 지구 위에 존재하는 모든 종교의 신이 설교한 내용에 있다는 것이 놀라운 일이다.

무신론자인 과학자가 유전자의 실체를 알았을 때 "여기에 신이 존재한다."라고 외쳤다고 하는 유명한 일화가 있다. 사람은 유전자의 존재를 알게 되었을 때 "우리가 살아가는 것이 아니라 살아갈 기회를 잡고 있는 것이다."라는 종교적 경지에 이른다고 한다. DNA의 움직임이야말로 불교에서 말하는 자력이고 타력이다.

신은 스스로 돕는 자를 돕는다. 라는 말이 있음을 알고 스스로 자신을 다루어야 한다.

감사로 NK세포 활성화를

인간에게 크고 작은 혜택을 주고 있는 현대 의학도 이제는 벽에 부딪히고 있다. 수술이나 투약으로 의료사고나 합병증이 증가하면서 암이나 류머티즘 등의 난치병 치료에 손을 놓을 수밖에 없다.

의사의 입장에서 보더라도 환자를 진찰하지 않고 화상이나 혈액 정보를 보고 진단하거나 치료하고 있는 경향이 깊어진다. 아베 박사도 이점을 깊이 반성하면서 근대의학으로는 알 수 없는데, 환자를 살리는 보이지 않는 불가사의한 힘과 존재를 느낀다고 한다.

암 환자를 진찰하면 다른 환자와 전혀 다른 점을 알 수 있다. 그것은 암을 선고받고부터 사람을 대하는 태도가 바뀐다는 것이다. 모든 사람에게 친절하고 감사의 마음으로 살아가는 것이다. 체내의 유전자가 암이 되어 인생의 모든 것이 보이기 시작한다.

이러한 환자의 면역 치유법의 하나로 NK세포 치유법을 사용하면 생명의 바늘이 마이너스에서 플러스 쪽으로 움직인다. 희망 유전자가 '온'으로 바뀌기 때문에 믿을 수 없을 정도의 기적이 생긴다. 말하자면 자연 치유력이 전개된 것이다. NK세포는 면역세포 중에서 암세포를 발견하면 무조건 공격하고 보는 단순한 세포지만, 그 작용은 엄청나다. 웃어서 NK세포의 활성이 높아진다는 사실은 매우 멋진 일이다.

종합 의료 연구와 실천으로 유명한 아베 박사는 환자에게 최우수의 의료를 제공하는 것이 목표였다. 그것은 근대 의학만 고집하는 것이 아니고 식사 치유법, 전통 의학, 다양한 대처 치유법 등을 도입해서 환자의 사회지위나 인생관을 고려해서 최우수의 의료를 제공하는 것이다.

개인의 의료를 목표로 대자연과 우주가 같이 조화를 이룬 생명 기회의 장소가 될 수 있는 '신'을 가깝게 느끼는 일이 가능한 것이다. 누구나 살아있는 것보다 더 멋진 일이 있을까? 이런 것을 느낄 수 있다면 몸의 구석구석에서 피어나는 행복감을 느낄 수 있을 것이다.

행복의 척도가 있다면 그것은 얼마만큼 마음이 만족하느냐에 달려 있다. 행복은 얼마만큼 오래 장수할 수 있느냐에 있지 않다. 필요한 유전자를 필요할 때에 '온'으로 바꾸어서 쾌적하게 여유로운 삶을 보낼 수 있는 것이야말로 우리 인간 최고의 행복이 아니겠는가.

아베 박사에 의하면 "의학이 새로운 첫걸음을 내딛고 있는 것은 틀림없다. 그것은 인간 본래의 '행복은 어디에서 오는 것일까?'라는 당연하면서 근본적인 질문이 될 것이다."라고 했다.

간절히 바라는 기원의 실험

"기원에는 틀림없이 에너지가 있다. 그것에는 치유의 힘이 있다."라고 아베 박사는 장담했다.

의사는 환자를 절대적으로 낫게 하고 싶다고 마음 깊은 곳에서부터 기원하지 않으면 안 된다고 했다. 박사의 친구가 협심증 발작으로 쓰러졌을 때 관상동맥을 넓히는 수술을 40분 만에 마쳐야 하는데 관이 동맥에 들어가지 않아

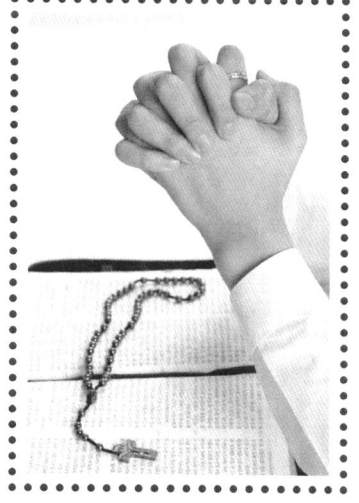

서 애를 먹었다고 한다. 나중에는 기도하는 간절한 기분과 마음을 다해서 수술에 임했으며 수술은 기술의 문제가 아닌 마음을 통해 이루어졌다고 했다.

미국 병원에서 시행한 것으로 393명의 심장병 환자의 쾌유를 기도 받은 그룹과 기도를 받지 않은 그룹으로 나누어서 경과를 관찰했다.

그 결과 기도 받은 그룹은 인공호흡기나 항생물질 투여 등의 치료를 받은 횟수가 적었다. 기도에 치료 효과가 있었다. 근대 의학을 맹신하는 의학자는 냉소를 금치 못하고 이 실험 방법을 비판하겠지만, 박사는 이런 결과는 있을 수 있는 당연한 거로 생각했다.

그것은 마치 원격 조정이라고 생각한다. 예를 들어, 암의 대처 치유법을 실천하는 병원장 야야마(矢山)는 기공의 달인으로서 널리 알려졌다. 거리 같은 것은 문제가 되지 않는다고 했다. 상대의 이름이나 사진이 있으면 기공 에너지의 초점을 맞추기 쉬워진다는 것이다. 원격 기공은 의학으로 실증 실험을 하고 있다. 불가사의하게 기를 보낸 그 시간에 멀리 떨어진 환자의 혈압이나 인체 변화가 관찰되었던 것이다.

기공으로 에너지 송신과 수신의 현상은 여러 가지 실험으로 입증되고 있다. 그것은 의심할 여지가 없었다. 보통 사람의 기도나 기공사가 보내는 기에는 정도의 차이가 있지만, 낫게 하고 싶다는 염원을 담아 보내는 것은 다르지 않다. 아베 박사도 같은 실험을 해보았다.

유학 중에 심근색의 환자를 기도 받은 그룹과 기도를 받지 않은 그룹으로 나누어서 실험을 진행했다. 여기서도 역시 기도 받은 그룹이 빨리 퇴원할 수 있었다. 기도를 받는 그룹에게는 누가 기도를 하는지, 또는 기도를 받고 있는지조차 알리지 않았다. 그런데도 기도는 분명 효과가 있었다.

그렇지만, 재미있는 것이 기도는 순수하지 않으면 효과가 없다. 이 사람을 위해서 기도를 해주고 금전적으로 관계가 있다면 효과는 없다고 한다. 초능력의 재현 테스트가 어려운 것은 한순간의 마음이 흔들리면 모든 것이 없어지기 때문이다.

최근에 인터넷에서 '어떤 사람이 최후까지 살아남을까?'를 추측하여 보았더니, 양보하는 마음을 가진 사람이 끝까지 살아남는다는 결과가 나왔다. 그것은 결국, 타인을 가장 먼저 생각하는 사람이 보답을 받는다는 걸 알려주는 것이었다. 이 일은 유전자의 움직임을 보아도 알 수 있다. 타인을 위해 헌신적으로 움직이고 있을 때 좋은 유전자가 '온'으로 바뀌었다. 모든 생물은 서로 도움을 주고받으면서 진화된 것이라는 생각이 변했다. 단순한 세포가 한 단위의 세포로 진화할 때 지금까지 존재하고 있던 세포 일부가 합체되어 새로운 세포로 형성하는 것이다. 결국, 강한 세포가 약한 세포를 없애버리고 진화됐던 것이다.

　　이것을 박사는 공생적 진화론이라고 하며 컴퓨터의 결론은 "시대가 경쟁에서 공생으로 움직이고 있음을 알려 주는 결과이다.

　　무라가미 박사가 주장하는 '신'의 존재에 관해서 '그 전모는 이성만이 아닌 어떤 걸로도 표현할 수 없다. 우주를 만들고 인간을 만들었다고 하는 것은 어쩌면 막연한 일인지도 모르겠다.' 이것이 과학의 한계일 것이다.

　　신은 자신의 자식을 행복하게 만들었지만, 유감스럽게도 스위치가 '오프'이기 때문에 좀처럼 행복하기 어렵다. 스위치가 '온'으로 되기 위해서는 많이 웃어야 한다. 우리는 자신만의 꽃을 피우고 행복하기 위해서 태어났기 때문이다.

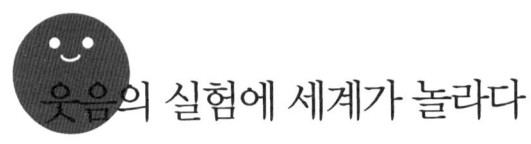웃음의 실험에 세계가 놀라다

유전자는 혈당치를 제어하기 위해 모든 작용을 한다. 무라가미 박사는 이것에 주목하여 혈당치 변화를 보면서 유전자 변화를 관찰할 수 있다고 했다. 혈당치가 올라간다는 것은 혈액 중의 포도당 농도가 짙어진다는 것이다. 체내 혈당의 기본인 포도당 합성을 진행해 유전자 스위치는 '오프'가 된다.

한편으로 포도당을 소비하는 유전자가 '온'으로 되어 체외로부터 대량으로 포도당이 들어왔기 때문에 체내 생산을 중지하고 체내 소비를 높여서 혈중 농도를 일정하게 유지하려는 것이다. 생체 균형을 유지하려는 연결이기도 하다.

반대로 혈당치가 내려가면 어떤 현상이 일어날지를 연구했다. 무라가미 박사의 웃음 실험에선 21명의 당뇨병 환자에게 점심 2시간 후 혈당치를 측정하도록 했다. 첫날은 혈당치를 측정하기 전에 50분간 대학 강의를 듣게 했다. 내용은 당뇨병 원천에 관한 강의였다. 어렵고 딱딱한 강의였다.

두 번째 날은 인기 개그맨의 공연을 보게 했다. 21명의 환자는 마음껏 웃을 수 있었다. 첫째 날과 두 번째 날 그리고 공복 시의 혈당치와 식후의 혈당치의 차이를 측정하였다. 대학 강의를 들은 후의 공복 시와 식후의 혈당치는 평균 123㎎이 상승했다. 코미디를 본 팀은 평균 77㎎밖에 올라가지 않았다. 그 차이는 46㎎이었다.

지금까지는 당뇨환자의 혈당 상승을 억제하는 일이 인슐린(insulin) 주사를 놓거나, 식사 제한을 해주거나, 운동하는 것 외에는 방법이 없었다. 그런데 크게 웃는 것만으로도 혈당 상승이 큰 폭으로 억제된다는 사실을 발견한 박사에게 노벨상을 주어도 된다고 생각한다.

혈당 억제 약을 매일 먹고 있는 당신. 매일 인슐린 주사를 맞지 않으면 안 되는 당신. 코미디 프로그램이나 희극 영화를 매일 몇 시간이고 보는 것이 훨씬 건강에 이롭고 합리적이며 경제적이다. 병원에서 받은 혈당 약은 합성 화학 물질의 독에 의한 생체반응으로 억지로 혈당치를 내리려고 하는 것으로 당연히 주작용 이외에 부작용이 있기 마련이다. 그렇지만, 웃음은 웃기만 하면 자연 치유력을 발동시키는 유전자가 '온'으로 되어 혈당치를 정상화시킨다.

무라가미 박사는 이 실험의 결과를 미국의 당뇨병 학회지에 논문으로 제출했고 눈 깜빡할 사이에 논문 내용이 퍼져갔다. 웃음으로 당뇨병이 낫는다는 연구는 전대미문이었기 때문이다. 세계적인 통신사 로이터 통신이 〈해피메디컬 뉴스〉에서 이 내용을 다루었다. 웃어서 병을 낫게 한다는 내용과 무라가미 박사의 이름이 갑자기 세계로 널리 알려지기 시작했다. 박사는 지금부터는 병원에서 약 대신에 개그 비디오를 보여주는 그런 의료가 시작될지도 모르겠다고 했다.

아베 박사에 의하면 치료 현장에서도 심각하고 어두운 사람보다도 밝고 명랑한 사람의 치료가 더 빠르다고 했다.

"눈을 떠라, 유전자여. 웃음은 부작용 없는 약이다." 이것은 무라가미 박사의 시론이다. 웃음이야말로 백약이 아닌 백만 약의 장(將)이다. 부작용은 없기에 세상 모든 병원에서는 웃음을 처방전으로 치료해야 한다.

웃음은 병을 고치는 기적의 힘이 있다. 그렇다면 지금부터는 진정으로 밝은 웃음을 제공하는 병원이 되어야 한다고 박사는 주장한다. 병원에 가면 대기실에서 개그맨의 라이브 공연을 볼 수 있고 진찰과 치료를 받으며, 의사 선생님은 따뜻한 미소로 환자를 맞이하고 서로가 마음 편한 대화를 한다. 약국에서는 코미디 비디오가 약 대신 나오고 환자는 비디오를 보면서 마음껏 웃는다. 이런 병원의 미래 이미지를 그리면 웃음 연구가들은 말할 수 없이 행복해진다. 웃음 연구가 노벨상을 받는다면, 세계 의료 흐름의 방향이 크게 바뀔 것이다. 약, 수술, 방사선 등의 치료에서 진정으로 환자의 처지에서 환자를 위하는 웃음의 치료로 전환되어야 한다.

암 환자의 80%인 25만 명이 일본에서는 매년 항암제로 죽어가고 있는 현실을 본다면 웃음이 얼마나 필요한지 알 수 있다. 노벨상 자체가 세계의 군사, 석유, 화학, 금융 등을 지배하고 있는 힘이기 때문이다. 수상한다면 의약품, 항암제, 방사선도 필요 없어지는 날을 꿈꾸어 본다.

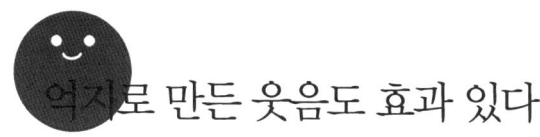# 억지로 만든 웃음도 효과 있다

　100세 이상의 장수 노인은 모두 멋지게 웃는 사람이다. 정말로 마음으로부터 우러나오는, 자연스러운 웃음을 가진 사람들이다. '웃으면 복이 온다'는 속담처럼 웃는 얼굴은 주위 사람에게 안심감을 준다. 서비스업을 하는 사람에게 특히 없어서는 안 되는 것이 웃음이다. 식당 주인이 얼굴을 찡그리고 있다면 두 번 다시 그 식당에 가고 싶지 않다. 그렇지만, 현실은 웃을 수 없는 일이 늘고 있다. 길고 긴 불경기가 계속되다 보니 어두운 표정의 얼굴이 늘고 있다.

　이것을 정신 면역학으로 보면 NK세포를 자신 스스로 약하게 하는 것과 같다. 100세 이상 노인의 여유 있고 멋진 웃는 얼굴을 보면 그들이 인생의 진정한 승리자구나 하는 느낌이 우러나온다. 그 얼굴은 신의 의지 그대로 살아온 증거이다. 웃는 얼굴만으로도 효과가 있다.

　별로 재미있지 않아도 웃어준다면 그 효과는 분명하다. 웃음의 건강법을 제안하면 세상에는 명랑한 사람과 어두운 사람이 있는데 명랑한 사람은 "알았어요. 한 번 웃어볼까요." 하며 웃으려고 노력하지만, 어두운 사람은 "재미있는 일도 없고 웃을 일도 없는데 어떻게 웃어."

한다는 것이다.

　의사 이즈미 선생은 웃는 실험을 했다. 여섯 명에게 각각 한 사람씩 방으로 들어가게 했다. 그리고 2시간 동안 그냥 웃는 얼굴로 있게 했다. 실내에는 TV도 라디오도 없었다. 아무것도 재미있는 일은 없는 상태였다. 표정만으로 웃는 얼굴을 계속했다. 가끔 거울을 보면서 자신의 웃는 얼굴을 확인했을 뿐이다. 결과는 어떻게 나왔을까? 결과는 놀라웠다.

　NK세포가 낮았던 사람들의 NK세포가 급상승한 것이다. 그리고 원래부터 NK세포가 정상치보다 높았던 사람은 정상치를 향하고 있었다. 이즈미 선생은 재미있는 일이 없다 해도 입꼬리를 올리고 있으면 암이나 모든 질환을 퇴치할 수 있어 보다 건강하고 행복해질 수 있다고 했다. 웃는 얼굴만으로도 면역력이 좋아진다는 사실은 근거 있는 실험으로 사람들에게 알려졌다.

　인간이 웃을 때는 재미있거나 행복할 때이다. 재밌거나 행복할 때 뇌 안에서 무엇인가가 생리적 반응을 일으킨다. 이것이 운동 신경으로부터 근육을 움직여서 얼굴 전체의 근육이 크게 움직이는 데 이것이 바로 웃음이다.

　만들어서 웃는 얼굴로 눈과 입 주위 근육이 움직이지만, 다른 근육은 거의 움직이지 않으므로 먼저 웃는 얼굴을 만들고 나서 눈과 입 주위의 근육을 움직이면 그 움직임을 뇌가 인지하여 '지금은 주인님이 즐거우시구나'하고 정한다. 그러면 즐거운 기분이 따라온다.

　즐겁기에 표정 근육이 움직여 웃는 얼굴이 되기도 하지만 반대로 표정 근육을 움직여 즐거운 마음이 생기게 할 수 있다. 이것이 억지로 만든 웃음일지라도 웃음의 효과는 같다. 정말일까? 하고 반신반의하는 사람은 우선 거울 앞에 서서 입꼬리를 올리고 웃는 모습을 만들어 보자. 처음에는 무리한 것 같은 웃는 얼굴이라도 좋으니까 의식해서 웃으면 표정 근육이 잠재의식에 심어져서 무의식중에도 웃는 얼굴이 만들어진다. 그러기 위해 연습이 필요하다.

 웃으면 입 근육이 올라간다. 그것을 웃음 근육이라고 한다. 입꼬리를 올리면 이 근육이 수축하여 뇌가 자극을 받아 웃었을 때와 같은 효과가 나타난다. 얼굴에는 67개의 근육이 있고 이것을 표정 근육이라고 한다. 이 근육의 조합이 여러 가지 표정을 만드는 것이다. 웃는 얼굴은 입 양옆의 웃음 근육이 위로 올라가면서 눈 주위에 근육을 움직여서 눈을 가늘게 뜨고 눈꼬리에 주름이 잡힌다.

 감정이 풍부한 사람은 표정도 풍부하다. 폭소와 웃는 얼굴로 중요한 내용을 강의하는 선생도 인생을 살아가는 사람도 모두 행복하고 건강한 사람임이 틀림없다.

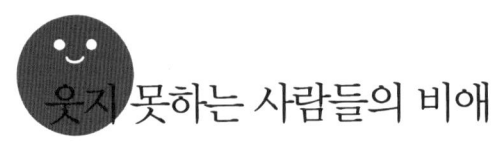웃지 못하는 사람들의 비애

 우리 주위를 살펴보면 뜻밖에 무표정한 사람이 많다. 일부러라도 표정 근육을 쓰지 않으면 노화한다. 사람 중에는 애교가 없는 사람이 있다. 그런 사람들은 무엇을 생각하는 줄 모를 만큼 감정 표현이 서툴고 자신의 감정을 겉으로 표현하지 않는 가면과 같은 얼굴을 한다.
 이는 표정 근육이 가면처럼 딱딱하게 굳어있기 때문이다. 대표적인 사람이 러시아의 전 대통령 블라디미르 푸틴(Vladimir Putin)이다. 그는 비밀경찰 KGB의 간부였다. 간첩은 표정을 상대가 읽게 하면 안 되기 때문에 자신의 감정을 표정에 나타내지 않는 훈련을 받는다. 이쯤 되면 웃으려고 해도 웃을 수 없는 가면의 사나이가 될 수밖에 없다. 그런데 최근에 가면 얼굴이 늘어나고

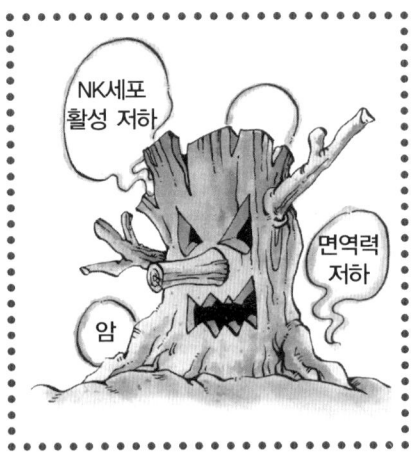

있음을 심심찮게 볼 수 있다.

자연스럽게 웃을 수 없다면 면역력이 떨어진다. 구체적으로 말하면 NK세포의 활성이 떨어져 암에 걸리기 쉽다. 최근 젊은 사람에게 암이나 생활 습관병이 늘어나는 것은 무표정한, 웃지 않는 또는 웃지 못하는 사람들이 늘어나는 현상과 관련 있다.

사회에서 웃음이 적어지는 것은 생명력이 약해지는 것을 의미한다. 육상 선수인 칼 루이스는 경이적인 능력을 발휘할 수 있는 비결을 얘기했다. 100m를 전력으로 질주하다 30m 정도 남겨졌을 때 활짝 웃는 얼굴을 하는 거다. 그러면 목표 지점까지 빠르기를 더 낼 수 있다고 했다. 그렇다. 웃는 얼굴의 효과가 운동 기능을 상승시키는 것이다. 천재 골퍼 타이거 우즈도 시합에 들어가기 전에 혀를 조금 내밀고 숨을 내쉰다. 그것은 입 주위 근육의 긴장감을 풀어주기 위함이다. 일류 선수를 보면 입 주위를 움직이는 것을 볼 수 있다. 이 사람도 무의식중에 표정 근육을 움직이는 것이다.

보통 무표정으로 있던 사람도 다른 사람이 크게 웃는 것을 보고 따라서 웃는다. 왜냐하면, 사람의 뇌에는 상대의 감정을 읽을 수 있는 미라 뉴런이 있기 때문이다. 거울과 같이 반사해서 반응하는 신경으로 이것이 작용하여 웃음을 준다. 그것이 전두엽에 사람의 표정이나 목소리에서 정보를 읽고 같은 정보가 되도록 명령을 내리기 때문에 울고 있는 사람을 보면 눈물이 나오고 잘 웃는 사람 옆에 있으면 웃음이 나온다. 이것도 웃음의 지혜라 할 수 있다. 웃음을 한번 시작하면 좀처럼 멈출 수 없다. 멈추려고 하면 할수록 더욱 웃겨서 배가 아플 정도로 웃는다.

따라 웃는 웃음은 금방 전염된다. 웃음이 웃음을 낳고 모두가 웃는 일로 일체가 되고 웃음의 효과로 걱정 근심은 없어지고 스트레스로부터도 해방된다.

웃음 치료사의 역할은 누구의 가슴 속에도 가득 잠자는 웃음을 밖으로 끌어낼 수 있도록 도와주는 것이다. 사람들에게 무리하게 웃음을 끌어내도 결국 그 웃음은 옆으로 전염되어 폭소로 이어진다.

옆구리를 간지럼 피우면 누구나 웃을 수밖에 없다. 옆구리를 간지럼 피울 때만 전신 근육에 힘이 들어가서 긴장을 일으킨다. 몸의 다른 부분을 간지럼 피워도 전신 근육에 힘이 들어가지는 않는다. 그런데 옆구리를 간지럼 피울 때만 전신 근육이 긴장하는 것은 옆구리의 안쪽에 심장이나 폐등 생명 유지에 필요한 중요한 장기가 있기 때문이다. 그리고 옆구리에는 그것을 지키는 근육이 거의 없기에 옆구리에 어떤 접촉이 있으면 '장기가 위험하다'고 뇌가 반응하여 근육에 힘이 들어가 긴장하는 것이다. 내장을 지키려는 조건반사라 할 수 있다.

그렇다면 왜 근육이 긴장하면 웃음이 나오는 것일까? 근육이 긴장하면 심장 박동 수가 급상승한다. 옆구리를 간지럼 피우는 실험에서 1분에 83회에서 117회까지 심장 박동 수가 올랐다. 그것은 아주 심한 스트레스 상태일 때와 같은 수치이다. 장기가 위험하다고 느끼면 스트레스는 높아지고 뇌는 웃는 것으로 산소량을 늘려 스트레스를 완화시키려고 하는 것이다. 웃으면 산소 섭취량은 두 배로 늘어나는데, 그것은 시속 6km로 달리는 것과 같은 산소를 섭취하는 것이다. 웃음을 일으키는 방법으로 옆구리를 간지럼 피우는 것이 확실한 효과가 있다. 10초에 심호흡 두 번의 산소가 들어온다. 옆구리를 간지럼 피우는 치료법을 실천하는 병원이 일본에 있기도 하다. 암 환자를 항암제 치료 지옥에서 구하는 방법은 웃음임을 잊지 말아야 한다.

부모가 아기를 간지럼 피우는 것은 튀어 오르는 것 같은 아기의 웃음을 유발하기 위해서다. 박사는 이것을 인간의 본능적인 행위라고 했다. 아기는 태어나 일주일이 지나면 웃음 띤 표정을 짓는다. 눈도 보이지 않고 귀도 들리지 않는 아기를 보면 적절한 순간에 미소를 보이고 찡그리는 걸 볼 수 있다. 아기는 4개월 정도 지나면 웃기 시작한다. 사람은 배우지 않아도 본능에 따라 웃는다. 웃음이야말로 누구라도 소유할 수 있다. 웃음은 인류 공통의 언어이다. 아기는 말하기 훨씬 전부터 웃기 시작한다. 웃음은 원시적인 무의식의 언어이기 때문이다. 박사는 병원 치료에 유머 치료법을 구체적으로 실천하여 더욱 웃음 치료 효과를 과학적으로 연구하고 있다.

감사의 마음으로 말기 위암을 치유했다

기분이나 감정이 유전자의 '온', '오프'를 제어한다. 그리고 '온', '오프'가 당뇨 환자의 혈당치와 암 환자의 NK세포 활성화를 제어한다. 그렇다면 자신의 마음이나 감정을 제어할 수 있다면 당뇨나 암을 극복할 수 있다는 것이다. 아베 박사가 담당하던 남성 위암 환자는 자신이 암 환자임을 받아들이고 "나는 절대로 낫고 말 것이다."라고 결심하였고 여러 가지 식사 요법, 온천 요법, 기능성 요법으로 철저하게 암 치료에 임했다. 자신을 낫게 한다는 신념이 암의 진행을 멈추게 하였다. 어느 환자는 말기 암이라 병원에서도 포기했는데, 쇼크에서 일어나 "암을 용서하고 받아들이자."라고 결심했다. 그리고 지금까지의 생활을 반성하고 "지금부터는 감사의 마음으로 살아가자." 하고 인생관을 180도 바꾸니까 암세포가 점점 작아져서 없어지고 말았다고 한다. 거짓말 같은 얘기지만, 실제로 있었던 일이다.

얼마 전에 신종교에 들어가서 의사가 포기한 자신을 낫게 해 주었다는 사람을 만날 수 있었다. 그 사람의 얼굴은 온화하고 밝고 활기있어 보였다. 지금까지의 고뇌와 고통에서 벗어난 얼굴이었다. 이것이야말로 해탈이라고 할 수 있다. 해탈이란, 속박에서 벗어나 자유롭게 되는 것, 현재의 고뇌에서 해방되어 절대 자유의 경지에 이르는 것이라고 할 수 있다. 감사의 마음과 해탈로 자가 치유력의 유전자가 '온'이 되어 NK세포가 늘어나 말기 암세포를 전멸시킨 것이다. 지금까지 과학과 대비되었던 종교가 사실은 과학과 같은 맥락이었음을 증명하는 것이다.

아베 박사는 티베트 의학의 예를 들었다. 티베트 의학으로는 대우주와 인간, 땅, 물, 불, 바람, 공기를 개입시키고 순환해서 변화하는 모양을 독자적 진단법으로 진단한다. 그리고 자연의 힘을 빌려 원래대로 되돌려놓는 것이다. 티베트 의학은 모든 것이 종교 의학이다.

의학은 불교를 공부하는 사람이 습득해야 하는 다섯 가지 학문 중의 하나이다. 병의 원인은 살아가는 존재의 본질을 잊어버림으로 생기는 것이다. 그래서 인간은 윤회의 세계에서 헤매고 분노, 탐욕, 질투의 3대 번뇌가 생기는 것이며 이 번뇌가 마음의 변화를 낳고 몸의 균형을 깨트리는 일로 연결되는 것이다. 삼 대 번뇌가 좋은 유전자를 '오프'로 해서 나쁜 유전자를 '온'으로 하고 만다는 아베 박사의 학설과 일치되는 것이 확실하다. 티베트 의학센터를 방문하여 직접 연구한 아베 박사의 결론이기에 설득력이 있다.

티베트 의학 강의는 천문학 강의까지 있다고 한다. 태양이나 달의 움직임과 인간 몸의 관계에 관한 강의는 천체의 움직임과 생명에는 불가분의 관계가 있다. 이러한 사실을 현대 의학이 겨우 주목하기 시작했고 기상의학이나 시간의학의 개념이 고대로부터 전해지는 티베트 의학에서는 당연하게 나오는 것이다. 여기에서 말하는 기상 의학이란 기후와 기압, 계절 등의 현상이 몸에 끼치는 영향을 연구하는 의학이고 시간 의학은 시간에 따라서 시시각각 변화하는 몸의 호르몬이나 혈압 외에 병에 걸리기 쉬운 시간을 연구하는 의학이다.

　어느 것이라도 고대 의학으로는 중요시되어 온 것이 근대 의학에서는 미신이라고 무시된 채로 현대에 이르렀다. 아베 박사가 주목한 것은 티베트 의학의 생각마저 포함한 통합 의료이다. 물론 그곳에 하나의 중심적 사상으로는 인간이 심장이나 폐등의 부품의 집합체가 아니고 몸, 마음, 정신, 삶 등을 포함해서 전체로 보고 치료해 가는 것이다.

21세기는 웃음이 의료의 중심이 된다

　미국은 정식으로 웃음 치료법을 도입하기 시작했다. 미국은 웃음 치유법의 선진국이다. 웃음의 선도자 노먼 커즌스나 패치 애덤스 등을 키워냈다.
　유머를 사랑하고 사람들에게 친절한 미소를 날리는 미국인을 좋아한다. 미국에서는 정식으로 웃음을 치료에 도입하는 병원이 늘어나고 있다. 의료기관이나 의료관계자를 위한 프로젝트도 만든다. 의학계는 웃음의 의료효과를 전 세계에 연구하여 보급하려고 노력하고 있다. 노먼 커즌스나 패치 애덤스 박사가 뿌린 작은 씨앗이 미국 전역뿐만 아니고 세계 각지에서 싹을 틔우고 있다. 예를 들어 로스앤젤레스의 여러 병원에서 입원 환자 병실 TV에는 코미디 전용 채널이 있다.
　노먼 커즌스가 직접 실험한 희극 영화 감상 치유법을 누구라도 실천할 수 있게 비디오나 TV 전용 채널을 갖추고 있다. 암 치료에도 웃음이 도입되었다. 캐롤라이나주의 어느 종합 암센터 복도에는 자원봉사자가 웃음의 핸드카를 밀고 각 병실을 방문한다. 핸드카에는 희극 영화나 코미디 비디오 등의 웃음 소품이 가득 실려 있다. 그들은 환자에게 웃음을 배달한다.

유머의 방을 설치한 병원도 있다. 거기에는 웃음 비디오, 유머 책, 게임 등 웃을 수 있는 것이 가득 있다. 환자를 위한 웃음의 방을 개설하는 병원이 늘고 있다. 웃음을 여러 방면으로 연구하는 학자도 늘어나서 웃음과 건강, 웃음과 의학에 관한 많은 서적이 발행된다.

웃음으로 건강과 세계 평화를 넓혀가고 그런 시민 단체도 계속 늘고 있다. 예를 들어, NGO 세계 웃음 치유학회가 세계로 늘어나고 있다. 거기에는 전문적 훈련을 받은 웃음 치료사가 파견되어 웃음을 전도하는 활동을 펴고 있으며 이른 시일 안에 의사와 같은 자격으로 실제 의료 현장에서도 활약할 것을 기원한다.

웃음 치료사는 웃음으로 자가 치유력을 높일 수 있도록 도와주고 지도하고 예방이나 치료 효과를 높이는 활동을 하고 있다. 그리고 웃음의 효용을 의료계에서도 인정하기 시작했다. 웃음의 활용을 넓혀가는 것이다.

일본의과 대학의 타카야나기(たかやなぎ(高柳)) 교수는 장애나 질환이 있는 환자 치료에 웃음을 적극 도입하려고 하며, 모든 환자가 미래 지향적 성격을 가지도록 노력하고 있다. 다카야나기 교수는 웃음 치료회를 결성하고 웃음 치료사 1기생을 모집했다. 전국에서 응모한 사람 중 서류 심사로 선발된 사람은 의사, 교수, 간호부, 일반인, 주부 등 각양각색의 분야의 사람이 선발되었다. 선발 기준은 '주위를 웃게 할 수 있는 사람', '상대의 마음과 일치할 수 있는 사람', '같이 있으면 즐거워지는 사람'이었다. 이러한 마음이 있는 사람으로 선발된 49명은 우선 기초지식으로 뇌의 구조와 심리학 등을 교육받고 나서 전국에서 웃음 전도사로 활동하고 있다. 교사라면 학교에서, 주부라면 근

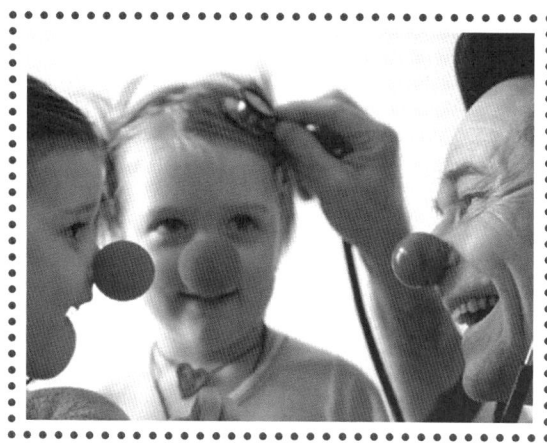

처의 생활 현장이나 중요한 활동장소인 병원이나 복지시설에서, 의사라면 진찰이나 치료를 할 때에 생각지도 못한 유머로 웃게 한다.

자신이 암 환자이면서 웃음 치료사가 된 여성이 연구회에서 체험담을 발표했다. 항암제의 부작용으로 말할 수 없이 고통스러워 걷기조차 어려웠는데 유원지에서 아무 생각 없이 큰 소리로 웃고 나니까 마음에서 가볍게 갑자기 '나에게는 웃음 치료사로서 생활이 남아있다'는 생각이 온몸에서 고개를 들고 일어나서 지금은 행복한 웃음 치료사로 활약하고 있다.

웃음의 치료적 효과는 과학적으로도 해명되고 있으며 웃음이 가진 건강파워는 알면 알수록 웃음이 흘러넘칠 정도로 불가사의한 힘이 있다.

개그맨 의사와 감동의 마술사인 의사

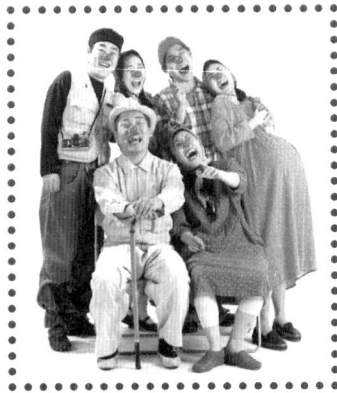

의사들도 개그 무대에 서는 사람이 있다. 그들이야말로 21세기 의료의 미래를 알고 있는 선도자이다. 거의 만병을 고칠 수 있다는 웃음의 경이적인 효과에 눈을 뜬 의사들이다. 필사적으로 구원을 외치는 환자를 앞에 두고 취미나 장난으로 개그를 하는 의사는 없을 것이다. 환자의 가슴 속까지 웃음의 기적을 안겨주겠다는 일념으로 하는 것이다.

나카지마 병원장은 개그맨으로서 무대에 오른다. 병원에 코미디를 할 수 있는 무대를 만들어놓고 주 1회, 무대에 오르는 것이다. 그리고 군마 대학의 코미디 연구회 회장이기도 하며 FM 군마 방송의 '재미있는 클리닉'이라는 프로에 매주 출연하여 웃음의 필요성을 전파하고 있다. 80살을 넘고도 의사 개그맨으로 무대에 오르고 객석에 폭소를 자아내게 하는 그는 74세 때 암을 발견하고 수술을 받았지만, 기력을 찾을 수 없었고 재발하지 않는다는 보장도 없는데 항암제를 거부하고 대처의학으로 치료를 받고 5년 만 살 수 있다면 완치라고 했는데 벌써 그 기간을 지나고도 건강하게 활동하고 있으며 매일 만 보 이상을 걷는다. 또한, 슈퍼 파워를 가진 의사로서 아직도 왕성한 활동을 하고 있다. 의사이면서 프로 개그맨인 의사 후쿠사와는 한 달에 한 번씩 '건강과 개그 모임'의 무대에 오르고 있으며 내용은 동맥경화 등의 생활습관병을 주제로 건강 개그의 정보를 피력하고 있다. 머릿속에 간단하게 들어갈 수 있도록 짜인 내용을 재미있게 각색한 것이다.

암 환자가 개그맨이 된 일도 있다. 그는 43세 때 1년의 여명을 선고받고 생존율 3%라는 폐암으로 고통받고 있었지만, 지금은 십 년 기적의 생환을 계속하고 있다. 그는 "입원 중에 계속해서 듣고 또 들었던 개그로 위로받고 용기를 얻었습니다."라고 말했다. 그래서 병원에서 퇴원하고 생활할 수 있다면 사람들을 웃기는 그리고 스스로 웃을 수 있는 인생을 살고 싶다는 소망을 하기 시작한 거다. 그래서 자신의 소망을 실현하려고 일 년에 한 번씩 '생명의 감사 개그회'를 개최하고 있으며 행사장은 전국에서 몰려온 암 환자로 언제나 대만원이라고 한다. 자신의 경험을 토대로 재미있게 풀어나간다. 생명의 개그라고 하며 많은 암 환자들에게 힘과 용기와 희망을 준다.

환자에게 웃음으로 감동을 주는 마술을 보여주는 의사도 있다. 후쿠오카에 있는 이토 병원의 원장은 병원에 웃음이 필요함을 느꼈다. 가라앉은 분위기에서는 나을 수 있는 병도 나을 수 없다고 생각한 것이다. 선생은 자신이 공부한 마술을 환자들에게 보여준다면 환자들의 호기심이 웃음을 유발하고 웃음이 긴장을 완화해 주리라고 생각했다.

선생은 화려한 의상을 입고 마술쇼를 시작했다. 마술의 놀라움과 웃음이 환자들의 마음과 몸에 좋은 효과를 주었다.

환자에게 끈이나 카드를 사용하는 마술에 참가시키는 건 기능 회복훈련에도 도움이 된다. 그리고 병원 내에 작은 무대를 만들어 그곳에서 환자나 가족을 위해 원장 자신이 직접 무대에 오른다. 형식이나 내용은 미국의 패치 애덤스와 비슷하다. 원장은 일본 전국 병원에서 웃음을 전파하고 있으며 환자의 정신적 건강을 위해 '일본 예능 의료 학습'을 창설하여 마술 치료사 양성에 힘쓰고 있으며 마술을 응용할 수 있는 마술 치료사를 인정하는 데에도 힘쓰고 있다.

한국에도 이런 분위기의 병원이 많이 늘어나길 간절히 바라는 마음으로 웃음 전도사 일에 전력을 쏟고 싶다.

모두가 명랑하게 웃어서 건강하게

구석구석까지 웃음이 퍼지는 즐거운 도시, 사람은 명랑하고 건강하게 웃음으로 건강을! 하는 슬로건을 오사카 정부가 세계를 향해 '웃음의 도시 만들기'를 선언하면서 발표했다. '오사카는 웃음을 세계의 건강에 헌신한다'를 선언하고 웃음의 심포지엄 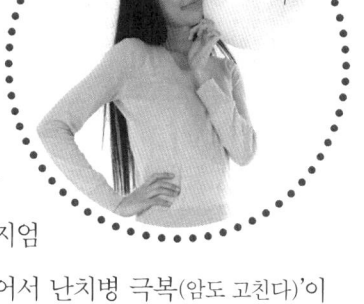 (symposium)을 개최했다. 주제로는 '웃어서 난치병 극복(암도 고친다)'이라는 것으로 노먼 커즌스의 책이 소개되었다. 그 내용은 이 책에도 번역되어 있으니 읽어보길 바란다.

그리고 연일 유머 전집을 읽고 희극 영화나 코미디 비디오를 보고 큰 소리로 십 분간만 웃으면 그처럼 참기 어려웠던 통증이 없어지고 두 시간 이상 푹 잘 수 있었다는 경험담도 많이 나왔다.

NK세포를 활성화해 면역력을 향상하는 방법은 다음과 같다.

1) 마음 밑바닥에서부터 배꼽이 빠지도록 즐겁게 웃는다.

2) 슬플 때는 큰 눈물방울을 흘리면서 마음 놓고 운다.

3) 마음이 통하는 사람에게 자신의 고민을 얘기한다.

4) 노래를 부른다. 자신이 좋아하고 하고 싶었던 일에 빠진다.

이상과 같이 절대적으로 좋아하지 않으면 NK세포는 절대로 반응하지 않는다. 좋다는 것과 싫다는 것이 NK세포(면역력)를 좌우한다. 인간의 몸은 정말 신비스러운 존재라고 볼 수밖에 없다. 그리고 멋을 내는 것도 면역력을 높이는 하나의 포인트다. 나이 많은 고령자가 화장했을 때 예뻐졌다는 자기 만족감이 생기면 면역력에 좋은 영향을 준다. 남녀 모두 수시로 거울을 보며 자신의 표정을 확인하는 것도 잊지 말아야 한다. 괴로울 때도 거울 속에 있는 얼굴이 웃는 표정이 될 수 있도록 항상 마음을 써야 한다.

내가 웃으므로 내 주위 모든 사람이 웃을 수 있고 모두가 행복해지며 건강해진다면 나라가 밝아지고 세계 평화가 올 것이다. 그러니, 웃는 얼굴을 어찌 잊어버리고 살 수 있겠는가. 웃으면서 살아가야 한다.

웃음은 새로운 학문이다. 2001년부터 일본의 재경평성 대학에서 개강한 웃음학은 대학 교육장에서 웃음의 연구를 정식으로 시행하는 것으로 다른 대학도 본받아야 한다. 웃음 치료사를 새로운 자격으로 할 필요가 있음을 주장하는 사람은 평성 대학의 사와다 교수이다. 교수는 젊었을 때부터 엄청난 작품을 낸 명배우이며, 그가 교수로 있는 대학은 일본에서 유일하게 웃음을 확실하게 공부해서 사람들에게도 밝고 명랑한 삶을 살아갈 수 있는 용기와 힘을 주려 한다.

지금 필요한 것은 고령자에게 상냥하고 배려 깊은 의료종사자를 육성하는 것이다. 웃음은 삶의 모든 것을 위한 키워드임을 대학에서도 새로운 방향으로 인식하였고 의료기술로써 웃음을 도입하기 시작하였다. 이 대학은 일본에서 최고의 웃음 엘리트 인재를 양성하고 있다.

간호학을 공부하는 학생에게도 웃음학을 교육하고 있다. 간호나 의료는 사람을 치유하는 것이기 때문이다. 오사카 정부는 환자나 그 가족에게 웃음을 줄 수 있는 간호사 양성을 2005년도부터 정식으로 하고 있다. 간호사가 환자나 그 가족과의 소통에 웃음을 활용할 수 있도록 하는 학습용 프로그램을 1년 동안 공부하는 것이다. 본격적으로 도립 '연예 역사관'에서 웃음이 의학적으로 어떤 효용이 있는지에 관해서 연구기관이 자료를 수집할 수 있는 세미나도 정기적으로 개최하고 각 분야 전문가의 협조도 얻고 있다.

낫지 않는 병이 늘어만 가기에 현대의학은 새로운 변화가 있어야 한다. 그러니 의료비의 부담 역시 커가기만 하는 현실이다. 의료비 감소라고 하는 점에서도 웃음의 효용 연구에는 의미가 크다. 의료이권에 달린 정치권이나 관료들은 웃음으로 병이 나으면 곤란하지 않을까 싶다. 이것은 일본의 사례로 자민당의 커다란 지지기반인 일본 의사회나 제약회사도 같은 맥락으로 볼 수 있다.

이 의료기관을 커다란 자금줄이라고 보는 메디아도 같다. 자금줄은 신과도 같아서 살아남기 위한 처세술로 웃음의 필요를 무시하고 있는 것이 일본 의료계의 현실이라고 본다면 우리나라는 어디쯤 와 있을지 궁금하다.

한국은 아직 웃음 치료사의 국가공인 자격증이 없고 일본도 망설이고 있다. 현재 의료현장에서 심리치료나 웃음과 관계있는 스텝이 전국에 약 12,000명 정도의 사람에게 협회인증의 임상심리사 자격은 있어도 공적인 국가자격은 주어지지 않고 있다.

노래에도 멋진 의료효과가 있다

　말기 암의 5년 생존율 5할 이상이라는 기적적인 치료율을 자랑하는 중국 상해 암 학교의 가르침이 있다. 하나는 웃음이고 두 번째는 노래하는 것이다. 여기서 가르치는 웃음과 노래에는 공통점이 많다. 우선 배에서부터 소리를 내는 것이 비슷하고 노래하는 중에 웃는 얼굴이 되어 근육의 움직임이 많아지는 것이 비슷하다. 노래는 자기 해방이다. 다시 말해 스트레스로부터 해방하는 것이다. 노래방에서 마이크를 잡고 있는 사람을 보면 행복해 보인다. 자신의 세계에 취하기 때문이다.

　지금 『노래 치료로 젊어지기』라는 책이 주목받고 있다. 저자는 의학박사 주동관이다. 박사는 재미있는 노래치료법으로 일본 TV 프로에 노래방 박사로 나와 유명해졌다. 이 책에는 저자가 실험하고 입증한 젊어지는 방법이 공개됐다. 전문적인 의료 정보와 그림을 넣어 알기 쉽게 나왔다. 노래하면 누구라도 즐거워지는데 이것을 의학적으로 실증한 것이다. 이것을 웃음 치료와 같이하면 좋은 효과가 있으리라 본다. 다음은 노래방 박사가 실험하고 증명한 건강 노래방 효과라는 것으로 젊음을 가지고 우리 몸을 돌리는 것을 뜻한다.

1) 면역력 증강 (항노화, 노화방지에 효과가 있다.)
2) 스트레스 발산 (정신적 안정 효과가 있다.)
3) 운동 효과 (복식발성으로 다이어트 효과가 있다.)
4) 혈행 촉진 (혈압 안정 효과가 있다.)
5) 기분이 좋아진다 (웃음소리도 좋아진다.)
6) 행복 호르몬 효과 (B-엔도르핀의 분비)
7) 여성 호르몬 안정 효과 (여자답고 매력적이게 보인다.)
8) 뇌 속의 알파파 (여유를 갖고 리듬에 맞춰 몸을 움직인다.)
9) 내장 활성 (여러 장기가 쾌조 상태로 된다.)
10) 음악 치료법 (더욱더 표현 치료법.)
11) 정보 교환 (교류의 효과.)
12) 가족의 교류 (관계가 깊어지고 사이가 좋아진다.)

박사는 병원에도 노래방을 설치하기를 제안하고 있다. 노래하는 방법을 몸에 익히는 것만으로도 몸과 마음의 건강이 눈에 띄게 변하며 복식발성 마스터 법, 가사를 암기하는 법, 몸을 써서 노래하는 방법을 표현하는 법, 가창력 향상법, 노래할 수 있는 곡 등을 늘린다. 마지막까지 가사를 보지 않고 노래하는 방법을 터득하면 유쾌하게 된다. 대병원에도 반드시 노래방 설치를 바라는 박사는 입원 환자가 그곳에서 마음껏 노래 부르면서 춤을 추다 보면 환자끼리 친분도 생기고 환자의 마음이 밝아지면서 면역력이 상승할 것이 당연한 일이 아니겠느냐고 주장한다. 이 모든 것은 박사의 실험에 의한 사실이다.

4장

동양사상
심신일여(心身一如)

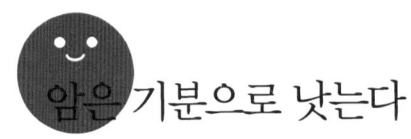
암은 기분으로 낫는다

"기분만으로도 암이 나을 수 있나요?" 하는 질문을 받으면 분명하게 대답할 수 있다. "그렇습니다. 나을 수 있습니다."라고. 환자 자신이 마음을 바꿀 수 있다면, 암을 반드시 극복할 수 있다. 그것이 심리치료다.

암에 걸리는 것도 암을 낫게 하는 것도 마음에서 시작되는 것이다. 이것은 면역학 이론에서도 확실하게 증명된다. 스트레스로 마음이 어두워지고 우울해지면 면역력이 감소하여 암세포가 증가한다. 이것을 마음이 자신의 병을 완치시킬지 못할지를 결정하는 것이다.

영국 런던대학의 한스 아이젠크(Hans Jurgen Eysenck) 교수의 연구는 매우 충격적이었다. 박사는 1,300명을 15년간 추적조사를 했는데, 자율적이지 않은 사람 46%가 암으로 사망했고 자율적인 사람은 0.6%만 암으로 사망했다는 것이다. 결국, 스스로 제어할 수 있는 사람과 없는 사람으로 나누어지고 이들의 암 사망률은 77배나 차이 난다.

암은 마음의 병으로 언제나 웃으면서 명랑하고 활기차게 미래 지향적으로 생활한다면 암에는 걸리지 않는다. 우울하고 부정적이며 자율적이지 않은 사람을 행동 치료법으로 성격을 변화시켰더니 15년 후 암 사망률이 10분의 1 이하로 감소했다. 이것은 암과 성격의 관계를 말하는 귀중한 연구이다.

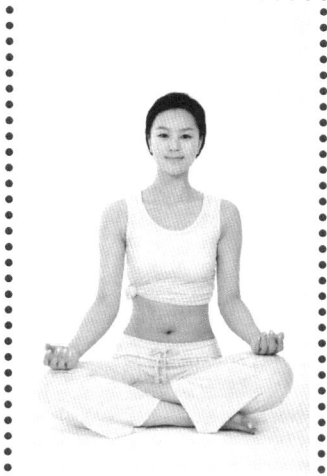

심리 치료의 입문서로 『암은 마음으로 낫는다』의 저자인 국립정신병원 신경센터 전문의 가와무라 박사는 일본 심리 치료의 선도자라고 할 수 있다.

일반적으로 암의 원인은 유전자 DNA에 일어나는 결손에 의한 돌연변이 등의 이상이 축적되면서 생기는 것이라고 한다. 그러나 그것만이 아닌 몸 안에는 유전자상의 서로 다른 것은 축적하지 않는 방위 시스템이 있다. 그중에는 암이 된 세포를 제거하는 면역계의 세포나 유전자 DNA의 다른 점을 정정하는 효소 등이 있다.

불안, 긴장, 비탄, 갈등 등의 심적 스트레스는 방위 시스템에 나쁜 영향을 끼쳐 암을 발생시킨다. 다소의 스트레스를 받아들이는 방법에 따라 암에 걸리기 쉬운 체질로 되는 것이다. 그렇다면 암에 걸리기 쉬운 성격이 있을까?

온화하고 자기주장이 약하여 적당히 협조적인 사람, 인내심이 강하고 조화를 중요시하며 갈등을 피하려고 방위적인 사람이 그러하다. 한마디로 말하면 스트레스를 속에 담아두는 사람이 암에 걸리기 쉽다. 자기감정을 이해하고 그 감정을 억제하며 강한 감정 표현을 피하는 사람도 암에 걸리기 쉽다. 다시 말해, 감정 표현이 서툴고 잘 웃지 못하며 사랑이나 화조차 확실하게 낼 수 없는 사람으로 이런 사람은 스트레스에 잘 대처할 수 없고 절망감이나 무력감이 강하기도 해 모든 사람이 좋은 사람이라고 생각하는 선인 같은 사람이다.

반대로 자기 마음대로 하고 싶은 대로 남의 이목 같은 것은 아랑곳하지 않고 살아가는 사람이 장수할 수 있다. 그러니까 인생을 살면서 조금은 이기적인 사람으로 자신만을 생각하는 것도 필요하다.

자율성이 높은 사람이란, 구체적으로 '행복의 원천이 자신 안에 있다.'고 믿는 사람이다. 이런 사람이야말로 암이나 병에 걸리지 않고 건강하게 살 수 있다. 반대로 자율적이지 못한 사람은 행복의 원천이 자신 외에 다른 곳에 있다고 생각한다. 그것은 의존적인 경향의 사람이라 할 수 있다. 박사는 의존형의 인간을 두 가지로 분류하고 있다. 예를 들어 자신에게 귀중한 것이나, 사람을 잃었을 때 정서적인 반응을 표시하지 않고 낙담이나 좌절감이 깊어지는 타입1과 분노하거나, 흥분하거나, 공격적으로 대응하는 타입2로 나눌 수 있다. 타입1의 낙담 형이 가장 암에 걸리기 쉬우며 흥분형인 타입2는 심장병에 걸리기 쉽다고 한다. 수술이나 방사선치료를 받지 않고 암이 자연 소멸한 사람은 모두 자율적인 사람이었다는 박사의 연구결과가 있었다.

그렇다면 성격을 바꾸어서 암을 예방하거나 암을 완치시키는 일이 가능할까? '세 살 버릇이 백 살까지'라는 속담이 있듯이 성격은 바꿀 수 없다는 통념이 있다. 하지만 한스 아이젠크(Hans Jurgen Eysenck) 박사는 암에 걸리기 쉬운 타입의 사람에게 심리치료를 하여 자율적인 타입으로 바꾸어서 46%였던 암 사망률을 4%까지나 내려갔음을 발표했다.

"임상시험이나 국외연구 결과를 보아도 마음가짐 하나만으로도 암을 예방하고 완치도 가능하다고 할 수 있다."라고 가와무라 박사는 확신한다.

한 방법으로는 자신의 스트레스의 원인을 빨리 찾아내어 지금까지 수없이 많은 스트레스 해소 대처법으로 바꾸는 것을 목표로 해 보는 것도 좋은 방법이다. 또 하나는 스트레스 대처법으로 자신을 객관화시켜서 거울에 비추듯 심리 치료사의 도움이 필요한 것도 생각해 볼 필요가 있다.

마음이 암을 예방한다면 반대로 마음이 암에 걸리게 할 수도 있음을 의미한다. 『기분만으로 암을 완치시킨다』라는 저서는 여러 가지 사례를 들고 있다. 그 중 하나는 점성술을 맹신하여 죽음을 앞당긴 예이다. 미국의 심리학자 필립스는 '태어난 년, 월, 일로 특정 병에 걸려 죽는다'는 점성술을 믿는 중국계 미국인의 사인에 주목했다.

30년간 3만 명의 사망 진단서를 조사한 결과 기관지암 폐암으로 사망한 사람일 때, 점성술대로 사망한 사람은 그렇지 않은 사람보다 평균 1.6년 빨리 사망했다. 결국, 이 연구는 점성술을 믿지 않는 사람은 별로 차이는 없었지만, 믿고 있었던 사람에게는 '이 병으로 나는 죽고 말 것이다'라는 믿음이 자기 죽음을 앞당기고 있음을 보여주는 연구이다.

이상의 사실로만 보더라도 의학은 심리학 더 나아가서 철학이나 종교와도 겹치는 것을 알 수 있다. 이러한 모든 것을 무시하는 현대의 암 치료와는 근본부터 다르다.

마음으로 암을 치료한다. 이미 암은 불치병이 아니다. 암은 반드시 낫는다. 의사가 이미 늦었다고 포기한 말기 암도 나을 수 있다. 등

NPO 법인 '암 환자 연구소'를 경영하는 가와다케는 자신 있게 장담한다. 그는 1990년 신장암을 조기 발견하고 수술도 했지만, 불안과 공포로 자신을 제어할 수 없는 무력감으로 시간을 보내야 했다. 그러던 어느 날 불현듯 '암은 나을 수 없는 것이 아니고 나을 수 없다고 포기하는 것은 아닐까?' 하는 생각이 들었다. 그가 암은 반드시 낫는다고 단언하는 것은 '암 환자 연구소'에서는 1,000명의 대규모 집회를 개최하면서 몇백 명의 암 환자가 완치된 증언을 듣고 있고 또 체험담을 모으기 때문이다. 암은 낫지 않는다는 관념이 암을 낫지 않는 불치의 병으로 만들고 있는 것은 아닐까?

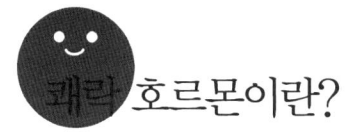쾌락 호르몬이란?

 웃을 때 뇌에서 방출되는 NK세포로 마음이 몸에 미치는 메커니즘의 해명이 진행되고 있다. 인체에는 신경계, 내분비계, 면역계, 경락계 등의 정보계가 있다. 한번 뇌에서 받아들인 스트레스 자극은 형태를 바꾸어 전신으로 확산하고 일부가 뇌로 역류하면 스트레스가 증폭된다.

 싫은 일이 더욱더 싫어지는 이 불쾌한 사슬을 끊기 위해서 사이클에 쾌감 자극을 줘야 하는데, 이는 웃음이 길러 내는 B 엔도르핀의 쾌감물질로 불쾌 자극의 폭주를 늦출 수 있다.

 많은 실험에서 NK세포 활성이나 림프구 등 면역성분이 정상치보다 낮은 사람은 웃음으로 상승하였고 높은 사람은 정상치가 되었다. 인체가 최적의 상태를 유지하려는 움직임이 있다는 걸 보여준 것이다. 이것이야말로 생명의 신비인 자연 치유력의 원천이다. 이를 통해 웃음은 치유력을 강하게 함을 알 수 있다.

 웃음과 류머티즘의 연구로 유명한 요시노 교수는 이러한 현상을 '웃음의 리세트(Reset) 현상 효과'라고 부른다.

웃음으로 당뇨병과 심근경색, 뇌졸중 예방

당뇨는 포식에 의한 것으로 너무 많이 먹어서 생기는 병이다. 식생활이 풍요로워 졌고 옛날 농경시대와 달리 먹는 것에 비해 몸을 움직이지 않기에 당뇨 같은 병이 생기는 것이다. 그래서 풍요로운 식생활에 적응하지 못한 사람들은 급격하게 체중이 늘었다. 이제는 체질 변화를 해야 한다.

당뇨는 포식이라는 새로운 환경에 적응하기 위해 아무리 먹어도 살이 찌지 않는 몸을 만들려는 인체반응이다. 이대로 포식의 시대가 몇 만 년이고 계속된다면, 그때부터는 유전자가 변해 새로운 몸으로 진화될 것이다.

당뇨에 걸린 것을 한탄하지 말고, 모든 병은 오랜 세월을 지속해 온 습관에 원인이 있기에 잘못된 습관을 우리는 조금만 조심하고 노력해서 고치도록 하자.

말할 필요도 없이 혈당치는 식사로 크게 변동한다. 건강진단 때는 아무것도 먹지 않은 공복 혈당치를 측정하고 결과가 정상이라고 안심하지만, 최근에는 공복 시 혈당치가 정상이라고 안심할 수 없다고 한다. 식후에 혈당치가 높은 사람은 당뇨가 되기 쉬우며 식후에 빠르게 혈당치가 오르는 사람은 심근경색이나 뇌졸중의 위험이 몇 배나 높아짐이 판명되었다. 식후에 코미디나 희극 영화를 보고 많이 웃고 난 뒤의 혈당치 상승이 40%나 억제되기에 웃음이 당뇨, 심근경색, 뇌졸중을 예방할 수 있다는 것이다.

당뇨병의 5대 합병증으로 1) 신경장애는 하반신 쪽에 많으며 감염이나 염증으로 다리를 절단하는 비극도 있다. 2) 신장장애는 심하면 인공투석을 할 수 있다. 3) 망막장애가 있다. 실명의 원인 1위는 당뇨에 의한 망막증이다. 4) 심근경색, 5) 뇌졸중이 있다.

식후에 편안하고 여유롭게 즐거운 대화나 재미있는 희극 영화를 보면서 유쾌하게 웃는 것만으로 5대 질환을 예방하고 치료할 수 있다면 웃는 일이 얼마나 멋지고 간단한 일인가.

그리고 또 하나 당뇨를 예방하는 일로 먹는 양을 생각하지 않을 수 없다. 현대인은 배가 부를 때까지 식사해서 하루에 필요한 에너지 소비량을 넘을 만큼 섭취한다. 넘치는 에너지를 인체는 소비할 수 없어서 국민의 질병이라고 하는 당뇨병이 생기는 것이다. 그러므로 우리는 조금 부족하게 섭취하며 많이 움직이고 많이 웃어서 예방과 치료를 해야 한다.

현재 당뇨병 인구가 암이나 심장병보다 웃도는 현실을 잊지 말아야 한다.

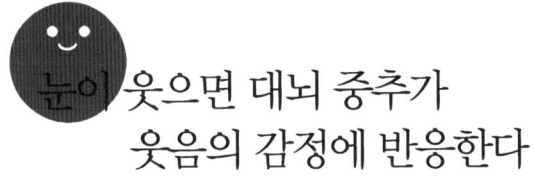웃으면 대뇌 중추가 웃음의 감정에 반응한다

눈은 웃지 않는다는 말이 있다. 입꼬리를 올려 웃는 척을 할 수 있어도 눈은 정직하다는 뜻이다. 마음의 창이라고 하듯이 마음으로부터 진정으로 웃으면 눈꼬리가 가늘어지고 주름이 생긴다. 이것이야말로 억지웃음으로 보일 수 없는 표정이다.

이때 눈 주위 안륜근이 무의식중에 움직인다. 안륜근을 움직이는 신경회로가 무의식의 뇌인 대뇌 변녹계(邊綠系 대뇌 주변에 있는 특수 신경계)에 정보를 보낸다.

대뇌 변녹계란 대뇌의 가장 안쪽이나 코 뒤에 자리하고 있다. 이 부분의 뇌는 해마(감정을 제어한다)와 편도체(기억을 쌓아둔다) 같은 것으로 구성된다. 이 변녹계가 외부로부터 자극(정보)을 받으면 그것에 반응하여 여러 가지 감정을 만든다.

우리 인간은 외부 자극에 대해 즐겁고, 기쁘고, 슬프고, 억울하다는 등의 여러 가지 감정으로 살고 있다. 그때 대뇌 변녹계의 해마와 편도체의 행복하고 기쁘고 즐거울 때 얼굴 근육은 웃는 표정이 된다.

웃음 근육은 뇌간과 연결되어서 호르몬을 분비하고 자율신경을

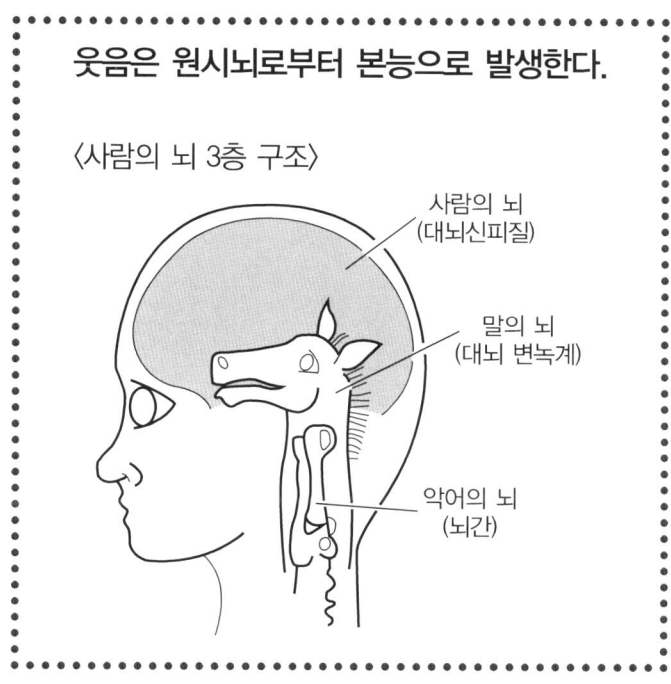

조절한다. 즐거우면 쾌락호르몬 엔도르핀이 분비되어 자율신경은 부교감 신경을 활성화 시킨다. 그 결과 면역세포나 림프구 등이 증가하여 암이나 각종 질환의 원인을 일제 소탕하는 것이다.

뇌간, 시상하부, 시상 등 뇌 중추부는 인체를 조절하는 곳인데, 대뇌 변녹계에서 만들어낸 감정이 분노라면 어떤 반응이 있을까? 분노할 때에는 공격적인 호르몬을 내보내는데, 그 모양은 상당히 무서운 형상이다.

연애의 감정이라고 느끼면 눈동자가 커지고 매력적인 표정이 되는 호르몬이 분비된다. 웃음과 같은 쾌락의 감정이 생기면 세로토닌(serotonin)이나 도파민(dopamine), 뇌 내의 마약이라고 하는 엔도르핀 등이 분비되어 기분이 좋아진다. 고통이 완화되고 스트레스가 해소되어 미래지향적으로 되는 것이다.

"생리적인 웃음으로 안륜근이 움직인다는 것은 인체의 균형 센터가 활발하게 활동하고 있다는 증거이다."라고 하야시 교수는 말하고 있다.

웃음과 유전자 실험으로부터 마음의 변화가 병을 낫게 한다는 것이 입증되었다. 웃음으로 유전자가 플러스 방향으로 활동하기 때문이다. 그렇다면 반대로 마음의 변화가 병을 일으킬 수도 있음을 알 수 있다. 마이너스 방향으로 마음이 움직인다면 유전자가 마이너스 방향으로 움직이는 것이다.

게이오 대학 의과대학 교수 아베 선생은 저서 『병은 가에서부터 의학』에서 이렇게 말하고 있다.

"병원에 다니는 사람 대부분이 마음에서 오는 병이라고 하면 '그런 바보 같은 얘기가 어디에 있어'라고 생각하는 사람이 많이 있다. 하지만 치통이나 복통, 천식, 고혈압, 위염, 심장병, 불임, 신경이나 근육 등 마음과는 전혀 관계가 없을 것 같은 병도 마음의 작용으로 문제가 생길 때가 많다. 골절마저도 마음의 작용으로 일어날 때가 많다."

유전자로 입증된 '심신일여'

무라가미 박사가 증명한 마음의 변화가 유전자를 '온', '오프' 스위치로 조정한다는 것만 보아도 마음의 변화가 병의 길잡이가 된다는 것과 같이 과학적으로 보면 당연하다고 볼 수 있다. 동양에서 전해오는 '심신일여' 사상은 유전자로만 보더라도 입증할 수 있다.

아베 박사는 "병은 일반적으로 세균이나 독물, 몸의 고장으로부터 생기는 것으로 생각하지만, 우리 인간은 마음으로부터 병이 생긴다. 그런데도 현대의학은 몸만을 주재로 발달하여 왔기에 마음은 뒷전으로 하고 몸의 병으로만 정하고 있다."라고 말한다.

서양의학이 마음과 몸의 연결 관계에 주목한 것은 1939년 〈심신의학〉이라는 잡지가 창간되기 시작하면서부터이다. 그런데 일본에서는 훨씬 전 1757년 백은혜학(白隱慧鶴)이라는 사람이 '내관법'이라는 집중법으로 결핵이나 신경계의 질환을 고칠 수 있다고 주장했었다. 그리고 오사카(おおさか (大阪)) 개업의 하라다에이(原栄)에 의하면 "결핵이 낫느냐 못 낫느냐는 환자의 마음에서 온다"고 정신적인 면을 강조했었다. 또 의사 이시가미(いしがみ (石神))는 "결핵의 저항력은 감정에 영

향을 받는다."라는 것을 실험으로 입증했다. 이 연구 결과는 미국 의학계에도 발표되어 다른 나라 의사를 놀라게 했다.

'심신일여' 의학은 동양이나 한국이나 일본이 본가이지만, 1965년 규슈 대학의 노력으로 미국보다 12년 늦게 '일본 심신 의학회'가 발족됨에 따라 규슈 대학의 의학부에 '정신신체의학연구소'가 설치되었다. 그리고 지금까지 유명한 마음 치료 내과병원이 되었다.

게이오(慶応) 대학에도 1962년 심신 센터가 시작되었고 이것이 전국 병원에 심신 센터나 마음 치료 내과의 모체가 되었다.

인간은 감정의 동물이라고 한다. 예를 들어, 쾌의 감정인 기쁨, 즐거움, 만족, 안심은 인체의 확대 감과 온 감을 느끼게 한다. 어느 쪽도 행복이라는 신체 상태이다. 그것을 감정이라 하며 각각의 유전자가 '온'으로 되었다는 결과이다. 반대로 불쾌감정인 불안, 분노, 슬픔, 가슴이 저린 고통스러운 감정 등을 가져오는 것도 육체 변화에 반응하는 유전자가 '온'으로 되었기 때문이다.

이렇게 해서 마이너스 감정이 병을 일으킨다는 사실을 실험으로 확인하였다. 더 나아가서 아베 박사는 육체가 감정을 만든다. 감정은 육체 감각의 총 안테나이기도 한다. 그것은 슬프기에 눈물이 나오는 것이 아니라 울기 때문에 슬퍼진다는 심신상 관계를 의미한다. 이것은 웃는 척만 해도 즐거워진다는 실험 결과와 일맥상통한다. 이런 것이야말로 심신 관계이다. 즐거우면 웃음이 나오고 힘들고 고통스러우면 한숨이 나온다.

아베 박사는 "암은 정신적인 영향이 크다."라고 단언한다. 그것은 스트레스로 암에 대항하는 면역력이 줄어들고 웃음으로 면역력이 늘어난다. 암의 원인에 정신적인 것이 크다는 것을 실험으로 밝혔다. 이 연구는 미국에서 1950년대부터 활발하게 진행되었다.

1967년 영국에서 500명의 폐암 환자를 조사했다. 놀랍게도 형제나 부모, 배우자 등 아주 가까운 사람이 사망한 사실이 많았던 것을 확인했다. 또 폐암 환자 중에는 원래부터 감정 처리가 서툰 사람이 많았다. 그리고 유아기에 불행했던 사람이 많았다는 사실도 알려졌다.

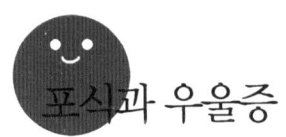
포식과 우울증

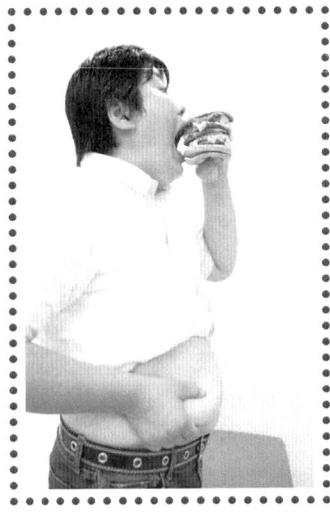

당뇨는 현대인이 안고 있는 위험폭탄이다. 생활 습관병이라고 알려졌지만, 본인의 자각증상 없이 진행되는 병으로 자신이 알게 될 때는 늦어버릴 때가 많다. 일본에는 예비군을 포함하여 당뇨환자 수가 1,600만 명을 넘어가고 있다. 이 숫자는 어른 6명 중 1명이라는 지금은 마치 일본 국민병이라고도 할 수 있다. 이런 사실은 우리나라도 마찬가지일 것이다.

　최대원인은 포식과 과도한 영양에 있음은 말할 필요조차 없다. 충분히 먹을 수조차 없었던 옛날 사람에게는 생각할 수 없는 병이었는데 지금은 국민의 병이 된다는 것은 역시 먹고 싶은 대로 늘리는 식사량이 가장 큰 문제다.

최근 자료에 의하면 메타포리 증후군 중 노년 만성 50%가 위험수위라고 한다. 메타포리란, 초비만(내장지방형), 고혈당, 고혈압, 고지혈의 4대 고의 상태를 뜻한다. 이것을 내버려두면 당뇨, 뇌졸중, 심근경색 등의 위험성이 높아진다.

포식에 이어서 제2의 원흉이 스트레스다. 식후에 코미디나 개그로 웃었을 뿐인데, 혈당치가 내려갔다는 사실이 있지만, 경쟁사회, 빈부격차사회에서는 언제나 스트레스에 노출되어 웃을 수 있는 일이 별로 없다. 높은 스트레스 사회에서 고혈당은 초비만, 고지혈증, 고혈압과 같다고 보면 된다.

그 결과 일본에서는 메타포리 위험이 중년 남성에게 50%나 나타나고 있는데, 이런 현상이 반드시 나쁘지만 않다는 수상의 발언에도 일본인은 웃음을 잃어버리고 있다. 경쟁사회에서 낙오되어 뒤떨어진 인생을 살아야 하는 사람들은 마음을 열지 못하고 진실을 감추어야 하는 비참한 현실이다. 그런 일상에서는 웃을 수 없는 것이 당연한 일이다.

사람들이 여유 있는 인생을 보낼 수 있으려면 많은 사람을 안아줄 수 있어야 한다. 사회가 모나지 않고 둥글게 웃으면서 살아갈 수 있었으면 좋겠다.

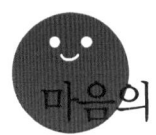마음의 병은 5년 사이에 2.4배나 급증했다

최근에는 믿을 수 없는 일이 일어나고 있다. 자신의 눈과 귀를 의심하는 사건이 가득하고 지금까지 없었던 기묘하고 기괴한 범죄가 연일 이어지고 있다. 그래서 우리의 마음은 깊게 가라앉고 있는지도 모르겠다. 그리고 직장에서 마음의 병으로 상담하는 횟수는 폭발적으로 늘고 있다. 2003년에 마음의 문제로 상담을 청한 남성은 442건, 여성은 521건으로 전년보다 43%가 급증했고 5년 전의 약 2.4배 증가했다. 이러한 배경에는 부당해고나 임금체납 등 심각한 불황에 약한 자를 죽이는 격차 사회의 모순이 있다. 이러니 자살자가 급증하고 웃음을 찾을 수 없다. 지금 일본에서 일하는 사람 10명 중의 6명이 마음의 병을 앓고 있다. 한국도 자살률이 해마다 늘어가고 있다. 얼마 전까지 일본이 앞섰는데 최근의 통계를 보면 한국이 앞서고 있다.

일본은 성인 60%가 불안과 우울증 상태에 있다. 회사에 가고 싶지 않은 우울증이 심해지면 자폐증 환자가 되고 신경질환이나 신경장애로 나타난다. 마음의 병으로 휴직자는 늘어 가면 당연히 기업의 손실은 크다. 기업을 상대하는 전문가의 의견은 마음의 병 증가로 일본 국내에서 연간 1조 엔의 손실이 있다고 한다(산업정신보건연구소).

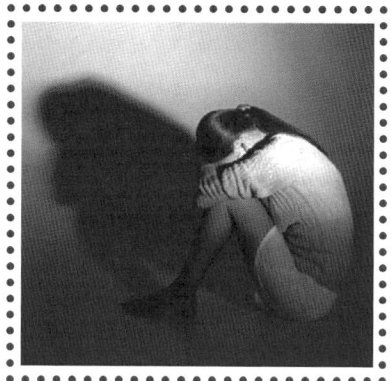

우울 증상 위험군은 어른만의 문제가 아니다. 어린아이에게까지 우울증이 침투하고 있다. 중학생의 23%, 초등학생의 8%가 즐겁지 않다, 울고 싶다, 혼자 있고 싶다는 등의 심각한 증상을 호소하고 있다. 심한 우울증의 위험이 있다고 판단되는 어린이는 초·중학생 합쳐서 13%나 된다. 이것은 미국이나 유럽보다 높은 통계로 초·중학생을 대상으로 한 조사는 처음이었다. 자살 지향이 있는 어린이도 적지 않음을 알 수 있었다.

일본 어린이의 우울 증상 경향은 의욕의 차이로도 나타나고 있다. 고교생의 국제 조사에서 '성적이 좋아지고 싶다'고 희망하는 학생은 한국, 중국, 미국에서는 70%대인데 일본은 33%밖에 되지 않았고 '희망하는 대학에 가고 싶다'는 한국과 중국은 75%, 미국은 54%인데, 일본은 29%였다. 의욕과 건강은 깊은 관계가 있음을 알 수 있었다.

일본인 마음 병의 깊이는 심각하다. 마음의 병은 근본적으로 즉효성이 있는 웃음이 아니면 고칠 수 없다. 웃는 집에는 복이 온다. 웃음의 면역학이 우리의 인생을 구할 수 있다. 개인이 행복해지면, 나라도 행복하고 건강해진다.

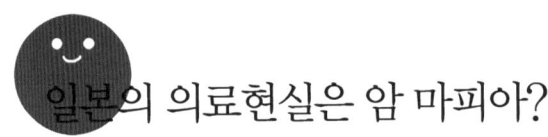
일본의 의료현실은 암 마피아?

유명한 기자가 출판한 책에서 다룬 일본의 의료 현실이 한국과는 어떤 차이가 있는지 독자의 판단에 맡긴다. "항암제는 암을 낫게 하는 것이 아니다."라는 보건성 간부의 충격적인 고백은 일본 전체에 퍼져 갔다. 지푸라기라도 잡는 심정으로 매달리는 암 환자나 가족은 그냥 암담할 뿐이었다.

항암제는 암을 낫게 할 수 없을 뿐만 아니라, 맹독 물질이며 발암 물질이기도 하다. 4주간에 10명 중 겨우 한 사람이라도 종양이 축소되면 유효하다고 여겨 의약품 허가가 나오는 놀라운 실태를 이 책에서 폭로했다. 항암제로 적혈구가 감소하고 악성빈혈이 되며 혈소판을 파괴하여 내장 출혈이나 NK세포를 줄여서 암세포의 공격력을 떨어트린다. 암을 공격하는 병사를 죽이기 때문에, 오히려 암세포가 좋아한다. 발암성의 항암제 투여는 다른 장기에 암을 발생시키기도 한다.

마치 '불타는 집에 휘발유를 붓는 격'이라는 표현이 맞는 것이다. 이것이 현대 암 치료 현실이다. 그리고 방사선이 항암제보다 더욱 면역력을 파괴한다는 사실은 일본 보건성도 인정한다.

국민 의료비의 반 이상인 15조 엔을 넘는 예산이 암 이권이라고 한다. 마치 거대한 이권에 몰려드는 암 마피아와 다를 바 없다. 죽임을 당하는 암 환자는 연간 25만 명이나 된다는 사실을 일본 국민은 어떻게 받아들일지 모르겠다.

사랑하는 사람을 맹독 항암제 등으로 죽이고도 대금을 지급하며 의사에게는 커다란 신세라도 지은 것처럼 인사를 해야 하는 현실이다.

암으로 사망한 사람 10명 중 8명은 암 치료라는 이름을 빌린 중과실 치사 또는 살인죄(미필의 고의)의 희생자다. 의료보험의 의료국장의 놀라운 발언을 여기에서 분명하게 밝혀보면 "개인적 의견으로 항암제는 보험으로 지급할 필요가 없다고 생각합니다. 왜냐하면, 항암제는 2~3가지만, 제외하고는 아무리 사용한다 해도 효과가 없기 때문입니다."

이 말은 2005년 10월 20일 개최된 '일본 의료경제 포럼'의 제4회 공개 심포지엄(symposium)에서의 발언이다. 만석의 청중 앞에서 정부의 책임자가 "항암제는 효과 없다."라고 진실을 밝혔다. 이것이 암 산업의 중심인 일본 정부의 진실이다. 이제 더는 항암제 효과가 없다는 진실을 감출 수 없음을 판단한 것이다. '암 환자의 독살을 알면서도 묵살한 죄'가 문책당할 것은 100% 확실하다. 그래서 그들은 "사실은 효과가 없다."라고 밝히며 책임에서 도망가려 하고 있다.

암 전문의는 "나에게는 절대로 항암제를 사용하지 마라."라고 하면서 다른 암 환자에게는 상식처럼 아무렇지도 않은 얼굴로 항암제를 권한다. 그들은 치료 현장에서 몇천 명의 환자에게 맹독 항암제를 기계적으로 투여하면서 자신이 암에 걸렸을 때는 거부한다.

건강정보신문의 편집장에 의하면 동경대 의학과 교수 네 명이 암에 걸렸을 때 항암제를 완강하게 거부하였고 대처 치료의 방법을 찾아 치료하였다. 그런데 지금 네 사람 모두 건강하다고 한다. 이것이 지금 일본의 의료 현실이다.

그리고 일본의 의료보험제도에는 너무나 많은 돈을 지급하고 있다는 것이 문제이다. 약의 양이 많으면 많을수록 병원은 돈을 번다. 이제는 환자 편에서 환자를 위한 의료가 눈앞에 와 있다. 그것이 바로 웃음 치료이다. 웃음 치료의 선도자 노먼 커즌스나 패치 애덤스 박사의 발자취를 뒤돌아보기를 바란다.

그들의 사랑스럽고 따뜻한 웃음 띤 얼굴이야말로 의료 현장에서 진정한 희망의 등불이 될 것이다.

5장

병은 웃어서 낫는다

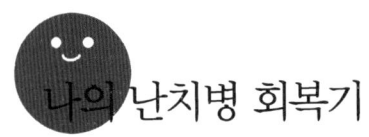# 나의 난치병 회복기

작가 : 노먼 커즌스

'생의 의욕이 기적을 일으켰다.'

1964년 내가 걸렸던 난치병이 주제이다. 나는 오랜 기간 이 일에 관해서 쓰기를 피해왔다. 그것은 나와 같은 병으로 고통받는 사람에게 잘못된 희망을 안겨주지는 않을까 하는 두려움이 있었기 때문이다. 그뿐만 아니라, 그냥 한 증상의 예라는 것이 의학 연구 연대기 안에서 작은 위치를 차지하는 체험기 정도임을 잘 알고 있었다.

그러나 나의 병 얘기가 일반 잡지나 의학 전문지에 몇 번이나 톱기사로 실려서 그런지 나에게 편지로 '의사도 포기해 버릴 만큼 움직일 수 없는 중병을 웃어서 날려 보낸 것이 사실인가요?' 하고 물어오는 사람이 많았다. 이러한 질문을 고려해서 전에 보도된 내용보다 좀 더 완벽한 설명을 해야 한다고 생각했다.

그것은 1964년 8월의 일이었다. 나는 국외 여행에서 비행기로 귀국했지만, 열이 조금 있었다. 처음에 몸이 욱신거리는 느낌을 받았지만, 대수롭지 않게 생각했었는데 몸 상태가 눈에 띄게 악화 됐다. 일주일도 되지 않은 시간에 팔, 손, 손가락, 발조차 움직이는 것이 힘들어졌다.

여러 가지 진단용 검사 중에 〈혈침〉은 의사에게 가장 유용한 검사 중 하나였다. 그 방법은 지극히 간단명료하였다. 적혈구가 시험관 안에서 가라앉는 속도는 일반적인 염증이나 감염의 정도에 정비례했다. 인플루엔자(influenza)와 같이 보통의 병이라면 혈침은 30 정도가 최고치인데 나는 혈침이 80을 넘어서고 있었다. 혈침이 60을 웃돌아 70이나 되면 의사는 경증의 환자가 아님을 판단한다. 나는 이미 입원했을 때 혈침이 88을 가리키고 있었다. 그것은 일주일 내에 150까지 올랐다. 통상 위험 신호를 지나서 생명을 포기하는 숫자였다. 혈침 이외에도 여러 가지 검사가 시행되었다. 하지만 환자를 위한다기보다는 병원의 임상 검사의 능력을 알리기 위한 것이라고밖에 생각할 수 없었다.

어느 날은 하루 네 곳의 다른 과에서 네 명의 기사가 네 번 따로따로 상당량의 혈액 표본을 채취하여 갔다. 당시는 놀라움으로 할 말을 잃었다. 병원이 검사를 조정해 하나의 혈액 표본을 나누어서 사용하지 않을 정도로 배려도 하지 않는 일은 무책임했다. 건강한 사람에게서라도 하루 중에 네 번이나 대량의 혈액을 뽑아내는 것은 있을 수 없다고 생각한다. 그 이튿날도 같은 기사들이 와서 다시 채혈하려는 것을 쫓아버렸다. 그리고 병실 문에 '나는 삼 일에 한 번만 채혈할 것이며 각 과는 한 번 채혈한 병의 피를 나누어서 사용하라고 요구한다'는 게시를 붙였다. 그러는 사이 병원이 중증환자가 있을 곳이 못 된다는 확신을 했다.

기본적인 위생존중의 관념이 부족해, 포도상구균 외에 병의 원인이 눈 깜빡할 사이에 병원 중에 퍼져 나가는 상태였고 또 엑스선 검사를 찍어대며 강력한 진통제를 무차별로 남용하고 있다고밖에는 생각할 수 없었다. 그리고 때로는 그것이 환자를 위한 것이라고 하기보다는 병원의 사정에 의해 시행되고 병원의 일과가 환자의 휴양보다 우선이라는 생각이 들었다. 이런 시스템이 현대 병원의 중대한 결점이다. 그리고 더욱더 중대한 결점은 영양이다. 그것은 식사의 영양을 취할 수 없는 것은 말할 필요조차 없다. 나의 눈에 용서할 수 없는 일로 비추어진 것은 가공식품의 남용이었다. 방부제나 해로운 착색제를 포함한 것이 있었고 표백한 밀가루나 연화제를 사용한 하얀 빵이 매일 식사로 나왔다. 채소는 너무 삶아서 영양 가치가 거의 없는 상태였다.

주치의는 병원에 관한 나의 비판적 의견에 반론이 없었다. 나는 다행스럽게도 환자의 입장에 서서 생각해주는 주치의를 만났다. 박사는 내가 채혈하러 온 기사들을 쫓아낸 것도 옳았다고 찬성했다. 박사와 나는 20년 이상을 친구로 지내왔다. 우리 두 사람은 〈뉴-잉글랜드 의학지〉나 〈란세트〉 등의 의학 신문, 잡지 기사에 관해서 의론을 교환한 적도 있다.

박사는 나의 병에 대해서 솔직하게 말해주었다. 정확한 원인에 대해서도 진단이 일치하지 않음을 가르쳐 주었다. 내가 중증의 결합 조직 질환에 걸려있다는 의견에는 일치하고 있었다. 관절염이나 류머티즘은 모두 나와 같은 병으로 볼 수 있다. 조직을 결합하는 섬유질이 따로따로 되어서 수족을 움직일 수 없게 되고 침대 위에서 돌아눕거나 일어날 수도 없었다. 전신 피하에 작은 모래 같은 소결절이 나타났고 그것은 병이 온몸에 퍼졌다는 표시이며 심할 때는 입조차도 열 수 없었다.

박사는 뉴욕의 전문가 박사팀을 초빙하였다. 그 전문가들은 지금까지의 진단을 모두 바꾸었다. 강직성 척추염이라는 자세한 진단을 내렸다. 그것은 척추의 결합조직이 따로따로 되는 병이었다. 나는 완쾌될 수 있느냐고 물었다. 박사들은 감추지 않고 알려주었다.

완쾌되는 비율은 500명 중 한 사람이지만, 자신의 경험으로는 이런 증상으로부터 완쾌된 것은 아직 본 적이 없다고 했다. 그때까지는 나의 병을 의사에게 맡겼는데, 이렇게 된다면 죽든지 살든지 나 자신이 무언가 해야 한다는 생각이 들었다. 500명 중 한 사람이 되기 위해서는 이렇게 그냥 앉아서 기다릴 수 없다고 생각했다.

나는 박사에게 병의 원인에 대해 물었다. 원인은 여러 가지였다. 예를 들어, 중금속 중독에서 올 수도 있다고 했다. 그래서 나는 발병 직전에 있었던 일을 열심히 생각해보았다.

나는 1964년 7월에 문화교류 문제를 검토하기 위해 미국 대표단의 단장으로 소련에 갔었다. 회의는 모스크바에서 있었다. 우리의 호텔은 주택 지역에 있었고 나의 방은 2층으로 매일 밤 디젤 트럭의 행렬이 24시간 왕래하고 있었다. 여름이었기에 창문을 열어놓은 채로 있었고 매일 밤잠을 제대로 잘 수가 없었다. 아침에 일어나면 토할 것 같기도 했다. 모스크바 공항에서 대형 제트기가 눈앞의 활주로를 달리면서 배기가스를 뿜어냈고 나는 그대로 가스를 들이마셔야 했다. 이런 모스크바의 경험을 생각해내고 공항이나 호텔 디젤의 배기 중의 탄화수소가 지금 병의 근본적 원인과 관계가 있는 것은 아닐까 생각했다. 만약 그렇다면 중금속 중독이라는 의사들의 추측이 맞을지도 모른다. 그러나 이 추리의 문제는 여행 중 계속 동행한 부인이 아무 일도 없다는 데 있다.

그러나 잘 생각해보니 나는 이 반응의 다른 점에 대해 두 가지 설명이 가능해졌다. 하나는 제각기 반응하는 알레르기가 다르다는 것이다. 두 번째는 그때 나는 극도의 피로 상태에 있었고 면역 기능이 완전하게 움직이는 사람과 비교하면 저항력이 약해져 있었다. 그렇다면 부신의 피로가 병 원인의 하나였다고 본다. 나는 그 점을 다시 한 번 생각해 보았다. 소련에서의 업무는 결코 가벼운 업무가 아니었다. 서류작성과 정리에 쫓겨서 매일 밤늦게까지 깨어 있었고 그 어떤 것도 제대로 되지 않아서 신경 쓰는 일이 많았다.

소련 대표단의 단장이 모스크바에서 40마일 정도 떨어진 곳에 별장을 갖고 있었는데 그곳으로 우리를 초대하였다. 나는 한 시간 전에 도착했다. 그날 만찬에 참석하는 사람의 개인 정보를 미리 알려달라는 소련 쪽의 요청으로 한 사람씩 소개해야 했기 때문이다. 내가 받은 통지로는 모스크바 정부의 차가 3시 30분에 호텔로 오기로 했다. 그렇다면 별장까지 드라이브 겸해서 다섯 시까지는 도착하여 소련 대표들과 만나 회의를 진행해야 했다. 또, 미국 대표들은 6시까지 도착하면 되는 예정이었는데 운전사가 별장으로 가는 길을 잘못 들어선 것이다. 80마일 이상 달려서야 이 사실을 알아차렸다. 나는 모스크바로 되돌아가서 다시 별장으로 향했다. 그래서 9시 지나서야 별장에 도착했고 나는 말할 수 없는 긴장으로 지쳐있었다. 그 이튿날 공항까지의 거리도 생각보다 멀었고 비행기 안은 말할 수 없이 붐볐다. 도착해서도 긴 행렬의 세관을 통과해야 했다. 집으로 돌아오는 길에 전신을 엄습해오는 불쾌감을 확실히 느꼈다. 그리고 일주일 후에 나는 병원에 입원했다. 그 모스크바에서의 체험을 생각해보니 병의 원인에 관해서 나의 추리가 틀리지 않았다는 생각이 들었다. 집사람은 아무렇지 않은데 나만 배기 오염에 당한 것은 나의 부신이 상당히 피로했고 그 결과 신체의 저항력이 저하되었기 때문이다. 나는 자신의 부신 기능을 다시 한 번 건강하게 돌려놓아야 한다고 생각했다. 『육체의 지혜』라는 책에서 생체 단상성이라는 것을 회복시키지 않으면 안 된다는 것을 기억해냈다.

나는 자신의 내분비계 특히 부신의 완전한 기능 회복이 중증의 관절염과 싸우기 위해서 절대 필요조건임을 알았다. 내가 읽었던 연구 보고에 의하면 임신 중 산모는 관절염의 증상이 가벼워지는 사례가 많다는 것이다. 그 이유는 임신 중에는 내분비계가 활발하게 움직이기 때문이다. 그렇다면 나의 부신과 내분비계 전반을 다시 한 번 활발하게 움직여보면 어찌 되지 않을까? 나는 10년 전에 읽었던 한스, 세리에의 고전적인 명서 『생명의 스트레스』가 생각났다. 그 책은 부신의 피로가 욕구불만이나 참았던 분노 등의 정서적 긴장감에 의해서 생기는 현상이라고 굉장히 알기 쉽게 표현했다. 불쾌한 부정적인 정서가 인체의 화학적 작용에 부정적인 효과를 주는 사실을 자세하게 설명하고 있었다.

그것을 생각해낸 순간 당연한 의문이 나의 가슴 속에 솟아올랐다. 그렇다면 적극적, 긍정적인 정서는 어떻게 될까? 만약 육체의 부정적인 정서가 육체의 부정적인 화학반응을 일으킨다고 하면 적극적인 정서는 적극적인 화학반응을 일으키는 것은 아닐까. 사랑, 희망, 웃음, 신뢰, 삶의 욕구는 치료 가치가 있기에 부정적 정서는 화학적 변화로 마이너스 측이 생겨나는 것이다.

틀림없이 적극적인 정서를 불러일으키는 것은 수도꼭지를 틀어서 물이 나오게 하는 것처럼 간단하지 않다. 그러나 자신의 정서를 어느 정도까지 제어할 수 있다면, 그것만으로도 병리학으로 좋은 효과를 줄 수 있다. 불안도 어느 정도의 자신감으로 바꿀 수 있다면, 도움이 된다고 생각했다. 건전한 정서를 추구하는 조직적인 계획이 내 마음에서 형태를 갖추기 시작했다.

나는 곧바로 주치의에게 이 계획을 상담하지 않으면 안 된다고 생각했다. 그리고 실험으로 들어갔다. 이 실험에는 정확하게 두 가지의 전제 조건이 필요했다. 첫 번째 전제 조건은 내가 받고 있는 약물치료와의 관계이다. 만약에 조금이라도 독성이 있는 약이 사용되고 있다면 나의 계획으로 말미암은 성공이 의심되기 때문이다. 두 번째 전제 조건은 병원과 관계된 것이다. 나에게는 어떤 곳이든 적극적인 인생관을 가질 수 있는 장소가 필요했다.

이 두 가지의 전제 조건을 따로따로 음미해보자. 우선 주로 사용되는 약물은 진통제, 아스피린(aspirin), 훼닐부다존, 수면제 등이었다. 나는 당시 사용하고 있던 거의 모든 약에 관해서 과민성임을 알았다. 병원은 그때까지 나에게 하루에 아스피린 26정과 그 외에 12정이나 되는 약을 주었다. 전신에 붉은 점이 생겼고 수백만 마리의 벌레가 살 속을 파고들어 기어 다니는 듯한 가려움이 생겼다.

내 몸은 약으로 절었고 그 중독을 일으키고 있는 것만으로 적극적인 화학 변화는 기대할 수 없었다. 의학지의 관계 자료를 자세히 조사한 결과 아스피린까지 부신에 무거운 부담을 주고 있음을 발견했다. 그 외에 훼닐부다존은 현재 제조되는 약 중에서 가장 강한 항염증제의 하나였다. 혈변을 일으키든지 견딜 수 없는 가려움이나 불면증을 일으키기도 한다. 그리고 뼈 기능의 저하를 가져온다는 사실을 알았다.

한편 아스피린은 더욱 안전하고 좋은 약이라고 알려졌고 일반 대중에게는 가장 안전무해한약, 가장 잘 듣는 약이라고 알려졌지만, 나는 의학지에 실린 연구를 자세하게 조사해보았다. 아스피린은 본래 굉장히 강한 약으로 사용하는 데에는 상당한 주의가 필요했다. 그런데 의사의 처방전이나 지도 없이 아스피린을 무제한으로 살 수 있다는 것은 어떻게 보아도 이해되지 않았다.

아스피린은 소량으로도 내출혈을 일으킬 수 있다. 의학지의 기사에는 아스피린의 화학 성분이 훼닐부다존의 화학 성분과 같이 혈소판의 혈액응고 기능을 파기한다는 보고가 있었다. 생각하면 생각할수록 그것이 신경 쓰였다. 나는 마음속으로 물어보았다. 이렇게 오랫동안 알려져 온 아스피린이 실제로는 관절염이나 나의 병에도 매우 유해할까? 그러나 의학 역사에는 오랫동안 사용되어 온 약이나 치료법이 결국은 유해무익하다는 예가 헤아릴 수 없을 정도로 많았다.

예를 들어, 몇 세기 동안 의사들은 환자의 피를 뽑는 일을 거의 여러 가지 치료를 하기 위한 필수 치료라고 믿어왔다. 그런데 19세기 중반이 되어서야 그 치료법은 환자를 약하게 한다는 사실이 드러났다. 조지 워싱턴(George Washington)도 이 치료로 과다출혈해 사망한 것이라 한다. 20세기 후반에 살아가고 있다면서 바보스럽게 위험한 약이나 치료에서 안전을 찾을 수 없었다. 어느 시대에도 각양각색의 만능약이라는 미신이 있다.

인간의 신체는 훌륭한 인내력을 갖고 있어 몇 세기를 지나오면서 의사가 처방한 여러 가지 공격에도 참고 견뎌 왔다. 내가 아스피린과 훼닐부다존을 복용하지 않는다면 어떻게 될까? 그렇다면 통증이 있을지 알고 싶어졌다. 그때 이미 나의 등뼈와 관절은 거의 전부가 트럭에 깔린 것처럼 통증이 심했었다. 나는 통증을 정신적인 거로 생각했다.

　대다수 사람은 어떤 아픔이라도 아픔과 친해지면 서둘러서 뚜껑을 여는 것처럼 아픔은 무섭다고 하는 광고에 휘말려 공포에 떨게 된다. 그래서 작은 통증이라도 느끼면 금방 이것저것의 진통제를 사용하고 우리는 진통제에 대해 무지하기에 합리적으로 대처할 수 없다. 그러나 통증은 인체의 마술과 같은 것이다. 그것은 근육이 육체를 향해서 어딘가 고장을 알리는 신호이기도 하기 때문이다.

　한센병의 환자는 통증을 달라고 신에게 기도한다. 한센병이 무서운 것은 수족에 병이 생겨도 통증 감각이 없어서, 아프다는 경보를 받을 수 없어서 손가락이나 발가락을 잃어버리고 만다. 예를 들어, 통증이 있다 해도 그것이 근본적으로 필요한 과정의 진행을 나타내는 것임을 알면 참을 수 있다. 이 근본적인 필요라고 하는 것이 결합조직의 지속적인 붕괴를 멈추게 하려는 육체적 기능의 회복이라고 생각했다.

　또 하나의 문제는 심한 염증이다. 만약 아스피린을 복용하지 않는다면 염증과의 싸움을 어떻게 하면 될까 하는 것이다. 나는 전에 의학지에서 비타민C가 각양각색(기관지염부터 여러 종류의 심장병까지)의 병과 싸우는 데 힘이 된다는 기사를 읽었었다. 그렇다면 비타민C는 염증에도 효과가 있을지도 모른다는 생각을 한 것이다. 비타민C는 직접 환부에 작용할까? 아니면 육체의 내분비계, 특히 부신 활동의 촉진물질의 역할을 할까? 비타민C가 부신의 영양 공급을 좌우하는 역할을 한다고 생각할 수 있을까? 나는 마음속으로 자문자답해보았다.

　나는 비타민C가 혈액의 산소 공급을 도와주고 있다는 것을 어느 의학지에서 읽었었다. 산소 부족이 나의 병 원인 중 하나라고 한다면 그것도 비타민C를 사용해야 하는 근거 중 하나가 된다.

어느 의학 보고에 의하면 콜라겐(collagen) 병 환자에게는 비타민C가 부족하다는 것이다. 그것은 조직파괴에 대항하는 과정에서 비타민C가 대량으로 소비된다는 것을 의미한다. 나는 내가 생각한 모든 것을 주치의에게 상담하기로 했다. 박사는 병 원인에 관한 추측이나 회복의 장애를 줄이는 수단에 관한 비전문가인 나의 말에 귀 기울여주었다. 그리고 박사는 내가 삶의 의욕이 강하다고 생각했다.

"가장 중요한 것은 당신이 자신이 말한 모든 것에 관한 신념을 잃지 않는 것입니다."라고 나를 격려해 주었다. 박사는 또 회복의 가능성에 관해서도 나와 같이 희망을 품었고 상호협력이라는 생각을 진심으로 좋아했다. 병원에서 옮긴 것에 미안한 감이 있었지만, 우리는 체내의 화학작용증진법의 하나로 적극적 정서의 안전한 발휘를 목표로 계획했다. 희망과 사랑을 신뢰하는 것은 별로 어렵지 않지만, 웃음은 어떤 것일까?

관절의 뼈가 하나도 남지 않고 불이라도 붙은 듯한 통증을 견디면서 누워있는 것은 힘들었다. 나는 순서를 정하고 계획을 실행하려고 마음먹었다. 우선 처음에는 희극 영화가 좋을 거로 생각했다. TV 프로그램인 몰래 카메라의 프로듀서가 자신의 대표작을 영사기와 함께 보내주었다. 간호사가 영사기를 돌렸다. 효과는 금방 있었다. 10분간 배를 잡고 웃고 나면 적어도 두 시간은 통증 없이 푹 잘 수가 있었다. 웃음의 진통 효과가 흐려질 때가 되면 다시 영사기를 다시 한 번 돌려서 통증을 느낄 수 없게 만들었다. 가끔 간호사가 구해오는 유머 책을 읽어주기도 했다. 웃음(적극적인 정서)이 내 몸 화학 작용에 좋은 영향을 미치는 것을 믿는다는 것은 어느 정도 과학적인 걸까? 만약 웃음이 실제로 신체의 화학작용에 건전한 영향을 미친다고 한다면 적어도 이론상 조직의 염증에 대항하는 힘이 그것에 의해 높아질 것이다. 유쾌한 얘기를 듣기 직전과 수 시간 후의 혈침을 측정하여보았다. 할 때마다 5포인트씩 낮아지고 있었다. 이 숫자는 별로 큰 차이가 아니지만, 그것이 지속해서 차이 난다면 굉장한 성과가 있으리라 생각했다.

웃음은 '인체의 약'이라는 예부터 전해오는 말이 병리학적인 근거가 있음을 알게 되어 기뻤다. 그러나 병원의 측면에서 보면 웃음 치료에는 마이너스 부작용이 하나 있었다. 그것은 다른 환자에게 방해되는 일이었다. 그러나 이 병원의 반대가 길지는 않았다. 그것은 내가 호텔로 자리를 옮겼기 때문이다. 호텔로 옮기면서 얻은 이익 중 하나가 병원의 3분의 1로 경비가 줄었다는 것이다. 그 외에도 셀 수 없을 만큼 많았다. 목욕하는 일, 식사하는 일, 침대 시트를 가는 일, 검사, 병원의 인턴이 진찰로 와서 깨우는 일도 없으니 여유 있게 천천히 안정되게 치료를 받았으니 실제로 멋진 일이었다.

이것이 일반적인 증상을 호전시키는 일이 틀림없으리라 믿는다. 비타민C가 나의 회복 계획 전체에서 어떤 역할을 해 줄 것인지 박사에게 의논했다. 박사가 이 문제에 관해서는 자유롭게 받아들일 수 없음을 잘 알 수 있었다.(그 당시에 의사들은 비타민C의 효용을 별로 인정하고 싶어하지 않았다) 그러나 박사는 과학적 연구 결과 여러 가지 어려운 문제가 있음을 알려주었다. 비타민C를 대량으로 섭취하면 신장을 해치는 위험이 약간 있을 수 있다고 경고해 주었다. 그러나 신장은 당면한 문제가 아니었기에 위험성은 받아들일 값어치가 있다고 생각했다. 그래서 나는 박사에게 대량으로 비타민C를 투여한 사실 여부를 물었더니 내가 입원해 있던 병원의 환자로서 근육 내 주사로 3g까지 섭취한 예가 있음을 확인해 주었다. 주사에 의한 투약법을 생각하여 보니 내 마음에서 의문점이 생겨났다. 비타민C를 직접 혈액 속으로 보내는 것이 효과가 있을지 모르지만, 급격하게 대량으로 주입된 비타민C를 활용할 만한 능력이 몸 안에 준비되어 있을까? 하는 것이었다.

비타민C의 커다란 장점 중의 하나는 '인체가 필요한 양만큼만 섭취하고 나머지는 배출하고 만다는 것'이다. 인체에 의한 비타민C의 활용은 시간과 관계있지 않을까 하는 생각이 들었다. 인체는 비타민C가 빠르게 활용이 안 되니까 대량은 체외로 배출해버린다고 생각했다. 그렇다면 비타민C를 3~4시간 정도 걸리게 링거로 정맥 내에 주입하는 방법이 있지 않을까 하고 생각했다. 이 방법이라면 3g보다 더 많은 양을 투약할 수 있을 거로 생각한 것이다. 내 희망은 비타민C를 10g부터 시작해서 점점 양을 늘려 최후에는 25g까지 도달하는 것이었다. 내가 비타민C 25g이라고 목표를 제시했을 때 박사는 놀랐다. 지금까지 모든 투여량의 기록과는 동떨어진 대량이었기 때문이다. 박사는 그것은 신장만이 아닌 팔의 혈관에도 나쁜 영향을 미치니까 하지 않는 편이 좋다고 주의하라고 하였다. 박사는 인체가 25g의 비타민을 4시간 동안에 처리하지 않으면 안 된다는 가설은 자신이 알고 있는 기록 중 어디에도 없다고 했다. 그러나 지금까지와 같이 그것은 커다란 도박이었다. 나의 결합 조직을 먹어치우는 것과 싸우지 않으면 안 될 일을 비교한다면 혈관을 해치는 일 정도는 아무것도 아니었다.

우리가 하는 일이 맞는 일인가 아닌가를 확인하기 위해서 처음의 10g을 투여하기 전에 혈침을 측정하고 투여를 시작하고 4시간 후에 다시 한 번 측정하였더니 결과는 8포인트나 낮아져 있었다. 하늘을 날 것 같은 기쁨이었다. 비타민C가 효과를 발휘하는 것이다. 웃음도 효과가 있었다. 이 두 가지를 합치면 결합조직을 해치는 독을 점점 퇴치할 수 있다. 열이 내려가고 동맥도 전보다는 안정되어갔다. 우리는 비타민C의 양을 늘려갔다. 이틀째는 12.5g, 삼 일째는 15g으로 일주일 만에 25g이 되었다. 한편으로는 웃음의 일과에도 전력을 쏟았다. 그리고 나는 모든 약과 수면제를 완전히 끊었다.

무통으로 자연스러운 수면 시간이 점점 늘어갔다. 팔 일째 주사가 끝날 때쯤에는 손가락이 움직이기 시작했고 손가락을 움직여 보아도 통증이 느껴지지 않았다. 그때는 혈침의 수치가 80대까지 내려갔다. 그 후에도 점점 내려갔다. 목둘레나 손 등의 모래알 같은 결절도 없어지기 시작했다. 이것으로 완쾌되리라는 자신감이 온몸에서 솟아났다. 신체의 자유가 서서히 시작되었다. 이 느낌과 기분은 말로 표현할 수 없었다.

그러나 그런 통증이 하루아침에 사라진 것으로 생각하면 곤란하다. 나는 몇 개월 동안 높은 책장의 책을 내리려 해도 양팔이 올라가지 않았다. 피아노의 건반을 두드리려고 해도 손가락이 움직여지지 않았고 머리를 돌리려 해도 돌아가지 않았다. 양발을 움직이려 하면 금속제의 부목을 대지 않으면 안 되었다. 그러나 나는 그런 상태에 있어도 〈선데이, 레뷰〉의 일을 완전하게 할 만큼 회복되었다. 나에게는 기적이었다. 이대로라면 100%의 회복도 가능하다고 느껴졌다. 신체의 운동 기능은 하루가 다르게 회복되어 갔다. 움직여도 통증이 느껴지지 않았다. 다만 한쪽 어깨와 양다리의 부목이 예외였지만, 긴 시간 테니스를 하던가 골프를 하면 손목에 심한 통증이 있었는데 그것도 없어졌다. 승마도 할 수 있었다. 머리도 전문가는 1971년까지 4분의 1만 움직여도 다행이라고 했지만, 지금은 완전하게 움직여진다. 내가 강직성 척추염 치료에 아스피린을 사용하는 일에 관한 위험성을 과학적으로 확증한 건, 발병으로부터 7년 후였다.

의학지 〈란세트〉의 1971년 5월 8일 호에 박사들의 공동 연구가 발표되었는데, 그것을 보면 아스피린은 몸속의 비타민C를 지키는 힘을 약하게 하는 가능성이 있음을 논했다. 박사들의 설명에 의하면 류머티즘 관절염 환자는 혈액에 비타민C의 양이 낮은 수준까지 내려가는 것을 인정해서 비타민C를 여유 갖고 섭취하지 않으면 안 된다고 했다. 그렇다면 내가 그처럼 대량의 비타민을 취하면서도 신장 장애나 합병증을 일으키지 않은 것이 불가사의한 게 아니었다. 이 병의 경험으로부터 내가 내릴 수 있는 결론은 누가 뭐라 해도 삶에 관한 의욕이 병을 치료했다는 것이다. 그냥 이론적 추상이 아닌 치료의 특징을 갖는 생리학적 실제에 가깝게 갔기 때문이었다. 다음은 내 주치의가 의사의 최대 임무인 환자의 생에 관한 의욕을 최대한 격려해서 용기를 주고 병을 대하는 심신 양면의 자연 치유력에 대한 의식이 있는 사람이라는 것이다.

그것은 정말로 믿을 수 없는 행운이었다. 현대 의사는 강력한 약제라고 하는 위험성을 포함한 무기의 막대한 재고가 있었지만, 나의 주치의는 환자가 그것을 이길 수 있는 것을 갖고 있다면 금방 그 무기 사용을 포기해야 한다고 생각하는 사람이었다. 또 박사는 의료가 아직 미개척의 분야임을 알고 있는 양식을 갖춘 사람이기도 했다. 그리고 확언은 할 수 없지만, 내 느낌으로 박사는 나의 회복이 환자 본인이 전면적으로 치료에 참여하여 그것에 몰두한 것으로 생각하는 것 같다. 지금까지 병에 치료 방법이 없다고 전문가에게 선고받았을 때 어떻게 생각했냐 하는 질문을 많이 들었다. 그 대답은 간단하다. 나는 그 선고를 받아들이지 않았기 때문에 그 어떤 불치의 병에도 공포,

낙담, 방황의 사이클에 있지 않았다. 그렇다고 해서 나의 병이 중대한 문제임을 몰랐던 것은 아니었다. 처음부터 끝날 때까지 모든 과정을 확실하게 알았다고는 절대로 말할 수 없다. 신체를 움직일 수 없다는 사실만으로도 나의 증상은 전문가가 정말로 우려하는 사례임을 증명하는 것이었다. 그러나 나의 마음 밑바닥에서는 회복할 수 있다는 믿음이 있었다. 역전승을 즐기고 있었던 거다.

의사 애덤 스미스(Adam Smith)의 저서 『정신력』에 있는 내용에 의하면 그는 의사들 사이에서 나의 회복을 문제로 논의를 벌이기도 했다. 사람들은 왜 웃어야 하는지, 어떻게 비타민C와 연결해서 그렇게 커다란 성과를 올릴 수 있었는지의 이유를 알고 싶어했다. 그것에 대한 대답으로 웃음도 비타민C도 회복에는 관계가 없고 그냥 아무것도 하지 않았어도 자연히 회복되었을 것이라는 얘기가 있었다고 한다. 어쩌면 그랬을지도 모르지만, 당시 전문가의 의견에 그런 내용은 없었다.

2~3인의 의사가 이 기사를 고찰한 뒤에 나는 아마도 민간 치료법인 플라세보의 대체의학의 효험으로 완치된 것이라고 비평했다. 이런 가설에 나는 전혀 신경 쓰지 않았다. 의학사상에서 유명한 사람도 의료의 역사는 정말로 유효적절한 투약법의 역사라고 하기보다는 더욱 오래된 플라세보 효과의 역사라 볼 수 있다고 했다. 플라세보 현상에 관한 의학 문헌은 비교적 최근에 이르기까지 별로 많지 않았다. 그러나 최근 20년 사이에 이 문제에 관해서 관심이 높아지고 있다.

캘리포니아 대학 삼 인의 의학자가 최근 플라세보의 완전한 문헌 목록을 편찬했다. 나의 경험과 관련해서 토마스C. 챠마즈 박사의 연구를 인용한 보고서에 강한 관심을 뒀다. 박사의 연구는 비타민C를 감기 예방약으로 둔갑한 실험이었다. 두 그룹을 비교했는데, 비타민C를 감기 예방약이라고 생각한 그룹은 그냥 비타민C를 마시고 있던 그룹보다 감기에 걸린 사람이 적었다.

나는 중증으로 고통스러울 때 비타민C 정맥 주사의 효과를 절대적으로 확신하고 있었다. 그리고 믿는 대로 그 효과가 나타나고 있었다. 이 치료법이 내가 시행했던 다른 여러 가지 치료법과 같이 플라세보 효과는 하나의 예외가 될 수 없었다는 것은 확실하고 충분히 생각할 수 있는 일이었다.

물론 여기까지 보면 우리는 상당히 커다란 문을 열어야 하기에 나쁘게 말하면 판도라의 상자를 열고 있는지도 모른다. 여러 가지 종교의 문헌에는 기적의 이야기가 엄청나게 나온다. 하지만 그 어떤 것도 환자가 불타오를 수 있는 동기나 자극을 안겨주는 것이다.

물론 그런 가능성이나 추리를 독점적 지위까지 높여 그것만을 유일한 치료법으로 보는 것은 있을 수 없다. 만일 그렇다면 현대 의학의 전당이 아프리카 주술사의 움막으로 변하고 말 것이다.

다음과 같은 말을 잘 새겨 볼 필요가 있다. "오늘날 의학의 권위적인 특징은 정신적 요소에 무의식적인 역할을 하는 것만으로 놔두지 않고 그것 자체를 연구 제목으로 취급한다. 그 결과 현대에서는 합리적인 정신치료법의 체계 발달이 조장되어있다." 우리가 얘기하는 것의 본질은 생의 의욕 변화라 할 수 있다.

나는 1972년 부쿠레슈티(Bucarest)의 진료소를 방문하였다. 이곳은 내가 듣기로는 루마니아의 지도자적인 내분비학자가 있었다. 그녀는 삶의 의욕과 뇌 내의 화학적 균형과의 사이에 직접 관련이 있음을 믿었다. 또 삶의 의욕 중 하나인 창조력은 활발한 뇌의 하수체를 자극해서 그것에 의해 송과체와 내분비계에 영향을 주는 작용을 일으킨다는 것을 믿었다.

　이런 분야 전체에 관해서 계속 신중한 주의가 필요하다. 내가 병을 포기하지 않고 정복한 것은 무엇 때문일까? 주치의가 힘써준 중요한 공적은 무엇일까? 그것을 토대로 추측해서 말하면 나의 대답은 투병 계획의 전체를 통해서 박사가 호의를 갖고 나를 협력자로 봐주었기 때문이라는 것이다. 박사는 내가 믿을 수 있도록 도와주었다. 그것이야말로 박사의 커다란 공적이었다. 박사는 나의 원천적인 에너지를 완전하게 이용했다. 박사는 내 자신감이 육체의 면역 기구에 전해져서 병에 대항하는 힘으로 변하게 했다. 이 과정을 명확하게 설명하면 진단하는 일을 할 수 없을지도 모른다. 그러나 박사는 증명 가능한 통상의 치료를 초월하는 것을 인정한 점에서 의학적의 최고 양질 전통에 따라 대처해 주었다. 그런 일에 관해서 박사는 자신의 교육은 의학 교육 제일의 명언 '무엇보다도 우선 해치지 마라'를 잘 지켰다. 나는 다시 한 번 박사로부터 배울 수 있었다. 그것은 앞날이 절망적이라고 생각될 때에도 인간 심신의 재생 능력을 절대로 과소평가하면 안 된다는 지침이었다.

　생명력은 것은 지구에서 아직 명쾌하게 밝혀지지 않은 힘인지도 모르겠다. 윌리엄 제임스는 '인류는 함께 살면서 자기가 설계한 둘레에 묶여 살아가는 것에 지나지 않는다'고 했다. 인간은 정신과 육체의 양쪽을 갖고 태어나면서 완전성과 재생을 계속 진행하는 힘을 준비한다. 우리가 그 자연의 힘에 좀 더 충분한 경의를 표하면 그 범위가 훨씬 넓어질 가능성이 있다. 이 자연의 힘을 귀중하게 지키고 키우는 일이야말로 인간의 자가 치유력을 더욱 발휘하는 길이 되리라.

신비로운 플라세보

몇 세기나 긴 세월이 흐르는 동안 의사는 처방전 내보내는 일을 지키려고 환자와의 관계를 지속했다. 대부분 사람이 해독 불가능한 마술적인 기호가 그려진 종이 한 장을 손에 들지 않으면 자신의 병을 신중하게 진찰하지 않은 듯 마음이 놓이지 않는 환자도 있다.

환자에 의하면 처방전은 회복의 보증서이다. 그것은 의사가 건강을 약속하는 채무보증이기도 하다. 또 의사와 환자를 연결해서 힘을 받는 심리적인 탯줄이다. 의사는 처방전에 적혀진 내용을 크게 문제 삼지 않았고 처방전의 종이 한 장 그 자체가 무엇보다 중요한 요소인 것을 잘 알고 있었다.

환자는 덕분에 어떤 병이라도 그것으로부터 빠져나오는 힘을 얻는다. 그것은 신기한 일이 아니다. 약은 반드시 필요한 게 아니다. 없어서 안 되는 것은 회복할 수 있다는 신념이다. 환자에게는 유명한 약을 하루 세 번 복용하는 것보다 마음을 안심하는 것이 훨씬 도움되는 때가 있다. 만약, 그렇다면 의사가 플라세보를 처방한 게 아닐까.

플라세보라는 기묘한 느낌의 말이 의학을 향해 똑바로 갈 수 있는 건, 의학적 이론과 혁명에 가까운 실천을 하고 있기 때문이다.

플라세보 연구를 계기로, 지금은 인간의 신체가 자기를 치유하는 기능이라든가 두뇌가 투병에 불가결의 생화학적 변화를 지시하는 신비적 능력에 관해서 광대한 지식의 영역을 개척할 수 있다.

플라세보라는 말의 기원은 라틴어의 동사로 '나는 즐거울 것이다'라고 하는 1인칭 단수형이다. 고전적인 의미로 명확하게 진단된 기질적인 필요성은 없지만, 반대로 환자의 마음을 편안하게 안심시키기 위한 위약(보통 진짜 약으로 보이게 하는 정제)이라는 뜻이 있다.

최근에는 신약 테스트에 플라세보가 빈번히 사용되고 있다. 그것은 테스트 중 제재 표시된 효과와 플라세보 위약 투약 후의 효과와 대조해서 측정하는 것이다.

일반적으로 의학계에서 플라세보는 긴 시간 동안 악평을 짊어지고 왔다. 많은 의사가 플라세보라고 하면, '정말인지 모르는 진이약제'의 일이라고만 취급해 온 거다. 이것은 환자 불쾌감의 진짜 원인을 찾아내는 여유도 없는 의사의 성의 없는 태도라고밖에 할 수 없었다.

그러나 오늘날에는 플라세보가 의학자의 주목을 받고 있다. 많은 의학 연구자는 플라세보가 강력한 약제치료법을 따라가는 것만이 아닌, 실제로 하나의 치료법으로 효과가 있다는 충분한 증거를 발견했다.

이 학자의 의견에 의하면 플라세보는 의사가 환자의 치료에 갖추어야 할 심리적인 지주만이 아닌 인체의 화학작용을 변화시켜 장해나 질환에 대하는 인체 자위력의 발동을 촉진하는 진정한 치료수단으로 인정하고 있다. 플라세보가 체내에서 어떤 작용을 하는지는 아직 잘 알지 못하지만, 플라세보 연구가는 플라세보는 우선 대뇌피질의 움직임을 활발하게 해서 다음에 그것이 내분비계 특히 부신의 기능을 촉진한다고 한다. 플라세보가 정신과 육체에 작용하는 정확한 경로가 어떠하든지 진짜 약제와 같이 때로는 그 이상의 효과가 있다는 증거는 충분히 있다.

한 박사는 〈아메리카 정신치료지〉에 "플라세보는 불치의 악성질환을 포함하여 기질성 질환에 특별한 효과를 낼 수 있다."라고 발표했다. 이 박사는 미국의 많은 암 연구센터에 몇 사람의 암 환자가 약효를 발견할 수도 없는 약을 먹고, 암을 회복한 기록이 남아 있는 것을 발견했다. "그 수수께끼를 푸는 열쇠는 플라세보의 효과가 아닐까?"라고 말했다.

"의사는 약리학적으로 활성화될 수 있는 약을 처방해야 한다."라고 얘기하는 것은 물론 바보스럽다. 투약이 절대 필요하기 때문이다. 그러나 좋은 의사는 통상적으로 약의 힘에 주의한다. 일반적으로 사람들은 약이 특정의 목표만 명중하는 화살 같다고 생각하겠지만, 이것보다 더 커다란 잘못은 없다.

약의 실제 효과는 고슴도치가 가시에 찔리는 것과 닮아있다. 어떤 약이든, 식물도 그 점은 같지만, 인체의 기관계가 인체 전체에 사용되기 위해 그것을 분비하는 과정에 참여한다. 따라서 어딘가에 부작용을 갖고 있지 않은 약은 거의 없다. 항생물질, 저 고혈압제, 항염증제 등과 같이 묘약이라고 하는 약일수록 부작용의 문제가 크다.

약은 혈류의 균형을 바꾸어서 재조정하는 일이 가능하다. 혈액 응고의 속도를 빠르게 하는 일도 늦추는 일도 할 수 있다. 또 혈액 중의 산소 수준을 낮추는 일도 할 수 있으며 내분비를 자극하여 위로 흘러 들어 가는 염산의 양을 늘리는 일도 할 수 있다. 또한, 심장을 통과하는 혈액의 흐름을 빠르게도, 느리게도 할 수 있다. 골수의 움직임을 억제해서 몸의 조혈기능을 돕는 것이다. 혈압을 올리거나 내리거나 하는 일도 인체의 화학적 균형을 담당하는 나트륨, 칼륨 교환 작용에 영향을 미치는 일이 가능하다.

수많은 약이 문제인 것은 그것이 의사가 원하는 목적 이외에 이렇게 가지가지의 작용을 갖는다는 것이다. 따라서 의사는 특정의 치료법과 총체적인 위험과의 균형을 맞추는 일이 필요하다. 그 약이 강력하면 할수록 분류는 어렵다. 약에 관해서 의사의 딜레마를 더욱더 복잡하게 하는 것은 약을 자동차와 같이 생각하는 사람이 많다는 것이다. 그런 사람들은 약에 관해서도 매년 모델을 변경하지 않으면 만족하지 못한다. 그래서 강력한 약이면 약일수록 좋다고 생각한다. 처방전에 사람들에게 들은 적이 있는 약이나 신문이나 잡지에서 본 적이 있는 항생물질의 묘약이 있지 않다면, 그 의사는 믿을 수 없다고 생각하는 환자가 너무 많다.

강력한 신약에는 정말로 커다란 위험이 따라붙기 때문에 현대의 신중한 의사라면 자기의 재량을 잘 고려해서 절대로 필요하다고 생각한다면 강한 약을 지정하지만, 그렇지 않을 때에는 그런 약을 환자에게 처방하지 않는 것이 좋다.

'플라세보를 처방하는 것으로 할까, 아니면 아무것도 사용하지 않는 것으로 할까'는 의사가 결정할 일이다.

여기에 한 사람의 고통스러운 실업가가 있다고 하자. 그리고 플라세보의 효과를 설명해보자. 그 실업가는 주치의에게 가서 두통과 복통을 호소했다. 주치의는 환자의 육체적 고통뿐만 아니라 여러 가지 당면하는 신상의 문제까지 얘기하도록 하고 주의 깊게 들어준다. 이 실업가는 20세기의 유행병인 스트레스로 심하게 고통스러운 사람이다. 스트레스는 세균에서 생기는 것이 아니라고 해서 환자가 느끼는 고통이 가볍다고는 할 수 없다. 심한 증상이 나타나는 것 외에도 알코올 중독, 마약중독, 자살, 가정 파괴, 실업 등의 결과를 가져온다. 스트레스가 극단적으로 악화하면 전환성 히스테릭의 증후가 나타나기도 한다. 그것은 엄청난 고통으로 신체장애까지 불러일으킨다.

실업가의 주치의는 신변 이야기를 여러 가지로 질문한다. 환자가 임신 중인 부인의 건강이 좋지 않음을 많이 걱정하고 있음을 알았다. 그리고 자신의 회사에 새로 들어온 젊은 사람들이 자신의 자리를 노리고 있지나 않은지 걱정하고 있었다. 그래서 주치의는 환자에 관해서 근본적으로는 건강상 아무 이상이 없음을 알려서 안심시켜야 한다고 생각할 수 있다.

그러나 환자의 고통이 신경 탓이라고 하는 말은 피하는 것이 좋다. 환자는 자신이 호소하는 증상이 마음에서 일으키는 것이라고 진단되면 자신이 있지도 않은 증상을 상상해서 만들어 꾀병을 앓고 있다는 비난을 받았다고 생각하기 때문이다.

주치의는 이 환자도 보통의 환자처럼 처방전을 받지 않으면 안심할 수 없을 것으로 생각했다. 한편으로는 약물치료의 한계도 알고 있었다. 그리고 아스피린이 두통을 낫게 할 수는 있지만, 동시에 그것이 위장의 상태를 더욱 나쁘게 할 수도 있음을 알고 있었다. 한 알의 아스피린이라도 내출혈을 불러일으킬 수 있다. 소화제도 환자의 복통이 정서적으로 고장 났기 때문에 복용하면 안 된다. 그래서 주치의는 제일 먼저 어떻게든지 환자에게 해를 끼칠 염려가 없고 두 번째는 환자의 증상을 없애는 처방전을 써야 했다. 그래서 실업가에게 이번에 내는 처방전은 반드시 나을 수 있는 약이니까 증상은 깨끗이 완쾌될 것을 확신하면서 실업가를 대하기로 했다. 그리고 천천히 시간을 들여서 실업가의 가정문제 회사문제의 해결점을 상담해 주었다.

일주일 후 그 실업가는 주치의에게 전화해서 그 처방은 기적과 같이 잘 들어서 두통도 복통도 가벼워지고 부인도 산부인과에 가서 진찰을 받으니 걱정했던 일이 없어지고 회사에서도 자신이 생각하는 것처럼 돌아가지 않아서 좋아졌다고 하면서 지금부터 어느 정도 약을 계속 복용하면 좋을지 물어왔다. 주치의는 그것에 관해서 아마도 약은 당분간 필요 없지만, 만약 증상이 나타난다면 바로 전화 달라고 했다.

기적의 약은 물론 플라세보였다. 약리학적 특성은 일절 없었다. 그렇지만, 이 실업가에 관해서는 마치 약리적 특성이 있는 것처럼 효과가 나타났다. 그것은 왜냐하면, 약이 실업가 체내에서 자기 조절력이 활약하도록 해주었기 때문이다. 환자를 스트레스로부터 해방하는 것만의 조건이 준비되면 또 의사가 그것을 이해해주는 것을 환자가 확인해야만 효과가 생긴다.

여러 가지 조사에 의하면 의사의 도움이 필요한 사람의 98%까지는 자신 신체 치유력의 범위 안에 있다고 한다. 자신의 한정성의 장해인데도 자신의 힘만으로는 나을 수 없을 것이라고 자신이 스스로 정해 버리는 것이다. 그렇다면 좀 더 환자에게 도움이 되는 의사라면, 특별한 치료는 하지 않더라도 자신의 힘으로 완쾌되는 다수 사람과 그렇지 못한 소수 사람을 잘 분류할 수 있어야 한다.

그런 의사는 유사시에는 사용할 수 있는 과학적 수단과 설비를 총동원해야 하지만, 환자 자신의 힘을 기르는 쪽을 필요로 하는 사람의 자연치유 과정을 늦추는 일에는 조심해야 한다. 그래서 이런 사람을 위해서 때에 따라 플라세보를 처방하는 일이 필요하다.

처방전을 받는 쪽이 안심되는 환자의 플라세보는 실제로 치료 목적에 도움이 된다는 것을 알았다. 그건 플라세보가 약이라고 하기보다는 반대로 하나의 과정이라 말할 수 있다. 그 과정은 환자가 의사를 신뢰하는 일부터 시작해서 결국은 환자 자신의 면역, 치료조직을 완전히 움직일 수 있을 때까지 계속한다.

이 과정이 효과를 발휘하는 것은 약의 마력이 있기 때문이 아니고 인체야말로 최고의 약방이기 때문이다. 가장 효험이 있는 처방전은 인체가 쓰는 처방전이다.

미국의 상당히 유능한 의학 리포트의 한 사람인 배톤. 루슈는 1960년 〈뉴요커〉 지에 쓴 기사에서 플라세보 힘의 근원은 '인간 마음의 무한한 자기 기만력'이라고 했다. 그러나 플라세보 연구자들은 이 해석에 찬성하지 않는다. 플라세보 연구자들은 플라세보가 커다란 힘을 갖는 것은 그것이 인체를 속이는 것이 아니라 인간 삶의 의욕에 육체적인 실재를 번역하기 때문이라고 한다.

플라세보가 체내 특정의 생화학적 변화의 역할을 다한다는 사실을 자료로 입증하는 일에 성공했다. 환자가 플라세보임을 알았다면, 플라세보의 생리적인 효과는 나타나지 않는다. 이것이야말로 희망이 구체적, 본질적인 생화학 변화를 줄 수 있다는 인체 능력을 어느 정도 뒷받침하는 것이다.

플라세보는 정신과 육체가 따로 떨어진 게 아니라고 증명한다. 병은 양자 사이의 상호작용 정신에서 시작해 육체에 영향을 미치고 육체로부터 시작해서 정신에 영향을 미치기도 한다. 이 양방은 같은 혈류의 작용을 받고 있다. 정신적인 병 대부분 육체적 원인과 전혀 관계가 없는 것처럼 취급하는 것도 또 대부분의 육체적인 병을 정신과는 전혀 관계가 없는 것 같이 취급하는 것도, 양쪽 모두에 인체 기능의 방법에서 새로운 증거에 비추어보면 시대적으로 뒤떨어졌다고 말할 수 있다.

플라세보는 어떤 조건에서나 효험이 있는 것이 아니다. 플라세보에 성공하는 기회는 환자와 의사의 관계가 얼마나 좋은지, 얼마나 신뢰하는지, 의사가 환자를 대하는 태도가 얼마나 좋은지, 환자에게 의사가 자신을 귀중하게 여기고 있음을 느끼게 할 수 있는 능력이 있는지, 환자의 전면적인 신뢰를 받을 수 있는 능력이 있는지에 따라온다. 이 모든 것은 그냥 플라세보를 최대한 활용하기 위한 것이 아니고 병의 치료를 위해서 굉장히 귀중한 조건이다. 의사와 환자 사이에 강한 유대관계라면 플라세보가 커다란 역할을 할 수 있다.

이러한 의미로 볼 때 의사 그 자신이 플라세보라고 볼 수 있다. 플라세보에 성공하기 위해서는 의사의 역할이 얼마나 중요한지 나타내는 실제 사례가 있다.

다음과 같은 실험이 있었다. 환부에서 출혈이 있는 암 환자를 두 그룹으로 나누었다. 한 그룹에는 의사가 증상을 빨리 낫게 하는 확실한 신약이 개발되었기에 그것을 사용하겠다고 얘기했다. 그리고 다른 그룹에는 환자에게 간호사가 아직 효과가 불분명한 신약을 테스트용으로 사용해보겠다고 했다. 먼저 그룹은 70% 암 환부가 확실하게 가벼워졌는데 나중 그룹은 25%만 좋아졌다. 물론 두 그룹 모두 같은 약을 사용하였었다. 플라세보의 확실한 효과를 증명하는 실험이었다.

플라세보의 효험에 관해서는 지금까지 어느 정도의 과학적 실험자료가 있다. 이 4분의 1세기 동안 의학 문헌에는 많은 것이 있지만,

그중에 몇 가지 눈을 끄는 것을 소개하겠다.

하버드 대학의 유명한 마취학자 헨리.K 피처 박사는 1,082명의 환자를 대상으로 15건의 연구결과에 수술 후의 견딜 수 없는 통증, 멀미, 두통, 기침, 정신적 불안 등 광범위한 증상에서 보통의 약이 아닌 플라세보를 사용했지만, 전체를 통합해서 환자의 35%가 만족할만한 치료를 경험했다고 했다.

의학 연구가에 의하면 플라세보의 효과를 인정할 수 있는 다른 생물학적 과정이나 장해로는 류머티즘 관절염, 변성 관절염, 혈구치, 호흡수, 혈관운동 기능, 소화 궤양, 고혈압 등이 있다고 한다.

스튜워드. 울프 박사는 플라세보 효과는 "보통 말하는 의미로의 상상적 효과가 아니라면 또 같은 암시에 의한 효과라고도 한정 지을 수 없다."라고 주장하고 있다.

박사의 이 말은 실험의 결과에 관해서 논하는 것으로 이 실험에서는 플라세보에 의해서 호산구라고 하는 특정의 혈구가 정상의 개수 보다 늘어서 조직 내를 순환하는 것을 인정하고 플라세보가 인체의 생화학 작용을 변화시키는 것을 알았다. 박사는 그 외에도 동료가 시행했던 실험에서 플라세보의 실험으로 혈중 지방의 양이 감소하였음을 보고했다.

어떤 파킨슨병의 환자는 약이라고 하면서 플라세보를 주었는데 그 결과 손발이 떨리는 것이 줄어들었다고 한다. 이 플라세보의 효과가 점점 떨어지고 있을 때 이번에는 같은 물질을 우유 속에 살짝 넣어서 마시게 했지만, 떨리는 증상이 재발했다.

가벼운 우울증의 대규모적 연구 조사의 예도 있다. 복잡한 치료를 받아 온 환자들에게 약을 중지하고 플라세보를 투약해 보았다. 지금까지 약에 표시된 대로 같은 회복의 특징을 보였다. 그 실험과 관련하여 다른 조사에서는 아직 약을 주지 않은 133명의 우울증 환자에게 플라세보를 투여해 보았는데 4분의 1은 상당히 좋은 반응이 나타났다. 그 후 진짜 약에 의한 실험에서 제외할 정도였다.

어떤 환자의 집단에 항히스타민제(antihistamines) 대신 플라세보를 투여해보았더니 77.4%는 항히스타민제의 특징인 졸음이 온다고 했다. 피처 박사와 라사나 박사는 수술 후 장의 통증을 연구하고 있었다. 수술 직후 환자의 그룹에게 모르핀과 플라세보를 투여했다. 수술 후 우선 모르핀을 투여한 환자는 54%가 통증을 가볍게 느낀 것에 비해 플라세보를 투여받은 환자는 48%가 통증을 가벼움을 느꼈다고 한다. 통증이 심할수록 플라세보의 효과는 높았다는 보고가 있었다.

88인의 관절염 환자가 아스피린과 코티솔 대신에 플라세보를 투여했다. 플라세보의 효과는 보통 관절염약을 투약하는 사람과 거의 같았다. 플라세보를 투여해도 전혀 개선되지 않은 환자에게 플라세보 주사를 놔보았더니 그중에 64%는 증상이 호전되거나 회복되었다. 88명의 환자를 전체로 보면 플라세보의 효험은 통증을 가볍게 하는 것이 아닌 식욕과 수면을 증진, 배출의 촉진을 포함하여 종양의 감소마저 보였다.

A. 레즈리는 모르핀중독 환자에게 플라세보(생리식염수 주사)를 시행했더니 그 주사를 중지할 때까지 금단현상이 일어나지 않았다고 하는 보고도 있었다.

한 조의 의대생이 억제 약과 흥분제의 효과 실험이라고 칭하는 실험에 참가했다. 그들은 그 약의 좋은 효과와 나쁜 효과에 관해서 자세한 설명을 들었다. 사실은 억제약도 흥분약도 플라세보라는 것을 아무도 몰랐다. 그러나 반수 이상이 플라세보에 관해서 특정의 생리적 반응을 보였다. 맥박수가 떨어진 피실험자가 66%에 달했다. 동맥혈압의 저하는 71%나 되었고 부작용으로서는 복부 압박감과 눈물이 나오는 현상이 나타났다.

루마니아의 부쿠레슈티(Bucarest)에 소재하는 국립노인의학 연구소의 의사들은 내분비계를 활발하게 해서 건강을 증진하고 수명을 늘리는 신약 테스트를 위해서 피실험자들에게 알리지 않고 2단계의 실험을 했다.

나이는 60세로 거의 같은 지방의 농촌생활 조건으로 살아가고 있는 150명의 사람을 세 그룹으로 나누어서 제1그룹은 아무것도 주지 않았고 제2그룹은 플라세보를 투여했다. 제3그룹은 신약에 의한 통상의 치료를 시행했다.

그리고 매년 사망률과 질환 상태를 주의 깊게 관찰했다. 그러니깐 제1그룹은 보통 다른 루마니아의 농촌 사람과 다른 점이 없었으나 제2그룹은 제1그룹보다 훨씬 건강한 젊음을 나타냈고 사망률도 아주 낮았다. 신약에 의한 치료를 받은 제3그룹은 플라세보 그룹과 같은 결과를 보였다.

플라세보가 커다란 효과를 내려면 그것은 동시에 커다란 부작용도 나올 수 있다. 대뇌피질은 좋은 생리 화학적 변화를 적극 촉진하면서 부정적인 변화도 같이 촉진한다.

피처 박사는 1955년 〈아메리카 의학서적〉에 플라세보가 심한 중독성의 영향을 미쳐서 생리적인 해가 나타날 수 있다고 강조하고 있다.

그것에서 논하는 하나의 예는 심리적 불안에 미치는 효과 연구였다. 이 약은 환자에 따라서 여러 가지 나쁜 반응을 일으켰는데, 약 대신에 플라세보가 사용되어도 같은 비율의 반응을 보였다. 그중 한 사람은 플라세보를 복용한 후에 심해졌지만, 플라세보를 중지시키니까 곧 좋아졌다. 또 한 여성은 플라세보를 복용하고 과민성 쇼크를 일으켜 졸도하였다. 세 번째 환자는 플라세보를 복용하고 10분 이내에 복통을 호소하기도 했다.

이상 여러 가지 예를 보면 플라세보 효과는 각각 정도의 차이가 있어 일체의 약으로 보기는 어렵다. 실제로 많은 의사나 의학자가 의학의 역사는 플라세보 효과의 역사라고 보고 있다.

인간이 약을 복용하고 싶어 하는 마음을 갖고 있음은 다른 하등 동물로부터 구별된다는 견해를 사람들은 갖고 있었다. 몇 세기 동안이나 복용해온 묘약의 본성을 생각해보면 인간이라고 하는 동물의 특징은 약에 지지 않고 살아남는 능력이라 할 수 있다.

여러 시대에 여러 가지 장소에서 처방된 재료는 동물의 변, 미라의 분말, 도마뱀의 피, 말린 독사, 잡초의 뿌리, 개구리의 정액, 게의 눈알, 되새김질하는 동물의 장으로부터 얻은 물질 등이 있다. 이렇게 즐비하게 늘어선 이상한 약과 치료는 그 시대에는 훌륭한 의술로 통했다. 몇천 년이 흐르는 사이에 무익만이 남았다고 해도 지금은 해로운 약마저 처방하면서 역사상의 명예와 존경을 받는 지위에 있는 것이 불가사의하게 생각할지도 모르겠다고 박사의 생각을 적고 있다.

그 답을 말하면 사람들이 이 해로운 처방에도 그 처방의 대상이 되었던 가지가지의 장해에도 이겨낼 수 있었던 것은 그들의 의사가 약보다도 훨씬 중요한 것을 주었기 때문이다. 그것은 자신에게 맞는 것을 받을 수 있었다. 사람들은 의사에게 도움을 청하고 자신들을 구해주리라고 믿었다. 그래서 믿음으로 도움을 받은 것이다.

사람 중에는 플라세보가 잘 듣는 사람과 그렇지 않은 사람이 있다. 그것은 왜일까? 원래는 피암시성과 낮은 지능 사이에는 깊은 관련성이 있다. 따라서 지능지수가 낮은 사람일수록 플라세보 효과가 높다고 알려져 왔지만, 1946년의 〈치료에 대한 코-넬 회의〉에서 골드 박사가 이는 사실이 아니라고 밝혔다.

박사는 광범위한 연구조사를 토대로 지능이 높으면 높을수록 플라세보 효험을 받아들이는 잠재 가능성이 크다고 한다. 불가피한 일이지만, 플라세보의 사용에는 내재적인 모순이 함께하는 환자와 의사의 관계의 좋은 신뢰 관계가 플라세보 과정에는 불가결하다.

하지만 파트너의 중요한 정보를 상대에게 감추고 있다면, 그 관계가 어떻게 될까? 만약 의사가 진상을 말한다면 플라세보의 토대를 뒤엎어버리는 일이 되고 한편 진상을 밝힌다면 신뢰 위에 쌓아올린 관계를 무너트리는 일이 된다.

이 딜레마는 '의사가 환자를 대하는데 만사를 정직하게 밝힐 때는 어떤 때일까?'라고 하는 의사들의 윤리에 관한 문제이다. 말기 증상의 암 환자라면 의사가 육체적인 고통과 낙담을 같이하는 것이 현명하지 않다. 반대로 무책임이라고도 할 수 있다. 진실을 회피하는 길을 선택하는 것인지도 모른다.

그렇다면 마약 중독은 어떨까. 어느 의사들은 현재 환자를 마약으로부터 떼어내는 전통적인 방법을 시험하고 있지만, 진짜 마약 대신에 플라세보를 사용하고 있다. 그때에 헤로인이나 코카인을 대하는 반응도 같았다. 환자의 증상은 소멸하여 가고 마약에 관한 극렬한 육체의 요구도 부드러워지고 그러다 보니까 마약 효과라고 하는 생리학적 대가를 지급하지 않아도 되었다.

의사는 치료법의 진상을 환자에게 알리지 않는 것이 의사의 윤리 위반이라고 느끼기 때문에 그런 치료를 하지 말아야 할까? 더 나아가서 근본적인 문제로 환자의 약에 관한 신적인 신앙을 의사가 플라세보에 의해서 조장하는 것은 일체 논리적인 걸까? 그것보다 현명한지 아닌지 의문이 생긴다.

오늘날에는 환자가 처방전에 의지하는 태도를 조장하는 것이 안 좋다는 의사의 수가 늘고 있다. 그것은 이 의사가 환자 약에 관한 생각이나 플라세보에 관한 생각이 같다고 볼 수 있지만, 심리적이나 생리적 종속을 강하게 연결하는 일이 쉽지 않은 것을 알고 있다. 그런 처방을 거절하는 태도를 보이면 환자는 다른 병원으로 발길을 돌리고 만다. 하지만 많은 의사가 이 점에서 종래의 습관과 인연을 끊으면 환자 측에서도 처방전이라는 것을 새로운 눈으로 볼 수 있을 것이다.

리처드. C캬보트 박사는 "환자는 일일이 증상에 관해서 약을 기대하는 습관이 있다. 그러나 환자는 그런 습관을 갖고 태어난 것은 아니다. 병과 치료법에 관해서 잘못된 생각을 심어 준 것은 의사의 책임이다."라고 했다.

의사 윤리에 관해 또 하나의 문제는 수많은 의사가 인체 신경계의 미묘한 구조와 기능에 관한 플라세보의 효과를 아직 충분히 알지 못한다는 데 있다. 확신하고 있지 않다는 것이 맞는 표현일 것이다.

그렇다면 좀 더 여러 가지 일을 알게 될 때까지는, 효험이 있다 해도 플라세보의 이용을 그만두어야 한다. 틀림없이 의술에서 아직 완전하게 해명되지 않은 치료법이나 약을 사용했던 선례가 없지는 않다. 예를 들면, 뇌의 고전압에 쇼크를 주면 뇌 안에서 어떤 일이 일어날까? 의사는 그것을 정확하게는 알지 못하는데도 전기 쇼크는 정신병 치료에 쓰이고 있다.

또 세계에서 가장 넓게 사용되고 있는 약은 아스피린이지만, 왜 아스피린이 염증을 부드럽게 하는지는 아직도 해명되지 않았다. 플라세보에 관해서 모든 것이 해명되지 않는 것이 사실이지만, 지금까지 알려진 일만 보아도 그 연구는 의학상 인도상의 긴급 과제로 계속된 것만으로도 가치가 있다. 천적의 생명력을 찾는 일에 호기심을 만족하게 할 수 있는 일과는 다르다. 그것이야말로 교육 최고의 목적이다.

현대의 가장 보편적인 그리고 아마도 가장 심각한 건강문제는 스트레스다. 스트레스라고 하는 관념의 총본부 격인 한스. 세리에는 그것을 '인체의 소모율'이라 정의하고 있다. 그렇게 정의하면 스트레스는 특정 개인의 현재 능력을 초과한다. 정신적인 것 없이 육체적인 것만을 요구하는 것이다.

우리는 미생물과의 싸움에서 거의 이겼지만, 정신적 안정을 얻기 위한 싸움에서는 지고 마는 일이 계속되고 있다. 우리를 아프게 하는 것은 우리 외부의 혼잡한 인간과 관념과 사건과의 혼잡만이 아닌 마음의 혼잡과 과로도 포함된다.

헤아릴 수 없을 정도의 경험이 사방팔방으로부터 공격받기에 소화 흡수뿐만 아니라 정리마저 안 된다. 그 결과는 분노와 혼란이다. 우리는 감각을 먹어 치우고 감수성이 기아상태에 빠져있다. 환자의 충실한 삶의 의욕 없이는 플라세보가 그 어떤 약보다도 커다란 효과를 나타낼 수 있을까? 아니면 아닐까? 하는 의문이다.

삶의 의욕이야말로 미래를 향해 열린 길이기 때문에 그것이 밖의 세계로부터 받지 않으면 안 될 원조를 향해서 사람의 눈을 뜨게 하고 병과 싸우는 육체 그 자신이 가진 힘과 그 원조와 연결해 육체가 자신의 힘을 최대한 이용할 수 있게 한다. 플라세보는 삶의 의욕을 시적인 관념으로부터 육체적인 현실로 바꾸어 하나의 지배력으로 바꾸는 역할을 한다.

결국, 플라세보 최대의 가치는 그것이 주는 인생의 교훈에 있다. 플라세보는 우리를 지도가 없는 마음의 통로에서 안내해 주는 지도와 같다. 예를 들어, 하루 중 아무것도 하지 않을 때, 마운트 파노라마망원경에 빨려들 듯이 눈을 대도 결과를 알 수 없는 커다란 무한의 감각이 생긴다.

우리가 최후에 알지 않으면 안 될 것은 플라세보가 필요하지 않다는 것이다. 인간의 마음은 약의 도움을 빌리지 않아도 멋진 자기의 임무를 다할 수 있다.

플라세보처럼 형태가 없는 것으로는 불안해서 견딜 수가 없고 내적인 효과에는 반드시 외적인 원인이 있다고 생각하는 오늘날의 시대야말로 불가결한 유형물질에 지나지 않는다. 그것은 크기도 있고 모양도 있어 손으로 잡을 수 있고 또 눈에 보이는 것이기에 눈에 보이는 대답을 요구하는 현대인의 열망에 답하는 것이다.

그러나 플라세보는 바라보고 있으면 모습이 사라지고 만다. 플라세보가 있기 때문에 자기 일을 깊게 생각할 필요가 있다고 우리에게 가르친다. 플라세보는 삶의 의욕과 육체와의 사이를 연결한다. 만약 우리가 자기를 유형의 것으로부터 해방하는 일을 할 수 있다면, 희망과 삶의 의욕을 커다란 공포와 도전에 맞서서 육체의 힘에 직접 연결하는 것도 가능해진다. 그때 마음은 물질의 개입이 요구하는 환상에서 벗어나 엄청난 기능과 육체에 관한 지배력을 발휘하는 일이 가능하다.

"마음은 그것 자체의 장소이며 처음부터 지옥을 천국으로 천국을 지옥으로 바꿀 수 있다."

창조력과 장수

　내가 창조력과 장수에 관해서 또 그 양자의 관련성에 관해서 생각하기 시작한 것은 파블로 카잘스(Pablo, Casals)와 앨버트 슈바이처라고 하는 두 사람의 실례를 보고 나서부터이다.

　내가 처음으로 두 사람을 만났을 때, 그들은 모두 80대의 노인이었다. 그러나 두 사람은 창조력이 넘쳐나는 사람이었다. 두 사람 모두 사회에 도움이 되는 일을 하고 있어 그것에 열중하고 있었다.

　나의 일생에서 특히 건강이 좋지 않을 때에 두 사람을 통해 깊은 영향을 받았다. 내가 배운 것은 높은 목적과 삶의 의욕이 인간이 존재하는 중요한 원력이라는 것이다. 나는 이 원력이야말로 인간이 달성할 수 있는 가장 강력한 힘을 나타낸다고 확신하였다.

　우선 파블로에 관한 관찰부터 시작한다. 내가 처음으로 파블로를 만난 것은 2~3주 후면 그의 90회 생일을 맞이하는 때였다. 나는 그의 매일 목표에 주목하고 흥미를 느꼈다. 그는 매일 오전 8시경 젊고 아름다운 부인의 도움을 받아 아침 일과를 시작한다. 그는 여러 가지 질환이 있어 자기 혼자서 옷을 입는 일조차 힘들었다. 그의 걸음걸이나 양팔이 벌어지는 것을 보고 분명히 류머티즘 관절염임을 알았다. 그가 고통스럽게 호흡하는 것을 보고 폐에도 이상이 있음을 알 수 있었다. 허리가 아주 굽어 있었고 목은 앞으로 숙였으며 다리는 끌면서 걸었고 팔은 심하게 부었으며 손가락은 뒤틀려 있었다.

그는 아침 식탁을 쳐다보지도 않고 피아노 앞으로 갔다. 그것이 매일의 일과인 듯했다. 피아노 의자에 아주 힘들게 앉아서 부어오르고 뒤틀린 손가락을 건반 위에 올려놓았다. 그곳에서 상상도 할 수 없는 기적이 일어났다. 그의 손가락이 서서히 펴지기 시작하는 것이다. 마치 식물의 싹이 햇빛을 향해 자라듯이 건반 위에서 손가락이 펴졌다. 손가락은 건반 위에서 안정을 찾아갔다. 그때부터 감정이 풍부해지는 훌륭한 연주곡이 흘러나오기 시작했다. 음악에 빠져있을 때 그는 갑자기 브람스(Brahms, Johannes)의 콘체르토(Konzert)로 들어갔는데 그의 손가락은 힘이 가득 들어가서 눈에 보이지 않을 정도로 빠르게 건반 위를 달리기 시작했다. 그의 몸은 완전하게 음악 속으로 빠져들어갔다. 지금까지의 모습은 어디에서도 찾을 수 없었다. 그는 우아하게 변해있었고 관절염으로 고통스러워하던 모습은 전혀 보이지 않았다.

브람스의 곡을 마치고 그는 혼자 일어나 식탁으로 갔다. 기분 좋게 식사를 하고 즐거운 이야기도 하다가 해안가로 산책하러 나갔다. 한 시간 후에 돌아와서는 편지를 쓰고 낮잠을 잤다. 낮잠에서 깨어나 일어났을 때는 역시 원래 아침에 일어났을 때로 돌아가 있었다.

그날 오후 TV 방송국 촬영이 예정되었다. 그는 그들에게 오늘 예정을 중지해 달라고 말했다. 이유는 모르지만, 힘들 것 같다는 것이었다. 이러한 그의 변덕스러운 성격에 익숙한 부인은 우선 그에게 방송국 사람을 만나보면 기분이 달라질 거라고 달래기 시작했다. 전에 왔던 촬영 팀을 그가 마음에 들어 하던 것을 생각하고 전에 왔던 촬영기사가 젊고 아름다운 미인이라고 알려주었다. 이 얘기를 들은 그의 얼굴에는 웃음이 퍼지면서 "맞아 그렇다. 그 사람들을 다시 한 번 만나는 것도 즐거운 일이 되겠군."이라고 대답했다.

대화하고 나서 그는 오전처럼 허리가 펴졌고 걸음걸이는 튼튼해져서 첼로를 잡았다. 오늘은 첼로를 켜는 그의 모습을 촬영하는 것이었다. 그의 손가락과 손과 팔은 완전하게 건강한 사람처럼 되어있었다. 크게 긍지를 가져도 좋을 연주였다. 나는 하루에 두 번이나 기적을 봤다.

90세로 여러 가지 노인성 질환으로 힘들어하는 사람도 무언가 중요한 일을 앞두고는 적어도 일시적으로나마 고통을 잊어버릴 수 있다. 이러한 기적의 근본은 어디에서 왔을까? 하는 의문이 들었다. 이 기적은 매일 일어나기에 그에게 창조력은 코티솔의 원천이다. 그가 어떤 항염제를 복용한다 해도 그것이 그의 정신과 육체의 상호작용으로 만들어 내는 물질 정도로 강력하고 안전할지에 관해서는 의문이 남았다.

이 정도는 별로 불가사의하다고 볼 수도 없다. 만약 그가 정보의 격동에 휘말렸다고 한다면, 그 영향은 위장으로 들어가는 염산의 증가, 부신의 활동 증대, 코리티손 스테로이드의 생산, 혈압의 증대, 심장의 기동이 가속화되는 것이다.

그러나 그는 이 모든 것과는 다른 것에 노출되어 있었다. 그것은 바로 그의 창조력이다. 어떤 특정의 목적을 달성하려는 자신만의 바람이기도 하다. 그 효과는 확실하게 눈에 보이는 것이었다. 그의 육체의 화학작용에 관한 효과는 정신적 격동에 휘말려 이기는 것 외에는 없었다. 그는 신체적으로는 허약했지만, 정신과 창조력에는 보통 사람보다 훨씬 뛰어난 거인이었다. 그의 태도는 밝고 배려심이 깊었으며 친구나 방문객의 용건, 문제를 자신의 문제처럼 받아들이는 사람으로 다른 사람을 대하는 태도는 언제나 친절하고 따뜻했다.

그는 자신이 가진 바흐(Bach, Johann Sebastian)의 자필원고를 몇 점인가 보여주면서 자신에게는 다른 그 어떤 훌륭한 작곡가보다도 바흐가 귀중하다고 했다. 나는 그것을 듣고 당신과 슈바이처의 사이에는 몇 가지 공통점이 있는데, 그건 바흐에 관한 존경심이라고 했다. "친구이기도 한 슈바이처와 나는 바흐야말로 여러 작곡자 중에서 가장 위대하다고 믿고 있습니다."라고 그가 대답했지만, 그는 금방 "그러나 둘이서 바흐를 좋아하는 이유는 전혀 다릅니다. 슈바이처는 복잡한 건축적 구성이라는 점에서 바흐를 보기 때문입니다. 복잡하고 위대한 음악의 세계에 군림하는 왕자로서 바흐를 찬양하기 때문입니다. 하지만 나는 바흐를 위대한 로맨티시스트라고 봅니다. 바흐의 음악은 나를 격려해 주고 자신이 살아가고 있음을 일깨워줍니다. 나는 매일 아침에 일어나면 바흐의 연주를 하지 않고는 견딜 수 없을 정도이고 바흐의 연주로 시작하는 하루보다 더 훌륭하고 멋진 시작이 내게 없을 것입니다."라고 했다.

"가장 좋아하는 작곡가가 바흐라면 가장 좋아하는 곡은 무엇입니까?" 하고 그에게 물었다. "나에게 가장 좋아하는 곡은 바흐의 곡이 아닌 브람스(Brahms, Johannes)의 곡입니다. 그것을 보여 드리겠습니다. 나는 브람스의 자필원고를 갖고 있습니다." 그는 액자에 있는 세계에서도 가장 중요한 악보 원고의 하나인 브람스의 '현악 4중주곡 변장조'를 보여주었다.

"재미있는 것은 이것이 내 손으로 들어온 경위입니다. 오래된 일인데 내가 아는 사람이 빈에서 악우협회(樂友協會)의 회장으로 있는데, 그 사람은 빈에서 나 외에 많은 사람을 만찬에 초대했습니다. 회장은 세계에서 가장 멋진 작곡가의 자필원고를 많이 소장하고 있었습니다. 그것뿐 아니고 명품 악기도 굉장히 많이 갖고 있었습니다. 그리고 그는 엄청난 부자였지만, 검소한 생활을 하면서 대단히 친절한 사람이었습니다. 그런데 그때 전쟁이 터지고 말았습니다. 회장은 나치 밑에서 생활하고 싶지 않아 스위스로 이주하였고 그때는 그의 나이가 90세를 넘어서고 있었습니다. 나는 한 번은 인사라도 하고 싶어서 스위스에 가서 그와 재회했습니다. 그때 그에게 있던 많은 원고가 걱정되어 물었더니 걱정하지 않아도 된다고 하면서 브람스의 악보를 내 앞에 있는 테이블 위에 내놓는 것이었습니다. 나는 내 눈을 의심할 정도였습니다. 그는 내가 그 악보를 손에 드는 순간 그것이 저에게 대단히 귀중한 것이고 지금 강렬한 체험을 하고 있음을 느꼈다고 합니다. 그는 '아무리 보아도 그것은 당신 것인 것 같습니다. 당신에게 드리겠습니다'고 말하면서 정말로 나에게 그것을 주었습니다. 그때 나는 별로 고마움을 제대로 표시도 못 하고 돌아와서야 얼마나 내 인생에서 귀중한 선물인지 긴 감사의 편지를 보냈더니 그는 '현악 4중주곡 변장조'의 역사에 관해서 지금까지 모르던 사실을 많이 알려 주었습니다. 그중에 특별한 것은 내가 태어나기 9개월 전부터 브람스가 그 곡을 쓰기 시작하여 9개월 만에 완성 시켰습니다. 결국, 이 곡은 나와 생년월일이 같답니다." 그때를 회상하는 그의 표정이 풍부해지고 있었다.

정말로 그의 얼굴은 극 중의 인물처럼 극적인 힘이 있었다. 나는 또다시 그에게 특별한 의미가 있는 곡이 또 있는지 물어보았다. "물론 여러 가지 있지만, 이 곡 정도로 나를 표현할 수 있는 곡은 없습니다. 그런데도 나는 아침에 일어나면 바흐만 생각납니다. 당신에게 말씀드리고 싶은 곡이 하나 더 있습니다. 내가 이 세상을 떠날 때 최후 순간에 듣고 싶은 곡이 모차르트 (Mozart, Wolfgang Amadeus)의 클라리넷. 퀸 뎃트의 제2악장입니다. 정말로 아름답고 가슴을 울리는 곡이랍니다."라고 하면서 그는 그 곡을 치기 시작했다. 손가락은 가늘고 그 손은 지금까지 보아온 그 어떤 손보다 비범하게 보였다. 그것은 그 자신의 기품이기도 했다. 그가 모차르트를 피아노로 칠 때는 그냥 연주자가 아닌 자신 나름대로 해석을 하는 해설가와 같았다. 그리고 이 곡 외에는 어떻게 연주할지를 생각하게 하는 연주였다.

그는 피아노에서 일어나면서 세계의 문제에 관해 이야기할 예정을 깨고 음악 얘기만 해서 미안하다고 사과했지만, 나는 그날 그와 얘기한 것이야말로 가장 세계 문제에 맞는 얘기라고 생각했다. 세계평화의 가장 중요한 문제는 각 개인이 무력감을 갖고 있다는 것이다. 무력감의 문제에 대해 그는 그렇게 어려운 것이 아니라고 했다. "사람들은 반드시 정치에 뛰어들지 않고도 평화를 위해서 무언가를 할 수 있습니다. 사람은 모두 자신의 내부에 근본적인 도리의 개념을 갖고 있고 그 관념이 호소하는 대로 귀를 기울여 그대로 행동하면 그 사람은 세계가 가장 필요로 하는 것에 크게 이바지한 것입니다. 그것은 따로 문제 되는 일이 아니고 용기가 필요하며 사람들이 자기의 선성(善性)에 귀를 기울여 그것에 따라서 행동하는 데는 용기가 필요합니다. 우리는 자기에게 얼마나 솔직해질 수 있을지도 중요한 문제입니다."

그에겐 도리의 관념이 갖추어져 있는 것이 명백했다. 그리고 그에게는 그 외에도 목적의식, 삶의 의욕, 신념, 유머 등의 자질이 갖추어져 있어서 덕분에 그는 가지가지의 질환과 싸우면서 90세의 나이에도 피아니스트, 첼리스트 겸 지휘자로서 해야 할 역할을 다할 수 있는지도 모르겠다.

또 한 사람 슈바이처 박사는 언제나 어떤 병이든 가장 좋은 약은 해야 할 일이 있다는 자각과 유머감각을 합친 것이라 믿어 왔다. 그는 이전에 감염된 병의 신은 우리의 체내에서는 그다지 환영받지 못하고 있기에 빨리 사라지는 것 같다고 농담으로 말했었다.

슈바이처 박사의 목적의식과 창조력이 그를 있게 하였다. 그의 다방면적인 재능과 흥미에 힘을 갖는 것은 자신의 정신과 육체를 사용하려는 내부의 요구였다.

랑바레네(아프리카 가봉의 서부 Lambaréné)병원에서 근무하는 그를 보고 있으면 인간의 목적의식이 초자연의 영역까지 육박하는 느낌이 들었다. 그는 90세가 넘을 때까지 병원에서 진찰하고 회진을 하고 힘을 요구하는 대공사를 하며 무거운 약 상자를 날랐고 편지와 집필 중인 원고를 쓰고 피아노까지 치는 일과를 보냈다.

"나는 죽을 예정은 없다. 일할 수 있을 때까지는 그리고 일을 하고 있으면 어쨌든 죽을 필요는 없다. 그래서 나는 꽤 오래 살 수 있어."라고 박사는 직원들에게 말하고 있었다고 한다. 그 말대로 박사는 95세까지 살았고 하루도 빼놓지 않고 바흐의 곡을 피아노로 연주하였다고 한다. 이곳에 있는 피아노 두 대는 말할 수 없는 고물이며 건반이 떨어져 나가기도 하였고 몸체는 깨어졌으며 오랫동안 조율을 받은 적이 없었다.

나는 병원을 처음 방문했을 때 식당에 있는 피아노를 쳐봤지만,

피아노라고 할 수 없는 음색에 놀랐다. 그러나 박사는 매일 저녁 식사 후 그것으로 찬미가를 쳤고 그의 손이 가면 그 피아노를 고물이라고 생각할 수 없을 정도로 완벽한 음색을 냈다. 또 한 대는 박사의 방에 있는 것으로 훨씬 나쁜 상태였지만, 아무리 다른 연주를 들어보아도 박사와 같이 세계적인 명수의 연주에 버금가는 것은 없다고 생각한다.

나는 랑바레네 병원에서 며칠간의 체험을 할 수 있었다. 어느 날 밤 석유램프가 거의 꺼지고 여명이 밝아 올 무렵 나는 강가를 걷고 있었다. 그날은 너무도 무더워서 잠을 잘 수 없었다. 나는 병원 안으로 들어와 박사의 방 앞을 지나려 하는데 바흐의 곡이 밖으로 흘러나오고 있었다. 나는 박사의 방 가깝게 다가가서 아마도 5분 정도 창 밑에 서 있었을 것이다. 창을 넘어서 피아노에 앉아 있는 박사의 실루엣이 보였다. 박사의 힘찬 양손의 움직임은 완전하게 보였다. 하나하나 음정을 맞추고 있었고 모든 음악의 조화는 바흐의 주문대로 연주하고 있었다.

나는 세계 최대의 대성당 파이프 오르간의 연주를 듣고도 별로 감동할 수 없었지만, 박사의 연주에는 조용하게 귀를 기울이고 있었다. 음악에 거는 자신 과거의 숭고한 부분을 살려내고 싶다는 절실한 바람이 현실과 감정을 뱉어 내는 것의 요구가 박사 내부에 있었다. 이러한 모든 것이 그의 연주에서 소리를 내고 있었다. 박사는 연주를 끝내고 가볍게 일어섰다.

피아노를 연주함으로, 박사는 서류 작성이라는 병원의 사무 중압과 긴장으로부터 탈피할 수 있었으며 그는 일상생활에서 음악의 창조와 질서의 빛이 발휘하는 세계를 인정했다.

음악이 미치는 효과는 박사 자신이 음악에 의해서 힘을 얻고 다시 태어나는 것을 느끼는 데 있다. 음악은 박사에게 약이었다. 그리고 박사에게는 음악뿐만 아니라 유머도 있었다.

박사는 유머를 하나의 열대 치료법으로 쓰고 있었다. 습도와 온도와 정신적 긴장을 호소하는 방법으로 사용한 것이다. 실제 그의 유머 사용방법은 매우 예술적이며 어쩌면 슈바이처는 유머를 악기라고 생각하는지도 몰랐다. 박사의 병원 생활은 젊은 의사나 간호사에게 절대로 뒤떨어지지 않았다. 박사는 그것을 잘 알고 있어서 그들 정신 양분을 공급하는 일이 자신의 할 일이라 생각했다. 직원 회식 때에는 재미있는 얘기를 한 두 개는 반드시 해서 식사 중에 사람들에게 큰 웃음을 주었다. 직원이 그의 유머 묘미로 생기를 찾으면 재미있었다.

예를 들어, 어느 날 식사 중에 박사는 직원에게 다음과 같은 보고를 했다. "제군들도 모두 알고 있듯이 병원에서 75마일 이내에는 자동차가 두 대밖에 없는데, 오늘 오후 불가피한 사건이 일어났네. 그 두 대가 충돌하고 만 거지."

그 이튿날 밤에 박사는 선착장 옆에 둥지를 만들던 새가 새끼를 여섯 마리를 낳았음을 일동에게 알렸다. 그리고 얼굴을 찡그린 채로 덧붙였다. 그녀가 임신 중일 줄은 꿈에도 몰랐다고 했다. 새는 새끼를 낳는 것이 아닌 알을 낳는 것을 유머로 사용했던 것이다. 또 힘든 하루를 보낸 어느 날 식탁에서 얘기했다. 몇 년 전 그가 코펜하겐의 왕궁을 방문했을 때, 만찬회에 참석했는데 식사의 제일 코스로 고등어가 나온 것이다. 그는 고등어 알레르기 때문에 곤란하다고 생각하다가 고등어를 포켓에 넣고 말았다. 그러자 이튿날 왕궁의 행사를 보도한 기사에는 왕궁을 방문한 정글의 의사가 아프리카에서 비롯된 기묘한 버릇이라는 기사가 나갔다. "슈바이처 박사는 생선의 살만 먹는 것이 아니라 뼈도 머리도 눈알도 마치 물 마시듯 넘기고 말았다."는 것이다. 그는 기사 내용을 저녁 식탁에서 얘기했고 젊은 의사나 간호사는 박사의 유머로 활기를 찾았다. 모두가 식당에 들어올 때는 피로한 얼굴색을 보였지만, 식사를 마치고 나갈 때는 그런 얼굴이 보이지 않았다. 다음 일을 하기 위한 힘을 받는 유머가 중요한 영양분이 된 것이다.

성서에는 즐거운 마음은 의사와 같은 일을 한다고 적혀있다. 유머의 결과로 인간 정신과 육체의 내부에서 어떤 작용을 하는지를 정확하게 설명하는 것은 어렵다. 그러나 틀림없이 그것이 작용한다는 증거가 있다. 몇 세기 동안 의사만이 아닌 철학자나 학자들까지 여러 가지 사색을 쌓아왔다.

밝은 성격이나 기쁨의 생리학적 특징에 주목할 필요가 있다. 로버트 버튼(Robert Burton)은 400년 전에 그의 저서에서 "유머는 혈액을 촉진하고 신체를 젊게 하며 건강하게 하여 어떤 일에도 적합하다."라고 하여 자신의 관찰을 뒷받침하는 주장을 했다. 그리고 일반적으로 밝고 명랑함은 "우수의 벽을 깨트리는 도구이고 그것만으로도 본래는 훌륭한 치료법이다."라고 적고 있으며 웃는 일을 '우연의 빛나는 열정'이라고 부른다. 임마누엘 칸트(Immanuel Kant)는 『순수이성비판』에서 큰 소리로 웃는 것은 "가장 중요한 육체의 과정을 촉진하는 일에 의해서 장과 횡격막을 움직이게 하는 감정, 다시 말해, 우리가 느끼는 만족한 내용을 이루고 건강을 만들어내고 우리는 그것에 의해서 정신을 통해서 육체에 도달해 정신을 육체의 의사로 사용하는 일이 가능하다."라고 적고 있다.

프로이트(Freud, Sigmund)는 인간 정신에 흥미가 있었지만, 그것은 기능 장해나 고뇌만으로 한정되어 있지 않다. 그의 연구는 인간의 뇌가 우주를 차지하고 그 신비적인 지위를 대상으로 하고 있다. 그에게 있어서 유머는 인간 정신의 독자성과 고도로 분화한 표현이었다. 그는 밝고 명랑함을 신경의 긴장에 대항하기 위해서 상당히 쓸 만한 방법으로 유머는 유효한 치료법이 된다고 믿고 있다.

사.윌리엄.오스라는 웃음을 '인생의 음악'이라고 봤다. 웃음의 생리학적인 이익에 관해서 과학적 연구는 별로 많지 않지만, 그럼에도 중요한 의미가 있다. 스탠퍼드 대학의 윌리엄 프라이(William Fry) 박사는 '밝은 웃음의 호흡 구성 요소'라는 주제로 논문을 발표했다. 이 논문의 제목은 아마 보통으로 말하면 '배를 잡고 크게 웃는다'는 의미일 것이다. 프라이나 칸트와 같이 호흡의 전 과정이 웃음으로 이익을 받는다고 생각한다. 이 문제에 관해서 가치 있는 논문은 〈신경병학 또는 정신의학기요〉에 있는 '웃음이 근육긴장에 미치는 효과'이다. 멈출수 없는 웃음을 웃고 있는 사람은 옆구리가 아파지는 것을 느낄 때가 있다. 그것은 그 아픔이 사람의 기분을 안정시키고 힘을 빠지게 하는 것 같지만, 그것은 바람직한 고통이다. 대부분 사람이 매일 맛보고 싶은 고통으로, 그것은 다른 육체의 활동 효과와 같은 지각의 특정 현상이다. 그 생화학적 특징은 공포, 좌절감, 분노 등의 효과와 같이 확실하게 나타난다.

의학 관계의 신문이나 잡지에는 부정적인 정서를 안겨주어 커다란 손실을 주는 기사가 늘고 있다. 그러나 정서가 간단하게 벌금을 내는 것만으로 끝나는 것은 아니다. 아무튼, 나는 자신의 중병에 전부터 창조력, 삶의 의욕, 희망, 애정 등이 생화학적인 의미가 있어 병의 치료와 심신의 건강에 크게 이바지함을 확신하게 되었다. 적극적 정서는 활동증진제이기도 하다.

오늘날에는 과학적 연구결과 인간 뇌에 엔도르핀의 존재를 확인하였고 그것은 분자구조나 효과로, 모르핀에 가까운 물질이며 그것은 인체에 갖추어진 마취약이다. 인간이 통증을 참아내는 것을 도와주는 효과가 있다. 엔도르핀이 어느 정도 활성화되어 혈액 중에 나가는지 정확한 것은 아직 충분하게 알려지지 않았다. 적극적인 정서가 그것을 활성화하는 것인지 아직 확실하게 알 수 없다. 그러나 병을 이기고 말겠다는 의지를 불태운 사람들이 불안으로 신경과민이 된 사람보다 격한 통증을 견디는 힘이 크다는 것은 지금까지의 연구로도 충분히 알 수 있다.

중국의 의학자는 침을 인체 경락에 맞으면 엔도르핀이 활성화되기 때문에 마취약 대신에 침을 사용한다면 굉장히 좋은 효과를 얻을 수 있다고 주장한다. 아무튼, 사람의 마음은 병과의 싸움에 상당히 커다란 역할을 하고 그것과 같은 통증억제에도 역할을 하고 있다.

플라세보라는 현상을 보아도 사람의 마음이 의식적이나 무의식적으로 육체를 향해서 일정의 반응을 나타내는 것은 충분하게 알 수 있다. 그 반응 중에는 심리적 반응만이 아닌 육체의 화학작용도 포함된다.

나는 제1장에서 웃음이 나의 관절염을 부드럽게 하는 힘을 발휘하고 그것이 지속적, 이질적인 혈침의 수치가 감소함을 입증시켰다고 기록했다. 웃음이 엔도르핀을 자극한 일을 의미하는 것인지 아닌지 하는 그 방면으로 흥미 있는 실험이 일본 동경 의사에 의해서 시행되었다. 그 의사는 결핵치료에 웃음을 도입시켰다. 그 실험보고는 웃음이 치료에 효과가 있어 환자의 병이 호전되는 역할을 하는 것을 충분히 입증했다.

지금부터 좀 더 광범위한 연구나 실험으로 적극적 정서와 창조력과 삶의 의욕이 가질 수 있는 역할이 지금보다 많음을 알게 될 것이다. 또, 가까운 장래에 의학자는 인간 뇌에 생활과정을 갖게 하여 통증이나 질환과 싸우는데 전신을 강화시키려는 본능적 요구가 갖추어지는 것을 발견할 수 있을지도 모른다.

만약 그런 사실이 밝혀지면 의학이나 의료는 한층 고차원으로 들어갈 수 있다.

통증은 참을 수 없는 적이 아니다

미국사람은 지구 위에서 가장 통증에 신경을 곤두세우는 국민이다. 우리는 오랫동안 책이나 라디오나 TV나 일상에서 아주 작은 통증의 증후라도 금방 어떻게 없애야 한다는 생각으로 바빴다. 그 결과 우리는 약 남용이라는 마음의 병이 있는 국민이 되었다.

사실 우리는 통증에 관해서 무지하다. 모르기 때문에 한층 더 커다란 손해를 본다. 누구에게 물어도 여러 가지 원인의 통증을 진정시키기 위해서 약의 힘을 빌리는데 통증의 90% 정도는 자기 한정성에 있다. 통증은 일상적으로 건강이 나쁘다는 표시라고만은 볼 수 없다.

통증은 대개 긴장, 스트레스, 불안, 분노, 욕구불만, 수면부족, 폭음폭식, 불균형한 식사, 담배, 운동부족, 환기부족 등으로 현대사회에서 인체가 받고 있는 모든 악조건의 결과이기도 하다. 그런데도 우리는 이 지식에 많이 부족하다. 통증을 없애는 최선의 길은 그 원인의 악조건을 제거하는 일이지만, 통증에 관해서는 여러 가지 사실 중에 이거라고 답을 낼 수 있는 것은 없다.

많은 사람은 대부분 본능에 따라 통증을 억제하기 위해 아스피린

등의 진통제를 손에 넣는다. 오늘날 의사의 대부분이 진통제 제약업의 이익을 위해 한몫을 하고 있지 않을까 하는 우려도 있다.

의사의 진찰실에는 지금도 자신 몸에 무서운 일이 일어나고 있다고 병적으로 믿고 있는 사람이 늘고 있다. 그것은 지금까지 의학계가 통증을 느끼면 바로 의사에게 찾아오도록 세뇌시켰다는 것이 맞는 말이다. 덕분에 의사는 약간의 일시적인 가벼운 증상이나 마음의 통증 정도밖에 되지 않는데도 많은 시간을 쏟아 정말로 전문가의 치료로 환자에게 충분하게 신경 쓸 수 없어지고 마는 것이 현실이다.

그리고 환자 쪽에서는 의사에게서 그 통증의 원인을 찾을 수 없다는 소리를 들으면 무시당한 듯한 생각이 들어 화가 난다. 환자 쪽에서는 있지도 않은 증상을 호소하고 있다는 의미로 해석할 수 있다. 통증에는 육체적인 원인이 전혀 존재하고 있지 않다. 긴장이나 스트레스나 전반적인 환경의 악조건 등이 결과로 나타나는 종류가 많다는 것을 그런 환자에게 가르쳐 줄 필요가 있다. 또 때에 따라서 통증은 '전환성 히스테리의 증후임을 깨달아야 한다. 물론 중증의 경고인지도 모를 증상을 그냥 놔두는 어리석음은 없어야 한다. 의사에게 알리는 일이 무서워서 그대로 두었다가 병을 키워서 손쓰는 일이 늦어져서 악화시키고 마는 사람도 있지만, 증상을 전혀 무시해 버리는 것은 마음에 관한 바른 대책이 아니라고 생각한다.

유일한 대책은 인체의 기능에 관해서 철저한 교육을 해, 좀 더 많은 사람이 엉터리 약의 남용과 진짜의 증상을 무책임하게 무시하는 일의 중간 정도 현명한 길을 선택하는 것이다. 통증도 여러 가지가 있는데, 개개인이 이해하지 않으면 안 될 가장 중요한 건 누구나 경험하는 일이지만, 긴장이나 피로가 어느 점까지 도달하면 언제나 경보처럼 통증이 생긴다는 것이다. 그것은 편두통 형의 두통이라든가 찌르는 듯한 아픔의 복통이라든가 경련, 요통, 관절의 통증, 각양각색의 형태의 통증과 그에 따른 원인 관계를 알고 있어야 한다. 그래야 통증이 와도 서두르지 않고 스트레스나 긴장을 완화하는 일을 한다. 원인이 없는 데도 통증이 있으면 그때 의사에게 통증의 성질이나 진통제의 작용에 대해 자세하게 물어보아야 한다.

팔리고 있는 진통제 대부분이 원인을 개선하는 것보다 통증을 감추는 일만이라는 것을 거의 알지 못하고 있다. 이런 약은 어딘가 고장이 있음을 뇌에 알리는 경고 기능을 망치고 만다. 이런 근본원인을 무시하고 통증만을 억제하면 인체는 나중에도 커다란 위험성에 노출되고 만다.

진통제의 왕자는 물론 아스피린이다. 미국 식량, 약품국은 아스피린을 의사의 처방전 없이 판매할 수 있는 것을 허가하고 있지만, 이 아스피린은 일반인에게 알려진 것과는 반대로 위험성이 있어 계속해서 사용하면 생명에 문제가 일어날 가능성이 있다. 세계에서 아스피린만큼 다수 사람이 자기 마음대로 복용하는 약은 없다. 그중에는 중독되어 하루에 10정 이상도 복용하는 사람도 있다. 이런 사람은 모르지만, 아스피린은 아주 작은 소량이라도 내출혈을 일으킬 수 있다. 그것보다 더 중요한 것은 아스피린이 결합조직 형성에 불가결의 역할을 다할 거라는 것이다. 콜라겐(collagen) 생성에 관해서 결함작용을 하고 있다는 사실이다. 관절염에는 결합조직에 파괴 증상을 나타내는 것이 많아서 아스피린의 지속적 복용은 잠재적인 관절염 증상을 악화시키는 일이 되기도 한다.

왜 아스피린이 지금과 같이 폭넓게 관절염 환자에게 처방되었는지를 말한다면, 그것은 통증을 억제하는 특성 외에도 항염증 작용을 하고 있기 때문이다. 그러나 최근 의학자는 아스피린의 항염증 가치가 있지만, 한편으로는 생체에 중요한 화학작용에 나쁜 영향을 미칠 수 있다는 것을 알게 되었다.

의학 전문지 〈브랏트〉의 1973년 3월 호에 아스피린이 혈소판 방출과 결합 조직의 상호작용을 막는 것을 입증하는 기사를 연재했다. 그리고 〈류머티즘 질환 연보〉에 P.N.스페리 박사는 매일 대량의 아스피린을 복용하는 환자가 심한 빈혈 증상을 보였다고 보고했다.

영국 의학서적 〈란셋트〉 기사에는 류머티즘 질환의 환자가 지속해서 아스피린을 복용하면 혈액, 아스코르빈산(Ascorbic Acid) 양이 내려가는 것을 도와주고 아스피린이 혈소판 아스코르빈산의 섭취를 방해한다고 보고했다. 비타민C는 콜라겐의 형성에 불가결한 것이고 아스피린에 의해 그것이 결핍되는 것은 관절염 증상의 결합조직 파괴에 관해서 인체가 싸우지 않으면 안 될 때에 반대의 일이 일어난다는 것이다. 〈란셋트〉 기사에는 아스피린의 유해성분에 대항하기 위해서는 아스코르빈산을 아스피린과 병용하여야 한다는 결론을 내리고 있었다. 물론 아스피린만이 해로운 부작용을 갖고 있다고는 볼 수 없다. 코넬 대학의 다후니.A.레 박사는 뉴욕시에서 열린 의학회에서 진정제나 진통제의 광범위한 위험 증거를 내세웠다. 그것은 정말로 놀라웠다.

그 약 중에는 인체가 식물을 정당하게 대사하는 힘에 커다란 손해를 끼치고 영양부족을 일으키는 것이 있었다. 때에 따라서는 골수의 기능 저하를 일으키고 인체의 혈액 보급력을 파괴하는 위험도 있다고 했다. 진통제는 의학사상 최대 진보의 하나라 할 수 있다. 바르게 사용한다면, 환자의 고통 완화와 병 치료에 커다란 혜택을 줄 수도 있기 때문이다.

그러나 무차별한 남용 덕분에 현재 몇백만 명, 몇천만 명의 사람들이 심리적 폐인이나 만성질환 환자가 되었다. 그런 진통제의 광고공세는 대량의 노이로제 발생이 원인이다. 연간 수십억 정의 진통제를 약국에서 간단하게 살 수 있다는 사태를 내버려두는 것은 왜일까? 그 이유를 알고 싶다. 진통제 중에는 통증을 억제해도 그 이상의 피해를 가져오는 무서운 것도 포함되어 있다.

'통증이란 무엇인가'를 알기 위해 의학연구의 발자취를 남기는 일을 한다면, 폴 브랜드라는 이름을 가장 크게 다루어야 할 것이다. 브랜드 박사는 의학자로서 생애의 과반수를 나병환자 치료에 전념해 왔다. 그는 영국의 정형외과 의사로 불구가 되거나 마비된 손발의 기능을 회복시키는 일로 세계 의학계에서 유명했다.

그는 인도의 벨로루(Vellor)의대에서 정형외과 부장으로 근무했다. 박사는 1947년 아직 청년이었을 무렵 벨로루에 부임했고 안과의였던 그의 부인도 1년 후에는 벨로루로 왔다. 그렇게 해서 세계에서 가장 멋진 부부 의학조가 탄생한 것이다. 남편 브랜드는 몇천 명이나 되는 나병환자의 손이나 발을 쓸 수 있도록 했고 부인 마거릿도 수천 명의 나병환자를 실명에서 구했다. 부부는 같은 의대에서 중요한 연구를 하면서 병원의 내외에서 진료도 했다. 박사가 이 의대와 의대대학병원에 온 목적은 고도의 정형외과 기술을 나병환자의 특별한 문제에 응용할 수 있는 것을 조사하기 위해서였다.

보통 나병환자의 손가락은 갈퀴와 같이 구부러져 있거나 옆 손가락과 붙어버릴 때가 많았다. 손의 근육을 움직이게 하는 중요한 신경이 마비되었기 때문이다. 박사는 그런 환자 손가락에 건강한 신경을 연결해 다시 움직일 수 있게 할 예정이었다. 물론 그러기 위해서는 환자를 재훈련해서 환자의 뇌가 손가락을 움직이게 하는 지령을 손이 아닌 팔목에 전해지게 해야 한다고 생각했다.

그러나 박사가 벨로루에 와서 깨달은 것이 나병환자 손의 비틀림이 아니었다. 나병은 무엇이고 왜 몸 안에서 생겼고 어떻게 인체는 병과 싸우는 것일까 하는 것이었다. 나병의 전반을 알지 않으면 안 된다는 것을 알았기에 박사는 연구에 몰두했다. 그리고 연구하면 할수록 지금까지 나병에 관한 지식이 중세기 수준으로 형편없음을 알았다.

박사는 과학적인 연구로 나병이라는 신비에 맞서기로 했다. 박사는 '나병조직'에 관해서 당시에 일반적이었던 생각이 잘못되었음을 알았다. 발가락이나 손가락이 잘려나가는 것이나 코가 주저앉는 것은 나병의 직접적 결과라는 생각은 틀린 것이다. 여기에서 가장 중요한 발견은 이 병이 통증을 느낄 수 없는 병이라는 것이었다.

박사는 우선 증상이 가장 많이 나타나는 부분에 관해서 좀 더 많은 것을 알지 않으면 안 된다고 생각했다. 나병이 결핵을 일으키는 병원균과 많이 닮았음은 의학계에서 오래전부터 알고 있는 사실이었다. 결핵과 같이 나병균도 결절이 생긴다. 나병의 결절이 커지면 올리브 열매 정도이고 작아지면 콩알만 해져 얼굴이나 귀, 손발에 나타난다. 당시에는 몸에서 손발이 잘려나가는 현상이 나병균 때문이라는 것이 일반적인 상식이었다. 그리고 실제로 병의 조직연구는 해지고 있지 않았다.

박사는 여러 가지 연구 끝에 놀라운 사실을 발견했다. 잘린 손가락의 조직과 남아있는 조직 사이에는 그 어떤 것도 다른 점이 없었다.

나병균은 신경의 말단을 죽여 접촉감을 잃어버리는 것을 의미한다. 살 자체는 다른 어떤 문제도 없음을 박사는 확인했다. 의학연구에서는 드문 일이지만, 박사의 나병에 관해 가장 중요한 발견은 조직적인 연구에서가 아닌 우연한 결과였다.

병원에 부임해 온 지 얼마 되지 않았을 때, 환자의 손에 물건을 잡는 힘이 있음을 알았다. 환자들과 악수를 할 때도 만력기(철근이나 나사를 끼워서 돌리는 도구)에 손가락이 끼워진 것 같은 느낌이었다. 이 병에 보통사람에게 없는 엄청난 힘이 있음을 안 것이다.

어느 날 박사는 열쇠가 없어서 커다란 자물쇠를 열지 못한 채 망설이고 있는 12세의 나병환자인 소년을 옆에서 지켜보았는데 소년은 손가락이 어떻게 되는지는 전혀 신경 쓰지 않고 자물쇠를 돌렸다. 박사는 그 자리에서 자신의 의문에 답을 찾을 수 있었다. 신경의 말단이 무감각해져서 보통 사람이라면 아파서 할 수 없는 것을 지나칠 만큼 강하게 자물쇠를 계속해서 돌린 것이다.

압력을 가하면 멈추어야 하는 시점을 알리는 신경이 결핍되어 있어 뼈나 살에 엄청난 일이 일어나도 그대로 받아들이는 것이었다. 이런 추론을 내린 박사는 자문자답해 보았다. 환자가 손가락이나 발가락을 잃어버리는 것은 나병 그 자체가 아닌 통증을 느낄 수 없기 때문이라는 설명은 가능할까? 다시 말해 환자는 일상생활을 하는 동안 자신의 몸이 위험에 놓여있는 것을 깨닫지 못하는 것은 아닐까? 박사는 하루 중에 자신에게 일어난 일을 분석해 보았다.

수도꼭지나 문의 손잡이를 돌리거나 물건을 움직이거나 밀거나 당기는 것들은 거의 손의 압력이 필요한 것이다. 그리고 어느 정도 힘이 필요한지는 그 물체의 저항이나 자신의 손의 압력을 가하는 정도에 따라서 결정된다. 그래서 감각을 잃어버리면 손에 상처가 나는 것도 모른 채 압력을 주는 것이라고 박사는 결론을 내렸다.

박사는 환자들의 일상생활을 관찰하기 시작했고 자신의 추론을 확신했다. 그리고 압력의 가감을 측정하는 방법을 환자들에게 가르쳤다. 그들의 손을 지키는 특수한 장갑을 만들었고 매일 검사를 시행하는 규칙을 만들어 지금처럼 상처가 나는 것을 막았다. 그랬더니 기적과 같이 새로운 상처의 발생률은 급격히 줄어들었고 환자들은 조심해서 일하게 되었다.

박사의 기본적인 연구는 순조롭게 시작되었다. 그러나 아직 수수께끼는 남아 있었다. 그 후에도 환자들의 손가락이 잘려나가는 일들은 계속 일어나고 있는 것은 무슨 이유일까? 박사는 그 수수께끼를 이것저것 생각해 보았다. 그리고 어느 날 불현듯 머릿속에서 그 대답이 떠올랐다. 그것은 환자가 밤에 잠들어 있을 때였다. 환자의 손에 감각이 없기에 잘려나가는 것에도 저항할 수 없었던 것이다. 박사는 바로 환자의 집이나 병원에 불침번을 세워 보았다. 그랬더니 박사의 생각이 맞았다. 잠든 동안 환자는 손을 긁기 시작했고 저항할 수 없기에 손가락이 잘려나간 것이다.

박사는 자신의 주특기인 환자 손가락의 재생이나 손가락의 비틀림을 교정하는 치료를 하였고 덕분에 몇천 명이나 되는 나병환자가 손 쓰는 일을 할 수 있게 되었다.

나병환자에게 가장 비참한 증상 중 하나가 코가 없어지는 것이다. 박사는 이것도 깊게 연구하여 원인을 밝혀내었다. 그것은 몇 세기 동안이나 의학계에서 믿어왔던 것과는 상반되는 놀라운 발견이었지만, 그것을 박사가 입증할 수 있을지가 문제였다. 가장 확실한 증명은 찌

그러져 가는 코를 원래의 모양대로 복원시키는 수술이라 생각하고 수술을 해보았다. 그것은 혁명적인 방법이었다. 실제로 수술결과는 그의 이론대로 코를 원래의 위치로 돌려놓을 수 있었다. 박사가 개발한 복원 수술을 지금은 세계가 사용하고 있다.

그다음의 문제는 실명이었다. 나병에 의해 여러 가지 고통 중에 실명보다 심각한 것은 없으리라. 이 병 특유의 증상이라고 젖혀둔 상태였지만, 부인인 마거릿 박사는 철저하게 연구하였고 그 결과 실명은 나병의 직접적인 산물이 아니고 부산물임을 확신했다. 예를 들어, 비타민A 부족이 백내장의 커다란 원인이며 심하면 실명을 가져옴을 알고 있던 박사가 가장 눈부신 활약을 보인 것은 이 부분이다. 하루 100건 이상 백내장 수술을 해야 했다. 하루에 많으면 20건이라고 생각하는 구미의 의사들에게 100건은 받아들일 수 없는 숫자였을 것이다.

박사는 다른 증상과 같이 원인을 찾아 그것을 없애는 일이 우선이라고 추론했다. 눈은 여러 가지 위험에 노출되어 있고 인간이 자각하지 못한 상태에서 하루에 수천 번이나 깜빡여서 눈물샘을 자극하여 염분을 포함한 세정액으로 씻어진다. 박사는 나병환자들이 말소신경의 수축으로 눈의 표면이 무감각해져서 이 세정작용을 하지 못하게 된다는 가설을 내렸다. 그리고 박사는 환자들이 통상의 자극을 받았을 때를 관찰하기 시작했다. 박사가 생각한 대로 눈동자는 움직이지 않았고 세정작용도 일어나지 않았다.

박사는 환자들에게 의식적으로 눈을 깜빡이게 하는 것을 지도했다. 자유롭게 눈을 감는 능력이 남은 사람은 노력해서 깜빡이는 훈련을 할 수 있을 것으로 생각했다. 이는 실험으로 결점을 금방 알게 되었다. 눈을 깜빡이는 일에 집중하지 않으면 깜빡일 수 없고 눈을 깜빡이는 일에 집중하다 보면 다른 일을 생각할 여유가 없어진다.

그래서 이 방법은 안 된다. 깜빡이면서 자동으로 눈을 씻는 방법이 필요했다. 그 대답은 재생외과수술이었다. 턱의 근육을 눈꺼풀에 연결했다. 환자가 입을 움직일 때마다 개조된 안면 근육이 움직여서 눈을 깜빡이게 해서 안구를 정화 시킨다. 기묘한 외과수술로 인체의 자연적인 힘을 이용해 눈의 질환을 없애주는 방법 덕분에 오늘날 많은 나병환자가 실명을 면할 수 있게 되었다.

오늘날에는 세계의 나병 센터에서 연구한 결과 나병에 관한 미신이 점점 없어지고 있다. 나병은 일반적인 인상이나 소문과는 달리 그다지 강한 전염성은 없다. 실제로 건강한 사람이 나병에 전염된 예는 없다. 물론 결핵과 같이 몸이 약한 사람이라면 정도의 차이는 있지만, 전염될 우려가 있고 다른 병과 같이 부모로부터 자식에게 전해지기도 한다. 그렇지만, 반드시 유전적인 것이 아니다. 기본적으로 나병은 불결과 영양 불량의 산물이고 일반적으로 알려진 대로 열대, 아열대 특유의 병이 아니다. 건강하지 못한 상태에서 굶주리고 균형 없는 식사를 하는 곳이라면 어디에든 존재한다. 아이슬란드와 같이 북쪽에 있는 나라에도 있었고 지금까지 세계 어느 나라에서도 나병환자가 없는 나라는 한 곳도 없다.

그러나 중요한 것은 이것이 근절 가능한 병이라는 것이다. 그 희생자는 치료에 따라 증상이 가벼워지고 완전하게 회복되며 사회복귀도 가능하다. 나병에 관한 일반적인 무지와 오랫동안 나병에 휩싸였던 미신을 하루빨리 깨끗이 없애는 방법이 있을까?

의학자들은 박사의 연구 성과를 높이 평가한다. 박사의 업적을 높이 사는 것은 외과수술과 그 외의 원인에 의해서 오랫동안 움직이지 못했던 손을 제 기능을 하는 데에 성공했기 때문이다.

폴 박사는 인도에서 유명세를 탔다. 인도에서 어느 변호사를 치료하면서 더욱 유명해진 것이다. 변호사는 오랫동안 법정에만 서면 어색한 몸짓을 하였다. 이러한 몸짓은 법정에서 마이너스였다. 재판관, 배심원도 그의 얼어붙은 것 같은 몸짓에 불쾌한 느낌을 받았다. 박사는 변호사를 수술했고 변호사는 멋진 몸짓을 할 수 있게 되었다.

박사는 이 병원에서 같은 수술을 몇천 번 이상했다. 나병환자로 20년 이상을 생활한 사람들은 프라이드를 갖고 사회의 일원으로서 육체적, 정신적으로 충분한 준비가 되어 있지 않으면, 이 병원에서는 완치로 보지 않았다. 신체장애가 있는 사람에게도 최대의 자립능력을 갖출 수 있도록 여러 종류의 훈련을 시켰고 결과는 인간이 가진 무한의 잠재능력과 순응성을 존중하는 일로 나타났다.

예를 들어, 나병환자에게 1할밖에 남아있지 않은 운동능력을 사용하여 도움이 되는 직업을 가질 수 있도록 학습시켰다. 스스로 자립심이 생기면서 자연스레 자존심도 생겨났다. 박사는 의사로서 통증이라는 하늘의 선물을 받지 못한 사람들에게서 그것을 제거할 수 있다면 천지를 움직일 수 있는 일이라는 결론을 내렸다.

박사는 왜 이렇게까지 통증을 중요시할까? 그는 통증은 경보조직이며 보호 장치라고 했다. 개개인의 인간이 통증 덕분에 자신의 신체를 안전하게 지킬 수 있기에 중요한 것이다. 그 신호는 언제라도 바로 그 의미를 알 수 있을 수도 있고 모를 수도 있다. 그러나 적어도 경보의 역할을 다하고 있다. 우리는 그것에 응해서 방위수단을 갖추는 것이 가능하다.

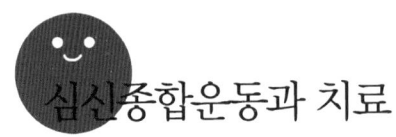심신종합운동과 치료

〈뉴-잉글랜드 의학서적〉에 실린 나의 기사에서 나는 심신 종합건강 운동이라고 하는 것을 직접 눈으로 관찰할 수 있었다. 그 운동의 지도자는 내가 심신 종합적인 경험을 했으니까 자신들의 회합에 나와서 경험담을 얘기해 달라고 부탁해왔다. 그러나 나는 나의 병에 관해서 모든 것을 얘기했기에 이 이상 할 말이 없었다.

〈뉴-잉글랜드 의학서적〉에 실린 기사에 관해서 나는 의사들로부터 수천 통의 편지를 받았다. 그 편지 중에 내가 가장 감명받은 것은 미국 의학계의 새로운 중요한 무드가 거기에 확실하게 있다는 것이다. 그 편지로 지금은 많은 의사가 환자의 진단과 치료를 질환이나 심신의 좋지 않은 관계의 여러 가지 요인에 비추어서 시험해 볼 필요가 있음을 통감하는 내용이 많았다.

나는 심신종합운동회에서 강연의뢰를 받고 환자와 의사 사이에 있는 벽을 없애야 할 필요에 대해 인정했다. 의학계가 지금까지 사회 전체와 일반적인 관계에서 과도하게 밀접주의로 흘러 권위주의가 싫어진 것이 사실이지만, 최근에는 의사 쪽에서도 될 수 있는 한 환자에게 알려 환자를 교육하려는 의지가 확실하게 보인다.

　대중과 의학계 양자 사이에 상호 올바른 책임분담에 관해서 대화의 장이 넓어지고 있다. 이러한 대화가 점점 많아지면 의사도 "의사 제1의 임무는 사람을 도와서 병을 예방하는 것이고 병을 극복하는 것만이 아니다."라고 믿고 있는 수천만 명의 사람이 건전한 취지로부터 감명을 받는 것을 나는 느꼈다.

　따라서 이 운동을 따르는 사람도 다수 의사가 "정신과 육체는 일체의 유기체이면서 어느 쪽의 치료도 전체를 고려하지 않고 행해지면 안 된다."라고 하는 자신의 사상과 실제로 다져진 의사라면 반드시 감명을 받을 수 있을 것이다.

　의학계 대선배들은 제자에게 병의 원인과 경과를 보고 서로에게 작용해서 맞는 모든 것을 주의 깊게 평가해야 한다고 강하게 주장한다.

　의학사상 최초로 중요한 인물인 히포크라테스는 이론가이면서 진료의 이기도 했다. 그는 질환의 이해와 치료 사이에 그 당시 존재했던 격차를 줄이려고 노력했다. 또 그는 인체에는 자신을 치료하는 힘이 자연으로 갖추어져 있어 일반적으로 의사가 개입하지 않아도 병이 낫는다고 했지만, 그것은 전형적인 심신 종합의 입장이었다. 그는 의사 본래의 역할이란 치료의 과정을 난립시키거나 인체에 해를 끼치는 치료는 피하는 것이라고 믿는다.

　히포크라테스는 지식의 체계화와 그 체계적 응용을 특히 중요시했다. 실제 의료에서 적지 않은 독단과 미신이라든가 세심의 실증을 통한 법칙으로, 현대 의학 교사와의 사이에서 넓게 숭배되는 로렌스, J. 핸드손(1878~1942 보스턴의 화학자)은 하버드 대학에서 시행한 유명한 강의 중에 히포크라테스가 말한 법칙의 본질을 논했다.

핸드슨에 의하면 히포크라테스는 산만하고 평범한 관찰자가 아니고 "자질과 오랫동안 학습을 토대로 기량을 갖춘 의사였다. 그의 위대한 성공은 그와 같이 조직적 방법이야말로 서로 다른 현상을 취급하는 과학의 발전에는 없어서 안 될 걸음이었다."

이 심신 종합적인 법칙은 그 후에도 건전한 의료의 근본적 지도, 원리로써 때때로 되풀이해서 말해 왔지만, 지금부터 반세기 전에 〈의학사〉에는 "의사가 되려는 사람은 무엇보다도 우선 환자의 복지를 잊지 말고 질환의 눈에 보이는 것만이 아닌 그 정신 상태에 관해서도 끊임없이 변화하는 환자의 상태를 언제나 신경을 쓰는 것이 의료 성공의 불가결 요인이라고 했다.

현대 과학적 의료의 출현 이전에 또는 그것 이후에도, 환자를 안심시키고 그 탓에 질환 경과에 좋은 영향을 미치는 능력을 갖춘 치료자가 있었음을 인정하지 않는 것은 맹목에 가깝다.

그것과 같은 명백한 사실이지만, 뛰어난 과학자이면서 평범한 진료의사에 지나지 않는 사람도 있었다. 이처럼 역사는 과학과 의술이 분류되는 것은 언제까지나 의료에 유해하다는 것을 가르쳐준다. 이처럼 심신 종합적인 생각이 절대로 새로운 것이 아니라고 한다면, 그것에 대해서 최근 일반의 관심이 상당히 높아져서 전국적, 세계적인 운동으로 발전하는 것을 어떻게 설명하면 좋을까. 그것에는 적어도 많은 요인이 존재하고 있기 때문이다.

다수 사람이 현대의 약을 인명구조의 효력 측에서만 볼 수 없다. 그것은 의사의 지시대로 복용해도 굉장히 위험할 때가 있다는 것을 알았다.

항생물질이 처음 나타났을 때는 다른 약으로는 꿈쩍도 않던 강력한 미생물을 퇴치할 수 있는 마법의 약이라며 야단법석이었다. 하지만 박테리아가 미생물에 익숙해져서 그것에 관한 저항력을 얻고 더욱 강력한 항생물질이 아니면 없앨 수 없게 되었다. 그렇게 되면 이번에는 인간의 신체가 미생물의 위험에 침투하는 것이다. 그 연쇄반응은 파괴적이었다. 거기에서 의사들은 위험과 효용을 신중하게 저울에 달지 않으면 안 된다.

고혈압의 예방이나 혈압을 내리고 심장의 박동을 조절하고 기능이 나빠진 기관의 회복, 이상 발육의 억제 등 종전에 비교하면 훨씬 유효한 신약이 속출되지만, 효과는 절대적으로 각각에 피해와 위험을 동반하고 있다. 그 위험성은 효험성과 동등하게 크다. 때에 따라서는 효험이 있으니까 그 사용에 관해서 커다란 의문이 생긴다. 이 약의 위험성에 관한 일반적인 인식은 소비자 의식이 보건 분야에도 넓혀지고 있음을 알 수 있다. 그 의식은 1960년과 70년대에 급격하게 깊어졌다.

그것은 고가 신약에 관한 불신만으로 끝나지 않고 모든 약에 대한 불신으로 쌓여 갔다. 사람들은 위험한 약을 사용하는 것보다도 신체 질환의 근본원인을 없애주는 것을 좀 더 중요시하는 심신 종합적인 의술에 마음이 끌렸다.

일반 사람들의 눈에 의사는 약을 너무 많이 사용하고 환자에게 강한 약을 복용시키는 것을 계속한다고 생각한다. 원래 그 약으로 나을 수 있는 병보다도 더욱 중대한 건강 문제를 불러일으키는 것이 많은 것처럼 보이는 것이다.

사람들은 의사에게 만병통치약을 처방할 수 있도록 압력을 가하는 장본인이 바로 자신이라는 것을 놓치고 있다. 어느 쪽이든 약에 관한 반응이 심신종합의술 매력의 커다란 요소가 되었다.

강력한 약에 관한 불신은 당연한 일이다. 바른 영양을 중요시하는 새로운 풍토가 조성되고 영양이 건강의 전제조건임을 알아가고 있다. 많은 질환을 약으로 대신해서 치료하는 수단으로서 다시 보게 되었으며 영양에 관한 책자도 풍성하게 나와 팔리고 있고 한 사람의 저자가 영양에 관한 책을 써서 6~7년 사이에 연속해서 성서 이외에 여러 가지 책을 제치고 최고의 판매량을 늘려가고 있기도 한다.

영양에 관한 라디오 프로는 일시에 수백만 명의 청취자를 만들었다. 또 미국에서 가장 급성장한 잡지가 〈브리펜션〉이라는 잡지인데 그 내용은 바른 영양에 의한 건강이라는 내용으로 심신 종합건강운동을 풍부하게 연재하고 있었다.

대중은 1969년 『식품, 영양, 건강에 관한 화이트하우스 회의』를 계기로 계속해서 출간되는 약 반대의 문헌을 통해 의과 대학교가 프로그램 중에 영양학을 가르치고 있지 않았고 프로그램 안에 있는 생리학, 병리학, 약학, 해부학, 생화학과 같이 동등한 중요도로 보지 않음을 알게 되었다.

실은 영양이 무시되거나 경시된 것이 아니고 다른 과목으로 가르치고 있었다. 대부분의 의과 대학교에서 영양학이 독립된 지위를 인정받지 못한 것은 영양이야말로 건강에 최대한 요인이라고 생각하는 일반과는 상반되는 것이었다.

일부의 의사는 보통가정이 사는 식품류에는 균형이 좋은 식사에 필요한 것은 하나같이 같은 식이라고 주장했다. 이런 비난에 대항하려고 하면 할수록 대중은 점점 의사가 영양문제에 관해서 자신들에게 반대하고 있다고 믿기 시작했다. 환자들의 식습관을 자세하게 질문하는 의사는 극히 적다는 사실이 이러한 점으로 또 하나의 증거를 보이고 있다.

한편 일반 의사는 각양각색의 신기술은 물론이고 급속하게 발전하는 신지식에 뒤떨어지고 있다. 물론, 상담에도 응하지 못하고 있다.

그러나 일반인이 이런 사실을 일단 인정한다고 해도 의사의 분업 전문화가 의료의 힘을 너무나도 바꾸어가는 것에 불안을 느끼고 있다. 의사들은 환자의 의료상 요구 전부에 답을 해주는 것은 아니다.

의지할 수 있는 아버지와 같은 전통적인 의사상과 신체의 각 부분만을 진찰하는 전문의 제도에 의해서 생긴 의사 대 환자의 관계의 복수화 사이에 존재하는 모순을 알게 된 것이다. 심신종합의료는 종합 요인을 강조하는 부분에서 이 경향에 대항하려는 것이다.

전문의 출현은 신의학 기술의 발전에 연결되었고 많은 사람에게 의료는 기계의 부속품이라는 인상을 주고 있다. 환자에게 신기술의 산물인 새로운 비인간화를 받아들이는 것은 슬픈 일이다.

더 나아가서 진단의 최고 철칙의 하나로 어떤 개인이 어떤 특징의 질환 증상을 모두 갖고 있다고 해도 그 사람은 모양에서 벗어난 환자인지도 모른다. 아니면 전혀 그 질환에 걸려있지도 않을 수도 있다는 사실을 고려해야 한다는 가르침이 있지만, 기계는 그 철칙을 상반하는 것과 같은 단정적 선고를 내린다.

어찌 되었든 심신종합의술은 의학기술을 일반적으로 냉정한 인간미의 결핍으로 보고 인간적 접촉과 인간적 따뜻함을 강조한다.

미국에서 필요한 것은 농촌지구에 도움이 되는 진료소에서 일하는 의사의 수를 늘리는 것이다. 그럼에도 의과대학 졸업생 대다수가 대도시의 전문화된 의료업에 끌려가고 있으며 의사는 대도시에서 얻을 수 있는 고수입을 쫓는 것에 대한 비난의 대상이 되고 있다. 하지만 그 비판은 다수 의과대학의 졸업생이 5만 불 이상의 학자금의 채권을 지급하지 않으면 안 된다고 하는 현실을 무시한 것이다. 의대생들은 학비 채권의 무거운 짐을 지고 있지 않는다면, 시골의 진료소가 자신에게 잘 맞는다고 고백한다. 이러한 고백을 진정으로 받아들이지 않는 것은 잘못이다.

그러나 어떤 변명을 해도 의사를 더 많이 필요로 하는 사람들이 의사에게 갈 수 없는 것이 현실이다. 또한, 대도시로 간다 해도 일반 개업의가 요구하는 비싼 치료비를 지급할 수 없다는 현실은 변함이 없다.

미국인의 교육수준이 급속하게 향상되었음을 반영해서 많은 사람이 제각기 지금까지와는 다른 건강 문제에 관해서 정보에 정통하다. 지금은 수백만 명의 미국인이 의학의 발전에 주목하는 습관을 들이고 있다. 그런 사람들은 자신과 의사와의 관계에서 의사의 판단을 무비판으로 받아들이지 않는다. 그들의 의사가 환자와 상호 간에 존경심을 갖고 대화할 마음이 있는지 없는지에 따라서 의사를 평가한다. 인간의 정신이 병을 극복하는데 커다란 역할을 하는 것에 관해서 검증 가능한 자료가 다수 나와 있기에 누구라도 지금은 그 분야의 전체가 상당히 매력 있는 것이다.

물론 이 문제에 관해서 일반의 흥미가 먼저 나서기 때문에 계통적인 지식의 영역을 넘어서고 있는 것은 틀림없다. 많은 사람이 정신의 능력범위에 관계한 새로운 발견이나 추측으로 달려들고 있다. 그리고 자신의 의사가 그런 발전이나 장래가 보이는 것에 관해서 자기와 같은 정도의 정통하지 못하거나 같은 정도에 열광적이지 않은 것을 알게 되면 실망하는 폭이 점점 넓어진다.

정신력의 생화학적 발상에 관해서는 증거가 되는 문헌도 많이 나타나고 있다. 예를 들어, 인도의 요가 수행자가 수행으로 자신의 맥박 수를 1분간 2~3회로 떨어트리거나 뜨거운 물건을 만져도 화상을 입지 않는 일에 관해서도 유능한 관찰자의 확실하고 명백한 기록이 발표되기도 했다. 나 자신도 인도에서 실연을 봤기 때문에 그것이 진실임은 알고 있다. 그러나 지금까지 이런 현상의 계통적인 정밀한 조사보다도 일반 대중의 흥미가 먼저였기에, 그 문제 전체에 관해서 기적이 횡행하고 있었는지도 모른다.

그런 중에서도 인간의 정신 훈련으로 질환을 예방하거나 극복할 수 있다는 쌍방의 중요한 역할에 대한 움직일 수 없는 증거가 나타나고 있다. 이러한 새로운 연구나 조사의 결과로 바이오 피드백 운동 전체가 한층 세력을 키웠다. 아무튼, 현재의 미국에서는 다수 사람이 정신과 육체와의 상호작용과 그것에 의한 질환의 치료를 의학계가 좀 더 중요시하도록 강하게 요구한다.

심신종합운동의 눈부신 발전 요인이 이상의 사실만이 아니지만, 교양 있는 대중의 관심을 받는 강한 기둥이 되어 그들의 단결에 앞장서고 있다. 그 관념 기초에는 의료 교전의 커다란 항목인 건강의 전통적인 기본조건이 있다. 그것은 바른 영양, 적당한 운동, 충분한 수면, 좋은 공기, 절제이다.

3천 명의 의사로부터 배우다

나의 체험담을 〈뉴-잉글랜드 의학서적〉에 발표한 후에 나는 수십 개국의 의사로부터 3,000통의 편지를 받았다. 3,000통의 편지에서 내가 가장 놀라고 기쁨을 느낀 것은 많은 의사가 난치병 치료를 위해 새로운 방법에 관해서도 허심탄회한 태도를 보여주었다는 것이다.

편지에는 나 자신의 병으로부터 회복에 도움이 된 방법을(삶의 의욕 강화와 웃음과 비타민C의 대량 투여) 지지하는 층이 많아서 의지를 강하게 할 수 있었다. 기사에 반응해서 편지를 보내준 의사는 일반인이 진료 문제에 끼어드는 것을 반가워하지 않는 게 아니라 일반인의 올바른 치료 연구에 의사를 파트너로 생각하고 협력하는 것을 당연하게 생각하는 의견에 호의를 갖고 찬성하고 있었다.

의사들의 편지에는 자기들의 생각이 확실하게 반영되었다. 환자는 자신의 정신력과 체력을 병과의 싸움에 동원할 수 있다는 것이다. 환자 자신의 능력을 100% 이용하는 것이 의사의 중요한 역할 중 하나라 생각하고 있었다.

또 현대 의약의 위험성은 늘고 있어 신중한 의사는 신약에만 의지하지 않도록 환자를 교육하지 않으면 안 된다는 견해도 편지 전체의 공통된 견해였다.

올바른 영양 상태와 스트레스로부터 적당한 해방이라는 조건이 있다면, 인간의 신체는 강한 회복력과 재생능력을 갖추고 있다는 것을 알게된 것이 의사 사이의 새로운 동향이다.

편지는 의사만이 아닌 일반인도 있었으며 그중에 한 사람은 의사를 뛰어넘을 만큼 중요한 문제점을 제시하고 있었다. 뉴욕시의 한 변호사가 나에게 전화를 걸어왔다. 4살이 된 딸이 혼수상태로 병원에 입원 중이었다. 딸은 뇌염에 걸렸는데, 그 병에는 항생물질이 효과가 있다는 과거 기록이 없다고 했다. 이 아버지는 현재 받고 있는 치료 외에 손쓸 방법이 없음을 인정하고 싶어 하지 않았다.

그래서 내가 비타민C를 대량으로 섭취하고 난 뒤에 회복한 것처럼, 이러한 치료가 딸 치료에 도움이 되지 않을까? 하는 생각으로 나를 찾아와 물은 것이다. 나는 그 변호사에게 "당신과 같은 일반인에게 내가 했던 의학적 의견을 말하는 것은 무책임한 일이 될 것이라고 대답했다. 그것만이 아니고 내가 회복된 게 비타민C의 치료 효과 때문인지, 삶의 의욕과 건전한 정서가 총동원되어 일어난 효과인지, 그것을 판단하는 일이 불가능했다.

비타민C를 치료에 사용해도 괜찮은지 주치의와 상담할 것을 권했다. 변호사는 비타민C 같은 평범한 약을 주치의와 상담한다 해도 주치의가 상대해주지 않을까 봐 걱정하고 있었다. 그래서 나는 편지에서 읽은 의사들의 반응을 얘기해주었다. 편지에는 여러 항생물질이 잘 듣지 않는 환자에게도 비타민C를 사용하는 것을 찬성하는 의사가 많았다. 그중에 유명한 한 의사의 이야기를 해주었다.

돌 박사는 중증 병 치료에 비타민C 효능에 관해서 미국 최고 권위자였다. 나는 의학서적에서 인체의 화학 작용에 비타민C 역할에 관해서 돌 박사의 기사를 변호사에게 보내주었다.

그 기사 중에서 감명 깊었던 것은 비타민C가 자신의 치료 구조를 활발하게 해서 힘을 강하게 한다는 자료였다. 나는 변호사에게 이 기사를 주치의에게 보여주고 같이 검토하라고 했다. 변호사는 우선 돌 박사와 상담하였고 박사는 중증의 세균성 뇌염 환자에게 비타민C의 대량 투여로 회복 단계에 접어들었다는 최근의 경험을 알려주었다고 한다.

변호사는 돌 박사에게 들은 얘기와 내가 보내준 기사를 가지고 주치의에게 상담하였지만, 한마디로 거절당했다고 한다. 주치의는 자신이 일반인의 지시는 받고 싶지 않았을 것이다. 그래서 변호사는 며칠 후에, 딸에게 아이스크림을 먹여도 되겠느냐고 주치의에게 물었다고 했다. 그랬더니 의사는 괜찮다고 허락해주었다.

변호사는 아스코르산(비타민C) 나트륨은 쉽게 녹아들고 신맛도 적어서 10g의 분말을 섞어 아이스크림을 만들어 딸에게 먹였다. 딸은 대단히 맛있게 먹었다. 그 이튿날은 전날보다 조금 양을 늘려서 먹였다. 그리고 매일 조금씩 늘려갔다. 딸은 매일매일 조금씩 좋아지는 것이 보였다. 변호사는 딸에게 비타민C 25g을 투여하였고 딸은 2주일 후에는 전혀 발작을 일으키지 않게 되었다. 그리고 얼마 후에는 집으로 돌아갈 수 있었다.

이 모든 것은 의사에게 알리지 않고 변호사 스스로 한 것이었다. 만약 의사가 알면 중지시킬지도 모른다는 생각에서였다. 나는 거기에 관해서 생각해 보았다.

주치의는 정해진 치료방법 외에 다른 길이 있음을 믿고 싶지 않았는지 아니면 의학 지식도 없는 일반인의 견해에 반발하고 있었던 것인지 그 의사의 생각은 알 수 없었지만, 그럼에도 내가 받은 수많은 의사의 편지를 보면 놀라운 특징이 있었다.

그중 하나는 캘리포니아 대학 의학부의 제럴드. 루니 박사의 편지에는 "의사가 환자로부터 배울 것이 없다고 생각하는 것은 시대에 뒤떨어진 생각이다. 오늘날 일반인의 의학적인 지식은 4세기 반에 걸쳐 엄청나게 진보했다. 예를 들어, 영양학의 여러 분야에서 의사에게 지지 않는 환자가 많이 있다. 그것은 새로운 소비자 운동의식이 의학계까지 밀려온 것인지도 모른다. 나는 학생에게 환자의 말을 전문지식의 당사자로 주의 깊게 귀를 기울이도록 가르치고 있다. 진정한 진찰은 잘 들어주는 것부터 시작하기 때문이다."라는 말이 있었다.

비타민C의 가장 매력적인 특징 중 하나는 올바른 투약을 해서 좋은 효과가 없을지라도 부작용 또한 없다는 것이다. 그런 의미에서 딸의 주치의는 변호사가 원하는 방법을 무시해버린 것에 대해 타당성을 인정받을 수 있을까? 의사의 의무는 환자만을 위한 것일까? 환자 가족의 무리한 정서적인 요구에 대해서 어떻게 해야 할까? 그 전문의와 딸의 관계는 어느 때 어느 장소에 한정되어 있지만, 아버지는 일생의 책임을 지고 가야 한다.

환자의 가족과 관계하여 의사의 태도에 관한 실례가 또 하나 있다. 암에 걸려서 거의 회복할 가망성이 없는 보스턴의 어느 남자의 부인이야기였다. 그녀는 나에게 전화를 걸어서 남편은 병원에서 권하는 대로 방사선치료, 수술, 항암치료를 받았지만, 전혀 희망이 보이지 않는다고 했다. 그녀는 노벨상을 받은 화학자 라이너스 폴링(Linus

Pauling)의 '비타민C는 암을 고칠 수 있다'는 기사를 읽은 기억이 있어서 희망을 품었다고 했다. 그리고 불치병으로부터 일어설 수 있었던 나의 경험담을 통해 비타민C를 써야 할지, 말아야 할지 의견을 듣고 싶어 했다. 나는 전의 변호사와 같은 대화로 그 부인에게도 내가 나의 의견을 말하는 것은 타당하지 않다고 답했다.

그러나 볼링 박사의 결론을 주제로 스코틀랜드 병원의 이온. 카메론 박사의 연구는 비타민C가 암 환자의 생존기간을 늘리는 것은 확실하지만, 암의 증상을 반전시킬 수는 없다는 반박이 결과로 나왔다.

그 연구의 대상은 병의 진행이 많이 돼 악성종양 환자 백 명으로 환자들은 몇 주일간 계속해서 비타민C를 투여받았다. 그리고 그 결과를 같은 증상의 환자로 비타민C를 투여받지 않은 암 환자의 경과와 비교해 본 박사는 비티민C에는 암을 고치는 어떤 것도 발견할 수 없었지만, 비타민C에는 암의 진행을 억제하는 성분이 있음을 알아냈다.

나는 그녀에게 이 사실을 알렸다. 부인은 주치의에게 비타민C의 치료를 어떻게 생각하느냐고 상담하였더니 주치의는 그런 엉터리 터무니없는 치료는 할 수 없다고 화를 냈다고 한다. 부인은 남편을 퇴원시켰고 집 근처에 있는 개인 병원에서는 비타민C의 투여를 해주었다.

그러나 그들에게 결과는 카메론 박사의 소견대로 남편의 용태는 조금 기간을 늘릴 수 있었고 식욕이 생겼으며 그래서 삶의 의욕을 갖게 되어 의사가 내린 여명보다 1년 정도 긴 여명을 가질 수 있었다. 이는 자신이 좋아하는 환경과 부인의 사랑이 있었기 때문이라고 생각한다.

현대의학에서 중증환자는 입원시키는 방법밖에 없다는 생각에서 탈피하려는 움직임이 보인다. 병원 집중치료 전자공학 설비의 위대한 기술적인 진보는 커다란 폐해를 가져온다. 집중치료에 들어간 환자는 국비로 진단에 필요한 여러 가지 검사를 받는다. 그러나 인체는 정밀한 기계적인 검사보다 더 필요한 안심감이 없어서 평정심을 잃고 만다. 그리고 이것이야말로 병을 가장 악화시키는 위험한 요인의 하나이기도 하다. 의사와 환자의 따뜻한 접촉이 부족함을 확실하게 나타내 준다.

존스 홉킨스 대학(Johns Hopkins University) 의학부의 후랭크 박사는 1947년 영국에서 시행한 조사에 의하면 집중치료를 받은 심장병 환자와 집에서 치료를 받은 환자의 생존율은 차이가 나지 않았다고 했다. 후랭크 박사는 위기감에 쫓기는 분위기에서 구급용 전자장치에 휩싸여 있는 긴장감이 이론적으로 있는 기술적 효과를 지워버리고 말았다는 해석도 있다.

박사는 외과수술도 방사선도 화학 치료도 받지 않았는데, 증상이 좋아진 176건의 사례를 보면 증상이 가벼워진 요인 중 하나가 환자 자신이 회복되고 있다고 굳게 믿어 의심치 않았다는 것이다.

〈임상 정신 의학서적〉의 1978년 6월호에 로버트. 리니아손 박사가 쓴 기사만큼 환자가 의사에게 대하는 신뢰의 필요성을 간결하게 표현한 문장은 없다. 그것은 다음과 같다.

"질환 특히 만성질환의 환자는 그것을 고쳐줄 수 있는 사람에 대해서 종속관계를 맺는다. 만약 신뢰가 이 관계의 중요한 부분이 되지 않으면 완쾌는 어렵다. 환자와의 신뢰관계를 중요하게 여기지 않는 의사는 질환에 관해서 단순한 생각이 있는 사람이 많다."

의사는 말 그대로 환자에게 가깝게 접촉해야 한다. 그런데 의학에 과학기술이 적용되기 시작하면서, 의사는 환자에게서 점점 멀어지고 있다. 만약 의사가 자신과 환자와의 사이에 기계가 파고드는 것을 허락하면 환자의 치료라는 자신의 커다란 영향력을 잃어버릴 위험이 있다.

신체검사는 신뢰를 토대로 환자의 몸을 만지고 환자의 소리에 귀를 기울이는 자세가 필요하다. 환자 쪽에서 말한다면 살아있는 사람 손의 감촉을 느끼고 자신의 기분을 이해해주는 것으로 시작해서 의사는 질환과 건강과의 사이에 미묘한 균형을 변화시키는 일에 환자와 협력하는 것이다. 의사는 장래에 언젠가 과학기술이 질환을 근절시킬 것이라는 생각을 버려야 할 것이다. 인간은 공포와 무력감이 있는 한 질환이 제공하는 성역을 찾을 것이기 때문이다.

뛰어난 과학자이며 인도주의자인 제이콥. 브로노후스키는 이 점에 관해서 우리에게 경고하고 있다. "우리는 절대적인 지식과 능력을 획득하려는 갈망을 갖지 않으면 안 된다. 우리는 단추식의 제도와 인간 행위 사이의 거리를 좁히지 않으면 안 된다."

하버드 대학의 공중위생학부의 심장학 교수 버나드. 론 박사는 〈현대의학서적〉에서 의사에게 있어서는 자신의 환자가 구급 치료실에 도착했을 때 심장발작 후의 결과를 좌우하는 조건 중에 환자가 의사의 얼굴을 보는 것만큼 결정적인 것은 없다.

의사는 환자 일생 난국에 안심감과 심리적인 것을 지탱해주는 것이다. 전반적으로 보면 심장발작을 일으키는 환자의 40%는 죽는다는 것을 알고 있다. 그리고 자신도 이대로 죽을지도 모른다고 느낀다.

제2의 중요한 원칙은 환자의 신체에 손을 대서 진찰하는 것이다. 이 관행은 의사가 기계를 조작하는데 바빠서 급속하게 소멸하고 있다. 의사가 환자의 신체를 손으로 진찰하는 것은 환자와 의사와의 연결을 강하게 하려는데 도움이 되고 환자에게 안도감을 주기 위해서다. 의사가 리도카인(lidocaine), 모르핀, 퀴니딘(quinidine) 등의 약을 남용하기 전에 이 의미 깊은 진리를 인식해야 한다고 믿고 있다.

그래서 나는 환자의 얼굴을 보면서 "심장발작이지만, 괜찮아요. 금방 좋아질 겁니다."라고 말한다. 예를 들어, 그 발작증상이 굉장히 안 좋을 때에도 환자의 나중 상태가 심히 불안해도 나는 담담하게 말한다. 나는 절대로 의학의 과학기술 진전이 우리에게 혜택을 주지 못한다고 말하지 않는다.

예를 들어, 예전에는 아픈 곳을 직접 보지 않으면 안 보였던 것을 지금은 신체 부분을 직접 투시하는 장치가 있어서 환자는 검사를 위해 외과수술의 고통을 받지 않아도 된다. 이와 같은 장치는 해로운 이상 증식이 있으면 신체의 깊은 곳을 손으로 수술하지 않고도 그것을 제거하는 용도에도 사용한다.

그러나 새로운 기술의 문제는 일부의 의사가 귀중한 것을 잃어버리기 쉽다는 데 있다. 아무리 경이로운 기계라도 환자를 완쾌시키기 위한 것에 지나지 않는다. 만약 환자의 불안이 도가 지나친 것이라면 전자 장치와의 첫 대면에 주도적인 심리적 준비가 필요하다. 물론 그 준비에는 시간이 걸린다. 그러나 그 시간을 아까워하지 않는 일이야말로 환자가 의사에게 가장 원하고 바라는 일이다. 얘기를 천천히 들어주고 설명을 자세하게 이해 갈 때까지 들려주어서 안심할 수 있는 이러한 시간이 환자에게 필요하다.

사실 일부 의사는 환자와 개인적인 면담에서 장시간 진단할 여유가 없어서 새로운 기술을 원하는지도 모른다. 때로는 왜 검사를 할 필요가 있는지조차 확실하지 않는데도 여러 가지의 검사를 받지 않으면 안 되기에 환자는 거금을 써야 하고 큰 정신적 부담을 안아야 한다.

미즈리 대학 의학부장 그레. 타이만드 박사는 지인의 노부인이 받은 의사의 청구서를 보내주었다. 다음은 박사의 편지 내용이다.

"검사한 의사가 아무 양심의 가책도 없이 청구한 내용입니다. 심장도 25불, 심동도 20불(불필요), 심박동도 20불(임상 상 불필요), 심전도 35불(임상 의학상 전혀 효용을 인정받지 못함), 형광투시 15불(환자에게 위험하므로 하지 말아야 한다), 기초대사검사 35불(대학병원에서는 검사하지 않음), 소변검사 2회에 15불이었다.

이러한 청구서 한 장만 갖고는 어떤 증거도 되지 않지만, 의학계에서는 이러한 일이 일반적으로 일어나고 있다. 의사들이 기계화되고 상업적으로 되는 것은 불가피하다고 보는 처지도 있다. 외과수술 만능 기계 만능의 의학이 실적 요금제로 특히 유리한 지위를 차지한 것이다. 자세한 환자의 병력을 기록하고 의식적으로 여유가 있는 신체검사를 하고 특히 환자는 어떤 치료를 받았는지 왜 그렇게 했는지 또 적당한 치료법은 무엇인가를 이해할 수 있도록 시간이 아무리 걸린다 해도 그 시간에 관해서는 수술이나 기계에 의한 치료와 같은 보수는 계산하지 않는다.

근본적인 문제는 새로운 과학기술의 유용성 유해가 아니다. 그 새로운 기술을 사용하는 의사들의 마음가짐과 그 기술의 사용법이 문제이다.

새로운 과학기술이 가져온 결과는 의사용 작고 검은 가방의 모습을 사라지게 하는 것이다. 실제 많은 의사가 왕진을 거절하는 이유는 시간이 걸리는 것만이 아닌 의사가 손가방이 주는 수당인 수입을 불안하게 생각하고 있기 때문이다. 의사들은 자신의 기능을 컴퓨터나 신기술의 전자 공학적 진찰 설비에 빼앗기고 만 것이다.

내게 온 편지 중에 의사가 환자에게 준 약도 질환에 관한 환자 자신의 마음가짐 정도로 강력하지는 않다는 생각을 반영한 것이 몇백 통이나 있었다. 그 의미는 의사가 환자에게 제공할 수 있는 가장 귀중한 서비스는 환자가 자신의 잠재 치유력을 최대한 발휘할 수 있도록 응원하는 일이라고 편지에 적혀있었다.

나는 비타민C의 효험에 관해서 내 생각이 전혀 다르고 내가 자신에게 보낸 플라세보가 효능을 발휘했는지도 모른다고 발표했었다. 그것에 관해서 일리노이 대학(University of Illinois) 의학센터의 버나드 박사와 파트너인 골드 박사의 편지에는 비타민C의 조직적 사용에서 나의 증상의 호전을 그냥 플라세보의 효과로 보기에는 커다란 잘못이라고 적혀있었다. 두 박사는 이 문제에 관해서 광범위한 조사를 통해서 비타민C가 적혈구를 확산시키는 효과가 있음을 입증한 논문을 동봉해 주었다.

두 박사의 설명에 의하면 비타민C를 정맥 내에 투여할 때마다 나의 혈침 속도가 떨어졌다는 것은 "비타민C의 수성결합 파괴 작용으로 물과 고분자를 결합하는 마드릿그스에 의해서 적혈구의 결합이 이루어질 수 없기 때문이다."라고 했다.

나는 두 박사의 설명을 비타민C가 혈액의 화학적 균형의 회복, 다시 말해 월터. 캐논 박사의 비타민C 복용 후 증상이 호전된 것을 입증하는 또 하나의 자료가 연구소에 도착했다. 아널드 박사와 슈렛슈. 큐아 박사와의 연구의 결과 보고에는 비타민C가 정상적인 작용에 없어서는 안 될 물질임을 밝혔다. 콜라겐의 합성에도 불가결함을 입증시켰다고 알려주었다. 그렇다면 관절염과 같이 콜라겐 병의 치료에 비타민C가 유용하다는 것은 지극히 당연하다고 본다.

돌 박사는 미국 의학자 중에 비타민C의 현상을 가장 깊게 연구한 사람이기도 하다. 돌은 비타민C라는 면역계의 상당이 중요한 구성성분을 왜 인류는 체내에서 생성하고 저축하는 일을 할 수 없었을까? 그 설명을 실험해 보았다.

자연은 동물계 전체 체내에 비타민C를 갖추어 놓았는데 인류와 그 외 수종의 포유동물은 갖추지 않았다. 돌은 그 불가사의한 사실에 흥미를 갖고 인류학적 또는 생화학적 문제의 연구를 계속해서 하나의 가설을 세웠다.

이 유전적인 결핍은 인류 진화의 과정이 아닌 초기에 발생한 것으로 보았다. 인류는 그 이전에 비타민C 생성 능력을 잃어버려서 면역계에서 이처럼 커다란 역할을 하는 물질을 식물에서 섭취하지 않으면 안 되게 되었다.

과일이나 채소를 손쉽게 얻을 수 있는 지역에서는 일상의 식사에서 생체의 비타민C의 부족을 보충하는 일을 할 수 있다. 그러나 북방에서는 자연에서 얻을 수 없어서 괴혈병이 생기고 중증이나 경증 그리고 여러 가지 광범위한 질환에 대하는 인간의 저항력이 약해졌다고 본다.

돌 박사는 아스코르빈산(비타민C)을 엄밀하게 본다면 비타민이 아니고 간장 대사의 산물이라고 강조한다. 그러나 아스코르빈산이 비타민으로 유명하여서 대중의 기적적 비타민 치료 숭배의 경향을 싫어하는 의사들은 아스코르빈산에 관한 부정적인 감정을 가진다.

돌 박사는 의학계가 아스코르빈산과 비타민을 구별해서 생각할 것을 호소하고 있다. 적당한 양의 비타민 섭취의 필요성을 가볍게 보지 말아야 한다. 비타민C 치료의 유효한 특성이 질환의 치료 과정에 굉장히 중요한 역할을 하기 때문이다. 비타민C는 그냥 불량한 식사를 보충하는 역할만이 아닌 공기나 물의 오염과 인구의 과밀과 소음에 의한 스트레스 때문에 악화하는 환경에 관해서도 항독소의 역할을 한다. 아무리 크게 좋게 평가해도 모자랄 정도로 중요한 역할이다.

그러나 비타민C를 무차별로 얼마든지 복용해도 된다는 뜻은 아니다. 어떤 조건 아래에서는 소화기의 과민을 일으키고 이런 과민상태가 오랫동안 계속되면 유해하고 위험성도 있다. 특히 비타민C는 강력한 농축 비타민으로 식사 사이에 복용하는 것은 금물이다.

비타민C는 비오후라보노이드(Bioflavinoids)와 같이 복용하면 더 효과가 있다. 그리고 비타민B를 흡수하는 경향이 있으므로 비타민B의 복합체를 보급할 필요가 있다. 비타민C에는 무기질을 화합물로 배출시키는 경향도 있다. 이런 특징은 아연중독의 치료나 환경 중의 아연분에 관한 해독제로 굉장한 효과가 있다.

그리고 비타민C를 대량으로 투여하면 아연 이외에도 많은 화합작용을 통해 밖으로 배출된다. 비타민C가 만능 약이라 믿는 것을 의학계는 우려하고 있다. 그러나 동시에 일부 의사가 슈퍼마켓에서 일반적인 식품을 사듯이 영양부족을 예방하는데 충분하다고 하는 잘못된 지식을 조장하는지도 모른다. 많은 가공식품과 같이 방부제, 착색제, 첨가제, 당분 등을 고려하면 의학 교육에서 적절한 영양학의 결여를 인정해야 한다.

의사로부터의 편지에는 의학계에 일반적인 영양에 관해서 비타민C의 균형을 갖추어야 하는 것이 확실하게 인정되었다. 이 부분을 나는 크게 의미가 있었다. 2~3년 전까지 많은 의사가 갖고 있던 부정적인 견해가 지금은 새로운 발견을 검토하고 적당히 그것을 응용하려는 긍정적 견해로 바뀌고 있다.

또 하나 내가 의미를 두고 있는 것은 의학계가 면역 작용과 인체의 자연 자가 치유력을 중요시하기 시작했다는 것이다. 이 면역과 자기치유의 프로세스는 아직 상당한 수수께끼를 안고 있다. 현재 추구하는 흥미있는 것은 면역과 자가 치유력의 쌍방 프로세스에 움직이는 것이 비타민C의 역할이라는 것이다. 그것에 관해 영국의 많은 병원에서 현재 시행하는 관행에 주의해야 한다. 그것은 수술 후에는 감염 예방을 위해서 항생물질이 아닌 비타민C를 정맥 내에 투여하는 방법이다.

많은 의사의 편지에는 적극적인 정서를 중요시한 내 생각이 의학계의 새로운 경향과 일치하고 있다는 의견이 많았다. 그 사람들은 내가 〈뉴-잉글랜드 의학서적〉에서 말한 부정적인 정서가 인체에 부정적인 화학변화를 일으키는 것과 같이 적극적인 정서는 적극적 화학변화를 일으킨다고 얘기한 것을 과학적으로 보고 올바르다고 했다. 나는 칼. 시몬드 박사의 '우울한 기분이 인체의 면역 기능을 해친다'는 논문에 주목했다.

수십 명의 의사로부터 자신의 환자들과 같이 나의 기사를 읽었지만, 아무래도 환자 삶의 의욕이 너무 없어서 곤란하다는 전화가 걸려왔다. 그 의사들은 나에게 자신의 환자에게 전화해서 격려해 달라고 부탁했다. 나는 할 수 있는 데까지 그렇게 했다.

그중 다른 사례는 이야기만으로도 가치가 있지 않을까 하고 생각했다. 의사가 자신의 환자 중 23세의 젊은 여성이 콜라겐에 관계있는 질환으로 서서히 양다리가 움직이지 않게 되었다는 얘기를 했다. 그 사람은 애틀랜타에서 가족과 함께 사는 이 환자의 심리적인 문제점은 가족 전체가 걱정과 절망으로 파괴하기 시작했다는 것이다. 그녀가 집에 있기 때문에 집안은 불안과 긴장의 분위기가 감돌고 있다고 했다. 그녀의 마비가 진행되고 있는 사실에 관해서 마음의 그림자가 관계자 전원의 얼굴에 확실하게 비추고 있는 어두운 그림자이다. 그래서 가족 전체의 파괴를 막는 길을 어떻게 해서라도 찾지 않으면 안 되었다.

그녀가 감정을 적극적이게 바꾸는 일이 빠른 치유를 하기 위한 일이고 가족 전체의 종합적 건강을 위해서도 필요하다고 느꼈다. 주치의는 그녀 가족들에게도 길을 찾아주고 싶었다. 그래서 주치의는 그녀에게 나의 기사를 보여주었고 그녀는 굉장히 기쁘게 읽었기 때문에 나와 직접적인 만남이 그녀의 병에 도움이 될 것이라고 주치의는 생각했다. 나는 그녀에게 전화를 걸었다.

그녀는 자신의 상태와 2년간 병상에서 있었던 얘기를 아주 자세하고 똑똑하게 들려주었다. 마비가 이대로 진행되어서 전신마비로 이어지지는 않을지 걱정했다. 의사는 포기하면 안 된다고 했다. 자신이 인생 목표를 세워서 삶의 의욕을 충분하게 발휘하면 약이나 운동도 좀 더 효과가 나올 거라는 희망을 그녀는 자신의 입으로 얘기했다. 나는 그 말을 진정으로 믿느냐고 그녀에게 물었다. 그녀는 말로는 진실로 들리지만, 의사 선생 자신이 중증 병에 걸려 본 적이 없지 않으냐는 생각이 들었다고 했다. 의사 선생에게는 하루가 얼마나 긴 것인지, 아무것도 보이지 않는데 목표를 세우는 것이 얼마나 어려운 일인지, 모를 것이라고 했다.

사람의 마음은 어째서 생각하면 안 되는 생각만을 하게 되는 것일까? 예를 들어, 병은 조금도 좋아지고 있지 않고 시간만 흘러가고 있다는 것을 의사는 몰라준다. 그런데 노먼 커즌스 선생은 직접 자신이 경험하였으니까 알 수 있으리라 믿고 그때 당시 정말로 낙담하지 않았는지를 물어 왔다. 나는 물론 낙담했었다고 했다. 특히 처음에는 주치의가 나의 신체를 고장 난 자동차의 엔진과 같이 고쳐주리라는 생각이 어긋났을 때였다. 나는 의사가 카뷰레터(Carburetor)를 청소하거나 펌프를 달거나 하는 것처럼 신체를 수리해 주리라고 믿었다. 그러나 낙담 다음에 나는 깨달았다. 인간은 기계가 아니라는 것을. 인간만이 내부에 있는 자신을 수리하고 자신의 필요를 스스로 충족하고 신체에 무엇이 일어나고 있는지 알 수 있다. 인간의 내부에 있는 재생력이나 회복력이야말로 인간 독자성의 중심이다. 이 힘은 때때로 장해물에 지기도 하고 발육부진이 되기도 한다.

 의사가 환자를 위해서 하는 가장 귀중한 것은 개개인이 그 힘을 어디까지 발휘할 수 있을지를 판정해 주는 것이다. 그녀의 주치의가 그녀에게 치료법은 그녀 자신이 자연으로 가진 자가 치유의 힘과 같이 될 때야말로 가장 효과가 높을 때라고 한 것은 대단히 중요한 충고이다. 나는 행복하게도 환자 삶의 의욕이 실제로 빠른 완치의 기회를 만드는 것이라고 믿어주고 환자가 하고자 하는 일을 일일이 격려해주는 주치의가 있었다.

 그녀는 웃음에도 매우 흥미가 있다고 했다. 웃음은 내가 경험한 대로 나의 회복에 중요했느냐고 물어왔다. 웃음의 중요한 것은 그것이 누워만 있어야 하는 사람 체내의 운동 일종의 내장 달리기를 시키는 일만이 아닌 그 외에도 적극적인 정서까지도 작용할 수 있는 분위기를 만들어낸다. 한마디로 말한다면, 웃음은 좋은 일이 일어날 수 있도록 도와주는 것이라고 답해 주었다. 그녀는 어떻게 하면 웃음의 씨앗을 발견할 수 있는지 하고 물어왔다. 나는 무엇이든지 원하는 것을 얻기 위해서는 노력을 해야 하듯이 웃음에 관해서도 그만큼 노력해야 한다고 했다.

그리고 가족들이 교대로 도서관에 가서 정말로 웃을 수 있는 책을 찾아다 줄 것을 권했다. 여러 가지 유머 책에서 읽은 것 중에서 재미있는 것 하나만 내게 들려줄 것을 원했다. 구체적으로 그녀는 오전 9시에 나에게 전화를 걸어서 자신이 읽은 걸작 중에서 하나를 들려주었다. 그리고 나는 그녀의 모친에게 얘기했더니 모친도 매우 환영했다. 계획을 세우고 가족 한 사람 한 사람이 교대로 도서관이나 서점으로 가서 책을 찾아내고 심사해서 내게 들려줄 이야기를 선택하고 전화를 걸어왔는데 그 목소리는 활기에 차있었다. 그녀는 처음 글 읽는 것을 끝내기도 전에 웃음이 터졌다.

이러한 일 중에서 내가 가장 기쁘게 생각하는 것은 가족이 그녀와의 사이에 즐겁고 새로운 연결을 할 수 있었다는 것이다. 가족이 그녀를 포함해서 모두 같이 즐거운 기획에 참여할 수 있었다는 사실은 그녀와 같이 가족에게도 중요한 의미이다.

그녀의 주치의가 이틀 후 전화를 했다. 그 가족 상황이 180도로 바뀌었다는 것이다. 주치의가 그녀의 집을 방문했을 때 집안의 분위기를 보고 깜짝 놀랐다고 한다. 그녀 가족이 지금까지의 어두운 면에서 명랑하면서 밝고 활기 있는 얼굴로 바뀌어 있었기 때문이다. 가족은 앞을 다투어 서로 자신이 하는 일을 보고해 왔다.

이 주일 후에 주치의는 가장 큰 성과는 가족 전체 생활의 질이 완전히 바뀐 거라고 전화했다. 그녀는 전보다 훨씬 건강해졌고 무엇보다 앞날에 관한 희망을 품었다. 주치의가 생활의 질이라고 하는 것을 중심 문제로 보고 있었는데, 이점은 특히 강조해 둘만 하다.

모든 질환을 모두 극복할 수 있다고는 할 수 없다. 그러나 많은 사람이 필요 이상으로 병에 지고 만다. 본래 불굴의 태도를 보일 힘을 가졌는데도 그것을 무시하거나 약하게 한다.

예를 들어, 질환에 걸렸어도 의미 있는 인생을 보내고 더 나아가서 다소의 즐거움을 만끽하면서 살아가는 여력은 언제든지 남아있다. 무거운 증상이나 생사가 걸려있는 어려운 병이라도 높은 고열과 통증을 동반하지 않는다. 그래서 생활의 질을 적어도 치료와 동등하게 중요하게 여길 필요가 있다.

어느 날 말기의 암 투병을 하는 사람이 〈뉴-잉글랜드 의학서적〉에 나온 나의 기사를 읽고 용기를 얻어서 기쁨을 주는 여러 가지 물건을 만져보고 하고 싶은 일을 하고 그 사이에 인생으로부터 얻을 수 있는 것을 얻으려고 노력하기로 했다고 한다.

앞에 얘기했던 중병과 싸우고 있는 자신의 괴로움을 의사는 모르는 것이 아닐까 하는 것은 깊게 생각해 볼 문제다. 슈바이처 박사는 그의 저서 『우리의 생활과 사상으로부터』에서 마흔 살쯤 되었을 때 처음으로 자기가 중병으로 크게 아픈 적이 있다고 했다. 만약 회복된다면, 병 중에 있었던 자신의 기분을 절대로 잊지 않도록 하고 이후에는 의사로서 적어도 진찰할 때 환자들에게 주의를 기울여야지 하는 결심을 했다고 적었다. "참을 수 없을 정도의 통증을 참고 있는 환자는 동병상련이라는 의식"이 있음을 슈바이처 박사는 같은 저서에 적고 있다. 같은 통증을 갖고 있지 않은 사람들이 그 통증의 깊이를 알 수 있는 것은 어려운 일이라고 본다. 나는 1964년의 병중의 경험으로 알고 있지만, 병원의 환자들 사이에는 의사에게 절대 상담하지 않는 고통을 서로 얘기하는 사람이 많이 있다. 우리의 환자와 우리를 치료하는 사람 사이에 보이지 않는 벽이 있는 것이다.

병이 무거운 사람들은 우선 절망감이 있다. 그것은 그 자체가 하나의 병이다. 이 이상 두 번 다시 정상적으로 움직일 수 없을 것이라는 잠재의식이 있다. 그리고 그 불안으로부터 우리를 자유로운 운동, 자유로운 소리, 자유로운 기대의 일반 사회와의 사이에 벽을 만들고 만다.

시끄러운 불평 가라고 보이고 싶지 않은 감정도 크게 작용한다. 자신의 가족에게 걱정을 주고 싶지 않다는 마음도 있다. 그것이 우선 고독감을 깊게 한다.

고독에 대항하는 공포와 혼자 있고 싶다는 바람이 충돌하기도 한다. 병은 자신의 모자람 때문에 생겼다는 잠재의식에 있는 자존심의 상실이기도 하다. 자신이 알지 않으면 안 될 일을 모르고 있는지도 모른다는 불안감과 그것을 전부 아는 것에 관한 양가적인 두려운 감정도 있다. 압도적인 과학기술에 관한 과민한 공포가 있고 자료만으로 대사를 계산하고 원래의 건강한 얼굴로는 돌아갈 수 없을 거라는 불안감도 있다.

나는 입원 중 병원이 놀라운 과학기술의 형태로 제공하는 모든 것보다도 동정의 분위기 쪽이 훨씬 환자를 도울 수 있음을 확신한다. 병원의 큰 문제는 환자에게 여기는 자신이 있어야 할 장소라는 확신을 하게 하는 것과 자신을 회복시켜 줄 것 같은 신뢰를 주는 곳, 한마디로 말하면 이곳에만 있으면 자신의 모든 병이 나을 것 같은 기대를 하는 것이다.

내가 대량의 비타민C를 섭취할 것을 정한 것은 라이너스 볼링 박사가 쓴 책에서 영향을 받지 않았느냐고 물어 온 몇 명의 의사들의 편지도 있었다. 내가 비타민C를 사용한 것은 1964년이고 볼링 박사의 비타민C에 관련된 최초의 중요한 논문 〈비타민C는 보통 감기〉가 나타난 것은 1970년이었다. 그 논문이 발표된 후 나는 박사에게 편지로 나의 경험을 알렸다. 그때부터 박사와 계속 편지를 주고받고 있다. 나는 이 분야에서 박사의 연구에 상당한 흥미를 갖고 지켜보고 있다.

의사들로부터 받은 편지 중에 1964년 나의 치료에 관해서 나의 주치의와의 '상호협력관계'는 나의 과거 병력 중에 심리적 사상적인 토대가 되는 사건이 있었는지 하는 질문이 몇 통인가 있었다. 확실하게 그런 일이 두 번 있었다.

내가 처음에 의사의 어두운 진단에도 지지 않고 노력한 경험을 가진 것은 열 살 정도였을 때였다. 나는 그때 결핵으로 특별관리실로 옮겨졌다. 어렸을 때 대단히 허약하여 체중도 미달이었기 때문에 다른 중병일 수도 있다고 판단해도 무리는 없었다. 나중에 의사가 정상의 석회화를 결핵 증상으로 오진한 것을 알았다. 그때 엑스선의 사진은 복잡한 검진의 기초로 100% 신뢰할 수 없었다. 그럼에도 나는 사이드 룸에서 6개월을 보내야 했다.

어렸을 때의 경험을 생각하면 나에게 가장 흥미 있었던 것은 환자 자신이 두 가지의 그룹으로 나누어진다는 것이다. 하나는 병을 극복하고 정상적인 생활을 할 수 있다는 자신감이 있는 그룹과 또 하나는 병은 오랫동안 계속되다가 끝내는 죽고 말 것으로 생각하는 그룹이다.

낙천적으로 바꿀 수 없는 사람들은 그런 사람들끼리 모인다. 창조적인 활동을 하고 최악의 상태라도 어쩔 수 없다는 환자와는 어울리지 않는다. 새로운 환자가 입원해 오면 우리는 열심히 비관 조로 끌어들인다.

제1의 그룹은 완전히 치료되어서 퇴원할 확률이 높았다. 나는 17세가 될 때까지 완전하게 건강해졌고 나와 결혼한 사람이 영양을 충분하게 섭취하는 것이 얼마나 건강과 깊은 관계가 있는지 믿고 있는 사람이었다.

제2의 커다란 사건은 1954년 내가 39살 때 일어났다. 당시 가족에 관한 책임이 커서 나는 생명보험의 계약액을 늘려야겠다고 생각했다. 그런데 보험사의 검진에서 심전도에 관상동맥이 막히는 증상이 있다고 하면서 보험 가입을 거부해왔다. 의사들은 심장벽의 비대와 부정맥의 특징을 갖고 있다고 진단했다.

의사는 일을 중지하고 병원에 입원해야 한다고 했다. 나는 결과를 듣고 온몸의 힘이 모두 빠져나가는 느낌이었다. 일도 여행도 활발한 스포츠도 모두 포기하지 않으면 안 된다는 것이고 지금 내가 모든 활동을 중지하고 입원해서 치료를 받는다면 1년 반 정도는 수명을 늘릴 수 있다는 선고였다.

나는 부인에게 이 사실을 숨기로 했다. 그날 밤 귀가하니까 어린 딸들이 반겨주었다. 딸들은 나의 어깨에 올라타는 것을 좋아했다. 짧은 순간에 나는 두 가지의 길을 보았다. 하나는 의사들의 충고를 따르면 두 번 다시 딸들을 어깨에 올릴 수 없는 거고 두 번째는 전력을 다해서 일하고 내 생의 보람인 일을 계속하는 것을 택하면 나의 수명은 길어야 삼 개월밖에 되지 않을지도 모른다. 그러나 이것이 나의 길이라고 결단을 내렸다.

나는 이튿날 주치의에게 전화를 걸어서 보험 회사의 어두운 선고를 알렸다. 박사는 빨리 자신에게 오라고 했다. 나를 마운트. 사이나

이 병원의 심장외과 과장에게 데려갔다. 거기에서도 보험 회사 검진을 토대로 비슷한 얘기를 할 뿐이었다. 나는 주치의의 사무실로 돌아와서 박사와 많은 얘기를 나누었다. 박사에게 나는 지금까지 해온 대로 생활을 하겠다고 했다. 그리고 나의 심장이 움직이고 있는 것을 틀림없이 보여줄 수 있는 심전도는 이 세상 그 어디에도 없다는 생각을 주치의에게 말하였고 주치의는 나의 등을 두드려주면서 격려를 아끼지 않았다.

그로부터 3년 후에 나는 유명한 심장 전문의 볼. 타도레. 화이트 박사와 만났다. 그는 나의 이야기를 시종일관 주의 깊게 들어주었다. 그리고 나에게 내가 한 일이야말로 유일한 생명을 구하는 방법이라고 해 주었다. 그리고 진단 내용대로 심상 기능의 이상이 확실할 때에도 활발한 활동을 계속하는 것이 심장을 정상으로 움직이게 하는 것에 도움이 될 수 있음을 얘기해 주었다.

그는 내가 어렸을 때에도 전문의에게 선고받은 대로 움직였다면 십중팔구는 그 선고대로의 결과가 되었을 것이라고도 했다.

박사와 만남은 나의 일생에 하나의 중요한 한 획을 그을 수 있는 계기가 되었다. 나는 이일로 자신의 신체와 좋은 관계를 맺으면 무슨 일이든 좋아질 수 있다는 자신감도 얻었다.

자신의 잠재능력을 파악해 나름대로 강한 결단을 내릴 때는 내려야 한다는 신념을 갖기 시작했다. 나는 이 사건을 또 한 번 쓰고 있지만, 절대로 심장병이 심한 환자에게 의사의 권고를 외면하라고 하지는 않는다. 나에게는 주치의가 후견인으로 있었고 나는 다른 사람과 다른 요인이 있었기 때문이다.

이상의 사건으로 의학계에 관한 존경하는 마음이 약해져 있었다.

그런데 3,000명의 의사로부터 받은 편지를 읽어가는 동안 일반적으로 의사는 병의 치료과정에서 심리적, 도덕적, 정신적 요인을 인정하지 않는다는 내 생각이 잘못되었다고 깨달았다.

다수 의사는 의학이 학술이면서 동시에 의술이기도 함을 깊게 인식하고 있다. 그리고 의학에서 학생은 배우지 않으면 안 되는 것, 선생이 가르치지 않으면 안 되는 가장 중요한 것이 무엇인지도 잘 알고 있었다. 그것은 인간의 정신과 육체가 굉장히 커다란 곤란에 직면했을 때 어떻게든 깊은 곳에서 잠자는 능력을 흔들어 깨우는 것이다.

의사에게 온 편지에는 내가 다시 중병에 걸려도 전과 같이 심신일여의 반격을 할 수 있다고 생각하는지를 묻는 편지가 몇 통인가 있었다. 나의 대답은 한 사람의 생애에서 몇 번이나 그러한 노력이 가능할지는 정직하게 말하면 나는 알 수 없지만, 내게 또다시 그런 일이 찾아온다고 해도 나는 반드시 다시 되풀이할 것은 틀림없다는 것이었다.

나는 나 자신이 무척 행운이었음을 잘 알고 있다. 내 계산에 의하면 보험 회사 의사가 예측한 것보다도 훨씬 오랫동안 나의 심장은 멈추지 않았다.

우연 중 우연으로 나는 뉴욕의 거리에서 그 보험 회사의 의사 한 사람과 만났다. 그 사람은 나를 보고 무척이나 놀라는 표정이었다. 마비가 진행되리라는 진단을 내린 의사 중 한 사람이었다. 나는 한 손을 내밀어 악수를 청했고 악수를 하는데 상대의 손에 힘을 주어 쥐었다. 상대의 입에서 그만하자는 소리가 나올 때까지 힘을 주었다. 의사는 나의 손의 힘을 보니까 지금 상태를 듣지 않아도 알 것 같다고 했다. 그리고 어떻게 이처럼 완쾌할 수 있었는지를 열심히 묻기 시작했다.

그건, 모든 전문가 지식이 한 인간에게 죽음을 선고할 정도로 완전하지 못함을 판단했기에 가능했다고 대답했다. 그리고 나는 사족을 달았다. 타인에게 무언가 말할 때는 단어에 조심하라고. 듣는 사람은 당신들의 그 말을 믿고 모든 것을 끝내려고 할 수도 있기 때문이다.

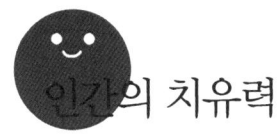인간의 치유력

작가 : 르네 듀-보스

　이 책의 주제는 인간이 자신의 병이나 신체장애로부터 회복하려고 생각하면 자신에게 어느 정도 책임이 있어야 한다는 것이다. 환자가 책임진다는 관념은 새로운 것이 아니지만, 이 관념 배후에 감추어진 이상 전체를 이 책과 같이 표현한 것은 아직 보지 못했다.
　저자는 의학과 관계가 없는 사람이지만, 그 견해는 몇 군데 의학계에서 폭넓게 쓰이고 있다. 스트레스 성질에 관해서 또는 질환에 관한 인체의 저항력을 불러일으키는 정신의 힘에 관해서 저자가 관찰한 결과는 유명한 의학센터에서 중요하게 발견한 것과 확실하게 일치하고 있다.
　인체 치료에 대해 당연한 일로 장수의 문제를 다루지 않으면 안 된다. 저자는 역시 인생 질의 문제와 나란히 인생 연장 문제에 관심을 뒀다. 그러나 저자가 두 가지 중점을 갖고 있다는 것은 현대사회의 중요한 경향의 하나와 들어맞는다.

그것은 평균 수명이 일반적으로 70대에서 80대로 늘어나고 있다는 것이다. 미국 정부의 사회복지국 보고에 따르면 1976년에는 전미에서 백 세 이상의 장수자가 1만 7백 명이라고 한다. 국민 전인구에서 백 세의 비율이 미국과 같은 나라는 얼마 되지 않는다. 그들의 생년월일의 기록이 정확하지 않거나 존재하지 않을 때가 많기에 고령 사람들의 정확한 나이를 파악하는 일은 어렵다.

1635년 토머스 파라고 하는 영국 사람이 찰스 1세의 초청으로 왕궁 연회에 참석하였다. 토머스는 당시 152세라는 나이 때문에 왕의 초청을 받은 것이다. 연회에서 고급스러운 와인을 마음껏 마실 수 있었다. 그러나 그는 아직 런던에 있는 동안에 사망하고 말았디. 검시를 통해 해부해 보았는데 해부에 임했던 의사는 그의 신체 장기가 태어났을 때처럼 완전한 상태였다고 감탄했다. 그의 사인은 폭주 폭식과 런던 공기의 오염이었다.

공기의 오염에는 19세기 파리도 17세기 런던에 지지 않았는데도 유명한 프랑스의 화학자 밋셜은 파리에서 75년 이상을 살고 103세의 축하 사진 속에서 어린아이와 같이 웃고 있었다. 그는 제일 나중에 학술 논문을 99세에 발표했다.

찰스 테리는 1850년에 태어나서 93세가 될 때까지 은세공 일을 하였고 먼 거리도 매일 걸어 다녔다고 한다. 그는 103세 때 독감에 걸렸는데 주변에서 회복이 어렵다고 했다. 그때 화이트 박사가 그를 진찰하고 다시 한 번 지금까지의 생활대로 산책을 시작하라고 했다. 테리는 그 산책 덕분에 완전하게 회복되어서 건강하게 108세까지 살았다. 하지만 자신의 부주의로 폐렴에 걸려 사망했다.

1960년 고령의 노인이 콜롬비아 산악지방에서 뉴욕 병원으로 운

송됐다. 그것은 치료를 위한 것이 아니고 의학자들의 호기심에 의한 검사를 위해서였다. 그 노인은 정황상 150세 가까운 나이였다. 노인은 일생을 원시적인 생활 조건에서 살았다. 몸집이 작았지만, 혈기가 넘쳤고 스페인어로 유쾌하게 얘기했다. 나는 그때 노인과 같은 병동에 입원하고 있었다. 노인이 건강했다는 것은 내가 증명할 수 있다. 실제로 그의 건강함에 크게 감동 받았다. 그런데 그 노인은 콜롬비아로 돌아가서 바로 사망하고 말았다.

메치니코프(Metchnikoff, Elie 러시아의 의학자로 1908년 노벨 생리의학상 수상)는 1904년에 출판한 그의 저서 『노년』에서 자신이 러시아와 프랑스에서 조사한 고령자의 쾌활한 면을 전하고 있다. 그는 고령자들 대부분 사망할 때까지 활동적으로 몸의 상태는 언제나 좋았다고 한다. 온종일 움직임을 통해서 누구나 느끼는 정도의 피로감만 있을 뿐이라고 했다.

이렇게 근대의학의 출현보다도 훨씬 전에 건강하고 활발한 100세 이상의 고령자가 있었다는 사실은 인간의 수명이 성서에 쓰인 대로 120세 이상으로 의료의 도움이 없어도 장수 할 수 있다는 증거이다. 장수할 수 있는 것은 태어날 때부터 체질이 필요하지만, 그것보다 훨씬 중요한 것은 생활에서 오는 것이다.

하버드 대학의 리후 박사는 세계의 고령자에 관해서 광범위하게 임상적, 사회적 관찰을 시행했다. 리후 박사는 그 연구의 소견으로 장수는 균형에 좋은 재료의 음식물을 약간 소량으로 먹는 일과 활발한 육체의 활동을 지속하는 일이라고 했다. 활동적인 생활에서 완전히 은퇴하고 모든 일에서 손을 떼는 것이 장수하는 길이 아니라고 했다.

의사의 도움이 필요하지 않은 건강한 100세 노인들의 존재가 한눈에 보였다. "환자 자신도 병 치료에 책임을 갖지 않으면 안 된다."라고 하는 노먼 커즌스의 주장으로는 관계없이 보일지 모르지만, 나는 고령에 이르는 길은 노먼 커즌스의 회복을 도와준 것처럼 육체적, 심리적 자질이 없어서는 안 된다고 믿는다. 100세까지 살기 위해서는 육체 본래 질환의 저항 기능을 흔들어 깨우는 것으로 생의 의욕이 없으면 안 된다.

예를 들어, 좀 더 도시화 된 조건 아래서 생활한다 해도 석기 시대 선조의 자연 체질을 그대로 갖고 있기 때문에 자신을 둘러싸고 있는 환경에 관해서 생물학적으로 완전하게 순응할 수 없다. 노먼 커즌스의 말처럼 우리는 어디에서 살든 무엇을 하든 무수한 생화학적, 생물학적 병적요인에 노출되어있다. 그럼에도 살아갈 수 있는 것은 우리는 태어나면서부터 외계 각양각색 도전에 잘 대응해 가는 생물학적, 심리학적인 기능이 갖추어져 있기 때문이다. 그 순응성이 상당하게 유효하므로 도전은 병에 지지 않는다.

예를 들어, 병이 나도 그 순응성의 작용으로 의료의 개입이 없어도 자발적으로 회복된다. 고대 의사는 이 생체의 병을 억제하는 자연의 힘을 잘 알고 있었기 때문에 '자연 치유력'이라는 이름을 붙였다.

노먼 커즌스는 육체의 자연 회복기능을 생체단상성적 반응이라고 부르는 것과 같이 생각할 수 있다고 했다. 그것은 해로운 영향에 의해서 장애를 일으킨 생체가 정상으로 돌아가려는 자연작용을 뜻한다.

실제로 자연 치유력이 캐논의 생체단상성보다 훨씬 복잡하고 강력해서 훨씬 흥미가 깊다. 생체의 장해에 관한 반응이 단상성적인 일은 극히 희소하다.

대개 반응의 결과로 생체가 장래의 도전에 관해서 지금까지의 순응력을 가질 수 있도록 지속적인 변화가 생긴다. 예를 들어, 상처조직의 형성은 실제로는 단상성적 반응이 아니고 그것에 의해서 육체의 그 부분은 같은 종류의 장해에 대하는 저항력을 늘리는 것이다.

일종 전염병에서 회복하면, 보통 동시에 지속적인 세포의 변화가 생겨서 같은 전염병에 관한 지속적인 면역력이 생긴다. 손발이 없어진 사람이나 눈이 보이지 않는 사람들은 다른 곳의 기능이 발달하여 그것이 새로운 인격 일부를 형태로 만들 때가 많다. 생체의 반응이라고 하는 것은 간단하게 단상성적은 아니고 육체나 정신의 지속적인 변화 때문에 생기는 창조적인 순응이라고 말하는 편이 옳다.

결과가 단상성적일 때나 창조적인 순응일 때나 자연 치유력의 기능은 굉장히 강하므로 대부분 병은 자연적으로 종결된다. 좋은 의사는 치유 작용을 완전하게 하여 그 속도를 빠르게 하여 환자의 기분을 편하게 하지만 본래는 환자 자신의 병에 관한 저항력이 작용하기 때문이다. 수십 년 전까지 의사는 정말로 효과적인 치료법을 거의 제공할 수 없었음에도 고대 원시 사회에 훌륭한 치료자가 있었다는 불가사의한 설명은 이러한 점을 얘기하는 것이다.

노먼 커즌스는 금세기 최대의 임상가인 윌리엄 오스라의 업적에 대해 다음과 같이 얘기한다. 오스라는 학생에게 당시 의사가 이용할 수 있는 약이나 그 외의 치료법은 대개 근본적으로 도움이 되지 않는다고 가르치고 있었는데도, 존스 홉킨스 대학 병원의 의학부장 재임 시절에 치료자로서 상당히 높은 명성을 얻고 있었다.

그는 자신이 지금까지 질환을 고칠 수 있었던 것은 본질에서 자신의 실력이 아니라고 했다. 그 치료법 효과는 환자의 신앙과 훌륭한 간호법에 따른 안정감에서 오는 것이라고 했다.

오스라는 그 후 영국의 옥스퍼드 대학의 의학부 담당 교수가 되어서도 되풀이해서 자신의 신념을 펼쳐나갔다. 치료자로서 자신의 성공은 의학 지식과는 관계없고 자신의 개성과 행동과의 측면에 의한 것이 많이 있다고 했다.

1910년에는 '병을 고치는 신앙'이라는 주제로 글을 썼다. 유머로 존스 홉킨스 대학 병원에서 우리의 치료 성적은 형편없었다. '존스. 홉킨스의 성인님들'에 관한 신앙과 낙천주의의 분위기와 명랑한 간호사들이 일치되어서 이루어낸 효험을 발휘한 것이라고 그는 말하고 있었다. 여기에서 오스라가 말하는 '신앙치료법'이란 '자연 치유력' 다시 말해 자가 치유력의 회복기능을 작용시키는 심리적 영향을 말한다. 오스라의 '신앙치료법'의 효과는 미국에 있어서 과학적 의학의 창설자 윌리엄 헨리 윌츠(William Henry 1850~1934 미국의 병리·세균학자) 박사도 인정하고 있다. 그는 개업의였던 부친의 추억을 얘기했다.

"아버지가 환자의 병실에 들어가면 금방 환자의 기분이 좋아지고 환자를 치료하는 힘은 아버지의 몸에서 후광과 같은 빛이 나오는 것 같았다. 아버지의 치료법이 아닌 아버지의 존재 그 자체가 질환을 고치는 것이라는 것을 알게 되었다."

고대에는 의사 외의 치료자가 병 치료에 멋지게 성공해 왔지만, 그 성공은 여러 가지 생물체 특히 인간 안에는 자가 치유력이 숨어있다는 견해로부터 평가하지 않으면 안 된다.

기질적, 정신 질환으로부터 자연히 회복하는 기능은 아직 모르고 있다. 그러나 그 기능이 소수 공통의 기관적 경로를 통해 움직이고 있다는 것이다.

또 치료를 촉진하는 모체는 정신안정제, 손바닥 치료법, 초월적

명상, 바이오 후드백법, 참선이나 요가의 수행법, 성인 등과 약에 관한 신앙 등 실제로 각양각색이지만, 그 모체의 작용에 관한 유기체 반응 종류는 극히 한정되어 있다.

노먼 커즌스는 환자의 마음가짐이 병의 경과에 깊은 관계가 있음을 강조하고 있다. 임상 기록 중의 실례를 들어 그것을 뒷받침하고 있다. 물론 정신이 육체에 영향을 미치고 또 반대로 육체가 정신에 영향을 미치는 일은 누구라도 알고 있는 사실이지만, 그 상호작용에 관해서는 좀 더 과학적인 실험이 필요하다. 지금부터 내가 얘기하는 실례는 그런 병의 경로나 병의 지각에 영향을 미치는 여러 타입의 종류의 면역작용, 생리작용을 실험으로 연구한 것이다.

감염에 대항하는 육체의 자체방위력에는 체액성 면역과 림프구 자신이 항원체를 공격하는 세포성 면역의 두 가지의 면역기구가 커다란 역할을 하고 있지만, 그 기구 자체가 정신상태의 영향을 받는 실례가 멘트 시험에 관한 최면술 효과였다. 이 멘트 시험이란, 결핵균으로부터 추출한 물질을 피부 내에 주사하는 것으로 결핵 감염에 관한 육체의 반응으로 감염 여부를 확인하기 위해서 시행한 것이다.

그런데 최근 영국의 유명한 면역학자가 환자에게 최면을 걸어서 멘트 실험을 했는데, 염증을 없애는 일이 가능하다는 것을 확인했다. 정신이 육체에 미치는 영향에 관해서 이것만큼 확실한 증거는 없을 것이다.

면역학자가 세포성 면역이라고 하는 종류의 육체적 반응에 속하는 투벨그린에 의한 멘트 반응은 결핵과 같은 중요한 전염병과 싸우는 주역을 맡는다. 또 암에 관한 저항에 관해서도 같으므로 환자의 정신 상태가 면역 반응을 포함한 일체의 병리학적 작용의 진행에 영향을 미치는 것을 믿어 의심치 않는다.

식사 후 지방의 소화 작용은 순수하게 생화학 작용이라 볼 수 있다. 그러므로 그 내용은 각각의 효소에 의해서 지방입자를 분해하여 분해된 물질을 혈액과 각 기관과 동화시키기 위한 것이다. 그런데 그 소화 작용 또한 정신의 영향을 받는다.

40대의 어느 해부학 교사에 대해서 행해진 검사에 의하면 학생들에게 강의하지 않으면 안 된다고 생각하는 것만으로도 혈장리보단 백입자가 혈액으로부터 소멸하는 속도가 느려지는 것을 알았다. 더욱더 일반적인 것은 일상생활의 패턴을 깨트리는 듯 감기에 걸리면 거의 예외 없이 지방 입자의 소화에 악영향을 미치는 것을 알았다. 이처럼 정신을 식물의 소화와 같은 한눈에 보이는 단순한 생리작용에도 영향을 미치는 것을 알 수 있었다.

감정 기복이 호르몬(갑상샘이나 부신호르몬)의 분비에 영향을 미치는 것은 오래전부터 알고 있는 일이다. 그러나 최근 발견에 의하면 뇌와 하수체에는 지금까지 알려지지 않은 한 그룹의 호르몬이 있음이 밝혀졌다. 이 호르몬은 화학적으로 상호 관련이 있는데, 일괄해서 엔도르핀이라고 한다.

엔도르핀의 생리학적인 작용은 모르핀, 헤로인(heroin) 그 외에 아편 제의 작용과 닮아있어 통증을 부드럽게 하는 효과가 있다. 그것은 통증의 감각기능에만 작용하는 것이 아니라 통증에 관한 감정적 반응을 억제해서 정신적인 고통까지 억제한다.

침 치료는 하수체 엔도르핀의 방출을 자극해 그 엔도르핀이 어떤 경로로 통증 지각 작용에 아편 같은 효과를 미치는지 충분하게 생각할 수 있지만, 다른 호르몬과 같이 엔도르핀도 정신상태가 그 분비에 영향을 미치고 그것에 의해 환자 병의 지각에도 영향을 미친다고 추측해 보는 것도 틀림없다.

노먼 커즌스는 병이 진행되어도 자연 종결형의 것이 상당히 많음을 지적했다. 그것은 말 그대로이다. 의료 중에는 필요 없는 것이 많다는 것을 추측할 수 있다.

그러나 실제로는 거의 환자에게 의사는 도움이 된다. 어떤 특정의 병이 자연종결형인가, 그렇지 않으면 위험한 형으로 일종의 치료가 있어야 하는가의 판단은 의사의 정확한 진단에 의지할 수밖에 없기 때문이다. 그것이 정말 자연 종결형이면 전문적인 치료는 회복의 과정을 빠르게 진행해 환자의 고통을 덜어줄 수 있다. 더 나아가서 고혈압이나 통풍 등과 같이 완쾌는 불가능하지만, 그 증상을 가볍게 해서 환자가 일상생활을 할 수 있도록 돕는 내과적, 외과적 방법이 있는 질환도 있다.

병을 치료하는 의료는 그냥 하나의 측면에 지나지 않는다. 병의 증상을 완화 시킨다는 것은 의사의 중요한 임무이기도 하다. 이렇게 의사가 치료에 개입하는 방법은 각양각색이다. 그런 것을 합쳐 모아보면 '의사=환자와의 신뢰관계'라는 말도 몇 가지로 나누어진다.

그중 하나는 환자가 의사를 부친과 같이 의지하고 의사의 권위를 존경하고 일체를 맡길 수 있는 관계이다. 예를 들어, 진찰이라고 하는 어려운 문제나 특정의 치료시행 등 이런 타입의 관계가 필요할 때가 많다.

나는 7년 전 악급성 세포성심내막염에 걸렸을 때 내가 취하는 길은 하였다. 항생물질 치료를 하라는 의사의 엄명을 지키는 거였다. 생사가 달린 병이었기 때문에 의사의 권위를 받아들이는 것이다. 이것은 오스라가 신앙치료라고 하는 효과의 발휘를 도와 결국은 자연치유로 통한다.

그러나 의사의 권위에 맹신하는 태도는 없어지고 있다. 바른 치료법을 찾기 위해서 의사와 환자의 협력을 주장하는 것은 노먼 커즌스만이 아니고 콜롬비아 대학의 에리 킹즈벅 교수도 다음과 같이 말하고 있다.

보건제도를 어떻게 개선해봐도 시민이 자신의 자기 복지에 관한 책임을 갖지 않으면 아무런 효과가 없다. 좀 더 확실한 교육으로 개개인의 시민을 보건제도에 연결하면, 그 효과는 매우 커질 것이다. 지금까지 일반적으로는 환자의 책임은 현명한 생활양식을 지키는 것이다. 예를 들어, 금연, 식생활, 운동, 안전 운전이라든가 또는 관절염이나 심장병과 같이 만성병과 공존하는 것을 뜻한다.

노먼 커즌스가 제기한 의문을 과학적인 의학의 타당성에 의심을 품어서는 안 된다. 노먼 커즌스는 의사에게 커다란 경의를 표하면서 민간 치료법으로 돌아갈 것을 주장하는 것이 아니다. 나는 언제나 느끼고 있는데, 과학적 의학의 문제는 충분히 과학적이지 않다. 현대 의학은 의사와 환자가 '자연 치유력' 안에서 작용하는 육체와 정신 힘의 관리법을 배울 때 진정으로 과학적이 된다.

이 책은 미국의 저널리스트 노먼 커즌스가 체험한 생명의 기적을 쓴 것이다. 노먼 커즌스는 1964년 소련 여행으로부터 귀국한 직후 갑작스럽게 불치의 강직성 척추염에 걸려서 전문의로부터 회복 가능성은 500분의 일이라는 선고를 받을 정도로 중태에 빠졌었다. 그러나 인간의 생명력, 정신력의 힘을 믿은 노먼 커즌스는 주치의 윌리엄 박사의 협력으로 현대 의학의 상식으로 보면 파격적인 적극적 치료법을 시험해 훌륭하게도 죽음의 문턱에서 생환하였다.

미국에서 가장 권위 있는 의학 전문지 〈뉴잉글랜드 저널 오브 메디신〉에 -전문가가 아닌 사람의 글이 연재된 것은 처음이었다.- 1976년 12월호에 발표되자 미국 의학계에 충격적인 반응이 일었고 3,000통 이상의 편지가 노먼 커즌스에게 쇄도했다.

노먼 커즌스는 그 후 독자의 성급한 오해가 싫어서 얼마 동안은 체험에 관해서 얘기하는 것을 꺼렸다. 그러나 먼저 쓴 글에 관한 반응이 멈추지 않는 것을 보고 투병 중에 통감한 현대 의학계의 결핍에 관해서 성찰과 재언을 쓰기 시작했다.

1979년에 『환자가 본 병의 해부와 치료와 재생에 관한 성찰』이라는 제목으로 책을 출간했다. 이 책이 출간된 직후 바로 인기도서가 되어 일반 독자에게도 커다란 반응을 일으켰다. 그것은 노먼 커즌스가 현대 의학계 방법의 근본에 부딪히는 문제 '인간을 기계의 부분으로 파악하는 것'과 '자연 생명력의 경시'를 문제화했기 때문이다.

미국에서 가장 저널리즘을 날카롭게 들이댄 메스가 현대의학 병원인의 깊은 곳을 파헤치고 있기 때문이다. 그러나 노먼 커즌스가 비판하는 것은 의사뿐만이 아니었다. 그는 환자와 의사의 신뢰관계를 중요시하고 환자 쪽에서도 종래의 태도를 버리고 치료에서 환자 자신의 자기 책임을 자각하지 않으면 안 된다고 주장한다. 그 일체 비판의 밑바닥에는 노먼 커즌스 식의 깊은 세계관, 인생관, 종교관이 있었다. 그것은 보통의 의료제도 논의를 훨씬 초월하고 있다. 그는 무엇보다도 생명 신비에 중점을 두고 있다.

그는 1915년에 태어나서 콜롬비아 대학을 졸업한 후 저널리스트계에 들어가 두각을 나타내고 〈뉴욕 이브닝 포스트〉의 교육 문제 리포트, 뉴욕 타임스 출판사의 월간지 〈카렌트 히스토리〉의 기자를 거쳐 서평지 〈세러데이 리뷰〉의 편집장으로 재임되었다. 그는 1942년부터 1971년까지 30년 가깝게 편집장으로 재직하고 이 잡지를 미국 교육의 서평지, 평론지로 키워놓았다. 겨우 2만 부의 발행 부수를 60만 부 이상으로 늘렸다.

그러나 1971년 새로운 경영진과의 의견 차이로 회사를 퇴직하였고 미국 출판계에 커다란 파문을 일으켰다. 당연한 일로 노먼 커즌스가 없는 회사는 존속할 수 없었다. 경영은 얼마 가지 않아서 어려워지기 시작했다. 노먼 커즌스는 거기에서 1973년 회사를 사들여서 〈세러데이 리뷰 월드〉라고 개명하고 나시 편집장이 되었다. 사망할 때까지 그는 명예 편집장으로 있었으며 거의 매일 같이 논설을 썼다. 그러나 그는 절대로 잡지사의 편집장만이 아닌 크에카 신앙에 뒷받침하는 진보주의자로서 세계연방 운동, 평화 운동, 핵무기폐기 운동, 환경오염 반대 운동 선두에 나서서 세계적인 활동을 계속해 그 공적에 의해서 내외의 많은 상을 받았다. 그의 활동 중 일본에서 가장 크게 기억되는 것은 1956년 '히로시마의 피폭녀' 25인을 미국으로 초청해 성형외과 수술을 받게 해준 것이었다. 이 사업은 〈세러데이 리뷰〉의 기획으로 하였지만, 그때 그에게 협력해서 치료에 참여한 의사 중 한 사람이 이 책에 나오는 윌리엄 박사로 박사는 당시 노먼 커즌스와 함께 히로시마를 방문했었다.

지금까지의 노먼 커즌스의 성찰과 의견을 바르게 이해하기 위해서는 지금까지 그가 해 온 일을 더듬어보고 그가 발표한 수많은 평론을 읽어 볼 필요가 있다.

1971년 노먼 커즌스의 평론집 『어느 편집자의 오디세이』는 그의 편집장 재임 25년간 〈세러데이 리뷰〉에 연재되었던 것을 모아 출판한 것으로 세계에 그의 전무를 남김없이 전할 수 있었다. 본서를 읽고 좀 더 깊이 그의 생각을 이해하고 싶은 독자가 있으면 반드시 한 번 더 읽어 볼 것을 권하고 싶다.

노먼 커즌스는 1981년까지 캘리포니아 대학의 의학부 대뇌 연구소의 교수로 의료 저널리즘 강의를 했다. 나의 친구 〈월간 현대〉의 기자는 미국 유학 중 노먼 커즌스에게 공부한 적이 있는 사람으로 여러 가지 일을 전해 들었다. 나도 미국에 갔을 때 노먼 커즌스와 만난 적이 있었다. 그때 그는 매우 깊고 맑은 눈동자와 온화한 표정과 부드러운 화술로 매우 인상적이었다. 그는 크리스마스 직전에 심장발작을 일으켜서 입원했고 의사는 외과수술을 권했지만, 그는 그것을 확실하게 뿌리치고 이번에도 '건강과 적당한 운동과 영양'으로 5개월 후에는 완전히 회복하였다. 그는 이 책에도 있듯이 한 번 더 위기가 온다 해도 한 번 더 전력을 다해서 싸워 보겠다는 것을 보여주었다. 그처럼 부드러운 사람이 어디에서 그런 힘이 나오지는 불가사의할 뿐이었다.

최근 의료 문제를 둘러싼 논의가 점점 시끄러워지고 있지만, 그 문제의 가장 중요한 것을 말하는 이 책을 한 사람이라도 많은 환자와 의사가 읽어 주길 바라는 것이 나의 희망이다. 그는 누구보다도 합리성과 과학을 중요시하는 사람인데, 예를 들면, 비타민C만 섭취한다면 콜라겐 병이 나을 수 있다고 말하는 것이 아니고 인간 '생애의 의욕'이 병을 호전시킬 수 있다는 것이다. 이는 살아있는 한 있는 힘을 모두 짜내어서 가치 있는 인생을 살고자 하는 의욕을 의미한다.

1990년 12월 1일 토요일자 〈로스앤젤레스, 타임스〉지는 40년 동안 그 자신의 일부와 같았던 〈세러데이 리뷰〉의 편집자, 저작자, 철학자 노먼 커즌스가 웨스트우드의 호텔에서 심장발작을 일으킨 후 캘리포니아 대학병원에서 서거했다는 사실을 알렸다. 향년 75세였다. 그리고 다음과 같이 적었다.

"노먼 커즌스는 시의 2개월 전 오렌지 카운티의 집회에서 '중요한 것은 우리가 살아있는 동안 무엇을 하면서 살아가느냐이다. 인생의 대 비극은 죽음이 아니고 우리가 살아 있는 동안 우리 내면의 것이 죽어가는 것이다'라고 얘기했다."

왜 수많은 환자가 노먼 커즌스의 주장에 격려받고 안심할 수 있었겠는가. 그리고 지금부터 어느 정도 기적을 일으킬 수 있을까? 그는 이 세상에 없지만, 그의 혼은 이 책에서 살아있다.

노먼 커즌스의 불치병이 발병한 것은 1960년경이고 이 책을 출판한 것은 1969년으로 물질적인 풍요로움 뒤에 어두운 부분이 여러 가지 문제가 되기 시작한 시기이기도 한다.

의료 시스템에도 새로운 방향이 필요하였다. 그러나 의료는 사회와의 관계에서 가장 중요하며 사회가 변하지 않는 이상 변할 수 없다. 이 책을 의료 관계자만이 아닌 일반 사람 입장에서 읽는다면 21세기는 보다 좋고 보다 질이 높은 의료를 만들어 낼 수 있음을 믿는다. 이 책에서 다룬 문제는 인간의 몸을 기계론적으로 보는 시스템이다. 정보론의 입장에서 분석하면 더 깊게 이해하고 더 날카로운 관찰을 할 수 있으리라 본다.

인간의 몸은 유전자에 의해서 모두 프로그램화되어 있다. 한 개의 수정란에서 시작하여 분열로 증식하고 계속 분화되어 각각의 형태에 따라 기능적인 특징을 가진 세포가 되어 그것이 합쳐져서 조직이 되고 조직이 합쳐져서 장기가 되고 장기 조직이 합쳐져서 뇌신경계, 심혈관계, 폐 호흡기에 의해서 자기 조직화 되는 것이다.

또 시스템이 형성되는 것과 동시에 그것을 기능화시키는 프로그램도 자기 조직화하는 것이 생명이다. 프로그램은 몸의 생리 기능에 관계하는 몸의 프로그램과 뇌의 정신심리 감각에 관계하는 마음 프로그램으로 나누어진다. 프로그램의 존재는 교육이나 환경의 영향이 거의 없는 태아나 신생아의 행동을 보면 확실하게 알 수 있다. 웃음 치유력의 이해를 도우려 좀 더 자세하게 들어가 보려 한다.

태아는 자궁 안에서 손발을 움직여서 심박동이나 호흡운동과 닮은 복부 운동, 손가락을 빠는 행동까지 다양한 행동을 한다. 이 세상에 태어나면서 신생아는 소리를 내면서 호흡 운동을 시작하고 엄마의 젖꼭지를 빨고 자면서도 가끔 웃기도 한다. 딱딱한 바닥에 발바닥이 닿으면 걸으려고 발을 움직인다. 태어나 신생아의 이런 행동은 유전자로 정해진 프로그램으로 나타나는 것이라고 말하지만, 반사적으로 자동적인 것으로 이런 기본적인 프로그램은 제 각각의 말소분산 시스템으로 존재하고 있다. 어렸을 때 육아, 보육, 교육으로 아기가 태어나면서부터 가진 기본적인 프로그램을 조합해서 대뇌의 지배하에 들어가는 것이다. 따라서 어른이 되면 복잡한 생활에서 다양한 정보에 대응 가능한 중추집중 시스템에 통합된 것을 마음대로 생활한다.

각각 프로그램 대부분은 대뇌 특히 전두엽에 의해서 바꾸어 말하면 지성의 마음 프로그램으로 지배되고 있다. 예를 들어, 태아의 손가락을 빠는 행동, 신생아의 젖을 빠는 포유행동은 반사적이며 자동적인 것으로 특이하지 않은 자극에도 젖을 빠는 프로그램이 움직인다.

그러나 자라서 유아가 되면 지성의 마음 프로그램에 의한 자신의 의지로 그것을 움직여서 모유를 찾는다. 신생아의 원시보행은 보행 프로그램의 존재를 나타내지만, 그것은 12개월 중에 다리로 자신의 체중을 지탱하는 것이다.

생후 1년이 지나면 시력도 체력도 발달하여 뭔가 기회에 자신 의지로 프로그램에 스위치를 넣고 아장아장 걷기 시작한다. 그러는 사이에 안정되게 걸을 수 있고 누구든지 걷는 방법을 따로 가르치지 않아도 된다.

그리고 유치원에 가면서 흉내, 학습, 생각하고 기억하는 등 정신 기능의 마음 프로그램이 생활의 정보를 받아들여 새로운 프로그램의 조합을 만들거나 조합을 바꾸는 일에 의해서 춤을 추거나 한다. 또한, 육상 선수는 걷는 프로그램을 마음 프로그램으로 극한까지 끌어올려 좋은 경기를 하는 것이다.

마음 프로그램에 관해서도 같은 맥락으로 볼 수 있다. 어린아이의 문제행동을 보면 분명하다. 유아기에 따뜻한 관심과 사랑을 듬뿍 받아 자라면서 기본적 신뢰가 형성되고 그것이 토대가 되어 지성의 마음 프로그램과 공격 프로그램이 된다. 이것들이 제대로 형성되지 않으면 화가 나거나 약해졌을 때, 조절이 안 된다. 그래서 폭력이나 '이지메'가 나오는 것도 같은 맥락으로 볼 수 있다.

유아기에 상냥하게 사랑을 받고 자라면, '주위 사람들이 나를 사랑하고 있다', '인생은 평화'라고 생각하는 마음을 가질 수 있고 기본적인 신뢰가 자라서 3~4세가 되면 타인의 아픔, 괴로움을 이해하는 마음이 생기는 시기이기도 한다. 기본적인 마음 프로그램도 좀 더 높은 지성의 마음 프로그램의 지배하에 들어가서 그것을 생각대로 사용하면서 어른들은 생활하고 있다.

신생아의 미소를 보고 놀라는 사람들도 있을 것이지만, 태어나 아기를 목욕시킬 때 만족스러운 얼굴로 미소를 짓는 것을 보는 것은 흔히 볼 수 있다. 임신 후기에 태아의 미소를 초음파 사진으로 볼 수 있을 때도 있다. 따라서 웃음 프로그램은 태어나기 전부터 갖추어지며 다시 말해 유전적이기도 하다.

태아나 신생아의 웃음은 특이한 것이 아니고 배냇짓이라 하고 있지만, 어찌 되었든 자라면서 어머니 사랑에 반응해서 소리를 내서 웃는다. 그것은 외적 미소로, 아기는 기쁨과 즐거움을 느낄 때 웃는 것이다. 이때 웃음의 마음 프로그램은 높은 지성의 마음 프로그램을 제어할 수 있다. 마음 프로그램은 뇌에 있는 지(地), 정(情), 의(意)의 정신. 심리기능의 각각에 관계하는 뉴론의 네트워크를 움직이는 것으로 눈, 코, 귀, 피부로부터 정보를 받아들여서 마음 프로그램에 전하여 감각의 프로그램과 다른 프로그램을 성장시킨다. 이를 통해 공부, 흥내, 생각, 기억하는 등 높은 정신 기능의 프로그램도 갖게 된다. 이것에 관해서 몸의 프로그램은 순환, 호흡, 소화, 대사, 보행, 배출 등 생체 생리 기능을 움직이는 것이다.

물론 이것도 자율신경의 뇌신경계가 관계하고 있다. 프로그램을 가동하는 것은 정보이지만, 그것을 지성과 감성의 정보로 나눌 수 있게 지성의 정보는 전두엽을 중심으로 지성에 관한 뉴론의 네트워크 시스템의 프로그램에 작용하는 정보라 할 수 있다.

감성의 정보는 대뇌의 변녹계를 중심으로 정서에 관계하는 뉴론 네트워크 시스템의 프로그램에 작용하여 즐거움, 슬픔, 분노 등의 감정을 일으키는 것이다.

여기까지 보면 웃음은 감성의 정보가 중심이 되어 마음 프로그램을 활성화한다. 그 결과 프로그램이 활성화되어 치유력이 높아진다고 설명을 할 수 있다. 마음과 몸의 프로그램은 뇌, 신경 자율신경계 등을 소개하고 상호작용하는 것이다.

몸과 마음 프로그램의 상호작용에 의한 변화를 정량적으로 나타내는 사례는 소아 의료에서 자주 볼 수 있다. 예를 들어, 귀여움받지 못한 아이는 발육이 늦고 신장, 체중의 증가가 늦어지는 사례가 적지 않다. 그것은 따뜻한 관심과 사랑의 감정 정보가 없어서 마음 프로그램이 원만하게 작동하지 않기 때문이다. 성장 호르몬의 분비, 식물의 소화, 호흡 등의 성장발달에 직접 관계있는 몸의 프로그램이 움직이지 않게 되기 때문에 성장이 멈추는 일이 된다.

물론 공부하고 생각하고 흉내 내고 기억하는 마음 프로그램의 작동도 나빠져서 지능 발달도 늦어진다.

프랑스 혁명 200년을 기념해서 1989년 파리에서 국제소아과학회의가 열렸다. 거기에서 특별 강연으로 칠레의 몬테베르크 교수가 중증 영양실조 아이를 치료하는 상냥하게 따뜻한 관심이 있는 여성이 옆에 있으면서 도와주면 아이는 살아가는 기쁨으로 즐거워지고 체중 증가는 3~4배나 빠르다는 것을 발표했다. 살아가는 즐거움으로 넘친다는 것의 상태는 몸과 마음 프로그램이 완전히 가동되는, 몸 전체가 움직이는 것을 뜻한다.

더욱 놀라운 것은 설사나 폐렴 등 감염합병의 빈도가 10분의 1 정도로 내려가고 사망률도 제로가 되었다는 것이었다. 영양실조 그 자체가 어린이를 사망시키는 것이 아니고 면역력이 떨어져서 감염되기 쉬워지므로 병원에서 치료해도 몇 %는 그 때문에 생명을 잃고 만다. 이 발표는 사랑이 항생물질과 같은 효력을 발휘함을 나타내고 세계의 소아과 의사에게 감명을 주었다.

이 사랑의 효과에는 과학적 기반이 있다. 원래는 사랑받는 일에 의해서 아이들은 소화나 호흡의 프로그램이 시작하여 성장 호르몬의 분비나 프로그램만이 아닌 항체산성과 같은 면역 기능의 프로그램까지 활성화된다. 본래 심신의학만이 아닌 정신심리 내분비학, 더 나아가서는 신경심리 면역학으로 설명할 수 있는 부분도 밝혀지고 있다. 노먼 커즌스의 웃음에 의한 자연 치유력의 강화도 이것으로 충분하게 설명되었으리라 본다.

웃음은 사람을 살아가는 즐거움으로 넘치게 하는 상태를 갖게 한다. 류머티즘이라고 하는 질환은 면역과 관계있으므로 신경심리 면역학 연구로 밝혀진 메커니즘에 의해서 치유력은 높아지고 있다.

소아 의료에서 사랑과 웃음을 과학적으로 보면 전혀 동일하다고 할 수 없을지도 모른다. 웃음이 더욱 복잡하고 더 적극적인 효과가 있음은 틀림없다.

아기들은 태어나면서부터 웃음의 프로그램이 있음을 말했었다. 생각해보면 그것은 뇌 안에 있는 기분 좋음이나 행복함을 느끼는 신경세포의 기본적인 네트워크 시스템과 표정 근육을 연결하는 시스템이다.

태아나 신생아 때는 별로 특이하지 않은 자극에도 프로그램에 스위치가 들어가기 때문에 미소를 지을 수 있다. 그것이 자라는 중에 모친의 이상함에 관해서 소리를 내어 웃게 되는 것은 대뇌의 높은 정신 기능 프로그램, 특히 전두엽에 그것과 연결이 형성되지 않으면 안 되기 때문이다. 코미디나 희극 등에 의해 어른같이 웃게 되는 건, 4~5세가 지나야 한다. 타인의 모습을 보고 그 사람의 마음을 이해할 수 있는 심리 이론이 충분하게 발달하기 때문이다.

웃을 수 있는 정보는 감성의 정보만이 아닌 지성의 정보와도 조합되어 있는 복잡한 것으로 생각하며 마음의 이론이 없으면 프로그램에 스위치를 작동시킬 수 없다고 본다. 웃음은 어떤 이유에서라도 높아진 마음의 긴장이 웃음을 일으키는 지성이나 감성의 정보에 의해서 높은 정신 기능과 연결된 웃음의 프로그램이 작용하여 웃음이 일어난다고 설명한다.

긴장의 해소가 기대와 결말 사이에 위화감을 남기고 안심할 때 웃음의 프로그램을 풀로 회전시켜서 목소리를 높여서 웃거나 폭소를 터트리는 것이다. 그때 신경심리 내분비학이나 신경심리 면역학으로 설명되는 프로그램이 사랑과 같이 작동한다 해도 이상하지 않다.

창조력과 장수의 관계도 같은 입장에서 설명할 수 있다. 창조력을 발휘하기 위해서는 높은 정신 기능의 프로그램을 포함한 각양각색의 마음 프로그램을 작동시키지 않으면 안 된다. 그것이 작동해서 풀 회전해서 창조력을 나타낼 수 있다면, 살아가는 즐거움으로 넘친다고까지는 말할 수 없지만, 그것과 비슷한 상태까지는 된다.

그러한 상태가 계속되거나 되풀이되면 사랑과 같이 몸의 프로그램도 원만하게 작동하여 하루하루 생활하는 것이 되어 그것이 장수와 연결되는 것처럼 보인다. 위대한 슈바이처 박사는 당연하게도 태어나면서부터 몸과 마음의 좋은 프로그램을 갖고 삶의 보람이 있는 생활을 했음이 틀림없다.

덧붙여 얘기하면, 나도 노먼 커즌스와 같이 비타민C 신봉자이다. 나에게 있어서 라이너스 폴링(Linus Pauling) 박사의 노벨상과도 관계가 있다. 중년이 되어서 살이 찌기 시작하면서 잇몸에 염증이 빈번하게 발생하였었는데, 그때는 이유를 몰랐었지만, 나의 전문이 면역, 알레르기학이었기에 잇몸 주위의 면역력이 떨어졌기 때문이라고 나 스스로 생각했다.

비타민C가 백혈구의 세균 침입을 살균하는 힘을 높여주는 것을 알고 있었지만, 이를 시험하기 위해서 복용해보았더니 확실하게 효과가 있었다. 그러나 결국, 체중이 증가하여 혈당치가 높아진 것이 원인이었다. 체중을 제어하는 것으로 사태를 진정시킬 수 있었다.

이 체험으로 비타민C의 작용을 공부하여 보니 몸 안에서 대사의 여러 가지 면의 그 나름대로 역할을 나타내고 있음을 알고 통용할 수 있게 했다. 감기 초기나 피곤할 때는 다소 많다고 생각할 만큼 많은 양을 복용하는 일이 적지 않다. 양이 너무 많다 해도 비타민C는 소변으로 배출되므로 편안하게 사용해도 좋다고 생각한다.

생각해보면 노먼 커즌스는 우리나라 의료계에도 커다란 업적을 남겼다. 20세기의 최후의 일본 임상 류머티즘 학회에서 웃는 일이 생체기능이나 정신 기능에 좋은 영향을 주고 류머티즘에 관해서도 효과를 적용하는 의학적인 연구가 다수 보고되었다.

그것만이 아니고 특별강의로 코미디언의 공연을 의료 관계자만이 아닌 류머티즘의 환자 수백 명이 강연에 참가했던 일을 신문에서는 대서특필했다는 것이다. 이것은 여러 가지 의미로 의학사상 획기적인 일이기도 했다.

'웃음 과학'의 시작이기도 했다. 그것뿐이 아닌 마음과 몸을 하나로 생각하고 마음과 몸의 프로그램을 활성화해 상호작용시키려는 생각이 의료계의 커다란 흐름이었다.

그때 당시 암 수술을 받은 환자를 그룹으로 만들어 스위스의 산에

등산하게 하는 일이 대표적이다. 그리고 한방 마사지도 대체 의료 또는 보완 의료로써 의료 일부로 위치를 잡고 서양의학과 조합하는 일이 많은 의사는 저항감이 없었다.

그것은 내가 말하는 시스템 정보론으로 환자를 위한다는 생각으로 보면 당연한 일이다. 20세기를 지탱해온 카르디시안 철학은 어떤 의미에서 한계를 나타내는 부분도 있지만, 그것은 과학 기술만이 아닌 인간의 활동 중에서도 밝혀지고 있다.

20세기는 확실하게 과학 기술에 의해서 물질 만능의 시대가 되어 물질적으로 풍부한 사회이다. 그러나 그 기초가 된 것은 카르디시안의 요소환원론을 도입한 것이다. 이제는 관계, 공생, 장소 등을 생각하는 새로운 통합 전체론도 생각하지 않으면 안 되는 때가 되었다.

그것은 현재 사회의 여러 가지 면에서 보이는 문제를 보면 확실하다. 생활폐기물 산업폐기물의 산, 희박한 인간관계, 범죄만이 아닌 어린아이로부터 어른까지 보이는 문제행동 증가, 그리고 경제의 파문 등 인간 활동의 기반에도 카르디시안 철학에 지나치게 관계하고 있다고 생각할 수 있다.

이러한 문제를 해결하려면 21세기는 마음의 시대가 되지 않으면 안 된다. 특히 의료 분야는 웃음이나 사랑 등으로 만들 수 있는 마음과 몸의 상호작용도 과학의 대상으로 그 성과를 낼 수 있는 발상의 전환이 요구되고 있다.

동경대 명예교수, 국립소아과 병원장 고바야시

Smile

참고 문헌

大阪発、笑いのススメ（2006. 3 大阪府発行）

幸せは、癌がくれた（川竹文夫 著）

演歌療法で、若返る（周東寛 著）

末期がんを克服した医者の抗がん剤拒否のススメ（星野仁彦 著）

アメリカはなぜ癌が減少したか（ゲリーFゴードン監修・森山晃嗣 著）

代替療法と免疫力、自然治療力（2003、NO1、NO2 本の木）

癌・全種類別、最新治療法（失沢サイエンス オフィス 編）

癌医療のスキマ30の可能性（伊丹仁朗 著）

毎日が発見（2006・5 角川SSコミュニケーションズ）

笑いと免疫力（吉野槇一著 主婦の友）

笑いと治癒力（ノーマンカズンズ 著）

笑いが心を癒し、病期を治すということ（井土宏 著）

笑いの処方箋（中島英雄 著）

笑いの健康学（伊丹仁朗 著）

生きている。それだけで素晴らしい（村上 和雄、阿部 博幸 著）

神経内分泌免疫学（村松繁編・著）

笑いと健康（松本光正 著）

笑いの免疫学（船瀬俊介 著）

笑いの医力（高柳和江 著）

笑う顔には福来たる（笑い研究所さとうピカ一 著）
がんは気持で治るのか?（川村則行 著）
ストレスと臨床 第十号（2011.11）研究論文「アトピー性皮膚炎における笑い効果」
大阪府立健康科学センター年報（平成15年度）

웃음으로 내 몸에 있는 100명의 명의를 깨워라!
웃음의 면역학

초판 1쇄 발행일 2013년 06월 15일

지은이 박순옥·김순자
편집 배정옥·유태선·김미령·박희경
인쇄·제본 AP프린팅
펴낸곳 도서출판 어문학사
　　　　서울특별시 도봉구 쌍문동 523-21 나너울 카운티 1층
　　　　대표전화: 02-998-0094/편집부1: 02-998-2267, 편집부2: 02-998-2269
　　　　홈페이지: www.amhbook.com
　　　　트위터: @with_amhbook
　　　　블로그: 네이버 http://blog.naver.com/amhbook
　　　　　　　　다음 http://blog.daum.net/amhbook
　　　　e-mail: am@amhbook.com
　　　　등록: 2004년 4월 6일 제7-276호

ISBN 978-89-6184-303-4 13510
정가 15,000원

이 도서의 국립중앙도서관 출판시도서목록(CIP)은 e-CIP홈페이지(http://www.nl.go.kr/ecip)와 국가자료공동목록시스템(http://www.nl.go.kr/kolisnet)에서 이용하실 수 있습니다.
(CIP제어번호: CIP2013007928)

※ 잘못 만들어진 책은 교환해 드립니다.